名老中医张君临证医案

主　审　张　君
主　编　张少卿　罗立欣
副主编　王圣治　马立明　冷　辉　修　婵　杨冠琦

北方联合出版传媒（集团）股份有限公司
辽宁科学技术出版社

图书在版编目（CIP）数据

名老中医张君临证医案 / 张少卿，罗立欣主编. 沈阳：辽宁科学技术出版社，2024. 9. -- ISBN 978-7-5591-3644-2

I. R249.7

中国国家版本馆 CIP 数据核字第 2024GY7183 号

出版发行：辽宁科学技术出版社
（地址：沈阳市和平区十一纬路25号　邮编：110003）
印 刷 者：辽宁一诺广告印务有限公司
幅面尺寸：185 mm × 260 mm
印　　张：13.25
字　　数：265 千字
出版时间：2024 年 9 月第 1 版
印刷时间：2024 年 9 月第 1 次印刷
责任编辑：卢山秀
封面设计：晓　娜
版式设计：晓　娜
责任校对：张诗丁　刘　庶

书　　号：ISBN 978-7-5591-3644-2
定　　价：98.00元

联系电话：024—23284367
邮购热线：024—23284502

编委会

主　审：张　君
主　编：张少卿　罗立欣
副主编：王圣治　马立明　冷　辉　修　婵　杨冠琦
编　委：孟德雪　陈　颖　李晨悦　叶怀宇　陈　晨
王　静　杨璐璐　张妍殳

前　言

该书为全国名老中医张君教授40余年临床经验的精选，编者选取了中医药治疗有优势的常见病种及疑难病，针对每一医案进行辨证分析、用药分析，对张君教授临床经验和学术思想进行归纳和总结。

张君，二级主任医师、博士研究生导师，享受国务院政府特殊津贴专家，第六批全国老中医药专家学术经验继承工作指导老师，辽宁省名中医，辽宁省优秀科技工作者。国家中医药管理局中医儿科重点学科、重点专科肾病学术带头人，国家临床重点专科中医儿科肾病学术带头人。

张君教授从事中医临床40余年，博览群书，遍访名医，临床辨证治法精良，遣方用药遵经而不泥古，每以轻方小药疗顽疾，擅长治疗儿童肾病、紫癜、反复呼吸道感染、抽动障碍等，尤其擅于用中医药解决儿童疑难病证，慕名求医者甚多，尤其对儿童肾脏病中医药治疗形成独特体系。

张君教授从事儿童肾脏病研究40余年，从1988年获得"紫癜性肾炎青年基金"开始，始终坚守中医药对儿童肾脏病的研究，发明消斑愈肾颗粒、芪蓟肾康颗粒、紫丹颗粒等中药复方，并取得院内制剂批号。

张君教授从"九五"国家新药基金到"十一五"重大新药创制，到"十一五""十二五"国家行业专项，国家自然基金及省市重大科技项目，获得研究经费近千万元、取得中药发明专利6项，省、市科技进步奖10项，中华中医药学会科学技术二等奖1项，中华中医药学会科学技术三等奖1项，主编学术专著6部，参编学术专著10余部，发表学术论文50余篇。

本书由张君教授的学生整理而成，他们长期跟随张君教授学习、出诊、抄方，得到张君教授多年的教诲和真传。全书共分两部分，第一部分为学术思想，第二部分为临证医案，选取张君教授临床诊治的医案，列出每一医案的患儿基本资料、中医诊断、西医诊断、辨证、治法、处方和分析，注重反映辨证施治过程。本书内容精简实用，有理论分析和医案实例，便于读者学习掌握，本书旨在把张君教授的宝贵经验分享于中医儿科同道，使这些经验得以传承和发扬，适合中医药专业儿科医生、医学生阅读参考。

目　录

第一章　名医张君教授简介

张君，女，1956年出生，汉族，辽宁大连人。二级教授、主任医师，博士研究生导师，国家中医局中医儿科重点学科、重点专科学术带头人，享受国务院政府特殊津贴专家。全国第六批老中医药学术经验继承工作的指导老师，全国首届百名女中医师，辽宁省名中医，辽宁省优秀科技工作者，沈阳市优秀专家，沈阳市优秀教师，现任辽宁中医药大学附属医院二级主任医师。曾任辽宁中医药大学附属医院副院长。

曾任中华中医药学会儿科分会常务委员，世界中医药联合会临床疗效评价专业委员会常务理事，中国中药协会儿童健康与药物研究专业委员会肾脏、风湿免疫学组副组长，中华中医药学会儿童紫癜、肾病协同创新共同体委员会专家顾问，中华中医药学会儿童流派传承创新共同体顾问，全国中医药高等教育临床教育研究会副会长，辽宁省中医药学会常务理事、辽宁省医学会理事。兼任《中成药》《中医儿科》《世界中西医结合杂志》《临床误诊学》《中西医结合儿科学》等期刊编委，兼任国家自然基金评委，国家、省食品药品监督管理局药物临床试验认证专家和新药审评专家，国家医政评审专家，国家教育部、科技部等科技成果评审专家、国家中药保护委员会委员等。

张君教授从医40余年，博读群书，遍访名医，博采众长，并得到多位国医大师的指点，在40余年的行医实践中，辨证准确，治法精良，重医德而轻贵贱，遣方用药遵经而不泥古，每以轻方小药可疗顽疾，擅长经方，在治疗上多宗古人原方，又不拘泥于经方，针对病情随症加减，临床处方，效如桴鼓。

张君教授从事儿童肾脏病研究40余年，从1988年主持第一个省青年科研基金项目开始，与儿童肾脏病相关课题有国家新药基金、重点学科项目、科技创新团队项目，40年始终坚守中医药对儿童肾脏病优势病种的研究，善于从临床治疗肾脏病的经验中总结儿童肾脏病中医证治规律、发展创新儿童紫癜性肾炎的中医“虚、瘀、毒”损伤肾络的病机理论，筛选有效组方，发明消斑愈肾颗粒、芪蓟肾康颗粒、紫丹颗粒等中药复方，并取得院内制剂批号。先后在国家核心期刊《中医杂志》《中西医结合杂志》《实验方剂学》《中成药》等核心杂志发表学术论文50余篇，主编出版《中西医结合小儿肾脏病学》《实用中西医结合儿科手册》《中医临床实践指南》《临床实习指导》《临床课间见习指导》5部，副主编《社区临床常见病证及处理》《辽宁省中医院名中医专病治验集》等4部，参编国家“十一五”“十二五”规划教材《中医儿科学》《中成药临床应用指南》等10余部。主持参与的重大项目获国家发明专利6项，获省、市科技进步一等奖2项、二等奖4项、三等奖4项，中华中医药学会科学技术二等奖1项、三等奖1项，专利成果转让2项，获辽宁省教学成果二等奖1项。

第二章　张君教授学术思想总结

1. 先辨病，后辨证，四诊合参，谨守病机

张君教授认为，在诊疗疾病时，应辨病与辨证相结合，而且辨病在先，辨证在后。辨病既要确认中医病名也要诊断明确的现代医学病名，即确定中西医的双重诊断，然后才在辨病的基础上进行辨证施治，以免贻误病情。辨病是疾病诊疗的第一步，只有这关键的第一步正确，以后的每一步才是有效的。

张君教授经常对我们学生说，不求你们西医学到多精，起码疾病诊断明确，不贻误病情，配合中医辨证治疗，突出我们的优势。

2. 注重中西医结合

张君教授在长期的临床工作中，一直重视中西医的有效结合，不管中医治疗方法还是西医治疗方法，都有其自身的针对性、局限性，不可能一病一方治到底，也不可能万病一法一方。中西医结合并非中药、西药的单纯叠加，关键在于各自治疗上的优势选择，取长补短，找准结合靶点，中西有效结合，才是最佳结合。某些肾脏疾病的治疗，急性期常发展迅速，甚至病情危急，如肾病综合征，当水肿严重、血浆白蛋白低下、离子紊乱、血栓形成等，慢性恢复期的时候，激素减药过程或停药之后病情容易反复，这些时候，张君教授一般采取西医激素或者免疫抑制剂冲击治疗，联合口服中药，常使患者转危为安，同时，激素、免疫抑制剂的副作用却明显减少，病情稳定，复发率也明显降低。

中西医结合的另一个方面，辨证用药治疗时不拘泥于用纯中医理论治疗，还考虑到现代的中药药理研究，并将其运用到临床遣方用药中。强调中医临床与科研应当密切结合，传统方法与现代方法相结合，中西医治疗各司其职。

3. 提倡防治结合

张君教授在长期的临床工作中，治疗疾病一直提倡防治结合，即“治未病”宗旨，“不治已病治未病”“务必先安未受邪之地”，经过历代医家不断的继承发扬，逐渐形成体

系，并将其奉为医生的最高境界。这种早期干预的思想，对于过敏性紫癜性的患者，早期预防肾脏损害临床意义重大。前期科研项目，以肾损害作为“终点事件”，以安慰剂为对照的 256 例前瞻性 RCT 研究结果表明，紫丹颗粒能明显缩短病程，减少过敏性紫癜肾脏损害的发生概率。

张君教授提倡，临床上早发现，多次复查尿常规、尿微量蛋白、尿 β_2 微球蛋白、肝肾功能、免疫功能等，早期确诊，治疗时注意在患者发病之初，时刻不忘疏通肾络，考虑患者后期可能有脾肾亏虚的证候，故临证用药治疗时提前适当加用补益脾肾之品，正是中医的治未病思想的具体体现。另外，张君教授还强调患者的预防调护，如对于过敏性紫癜及肾炎的患者，合理的饮食调控是预防疾病复发和病情加重的重要措施。

4. 创制经验方

张君教授结合自身的临床经验，总结出在临床中治疗某一种疾病的基本方，该方药物基本固定，临证用药时根据兼症的不同可加用其他药物治疗，是张君教授勇于创新的具体体现。如紫丹汤治疗过敏性紫癜，消斑愈肾汤治疗紫癜性肾炎，这两个经验方是张君教授近 40 年临床治疗过敏性紫癜及肾炎的精华，申请了专利，并于 2019 年完成了专利的成果转化。

（1）*紫丹汤*。基本组成：紫草、牡丹皮、蒲公英、生地黄、白芍、牛膝、甘草。

本处方是张君教授依据唐·孙思邈的《备急千金要方》中的经典方“犀角地黄汤”并总结临床治疗过敏性紫癜经验和科学研究，加减化裁而成，是张君教授由古方经长期临床应用验证，反复总结筛选出的有效经验方和科研方。2008 年获国家中医药行业专项立项资助。

《景岳全书》中述：“血本阴精，不宜动也，而动则为病，盖动者多由火，火盛则逼血妄行。”外邪不解入里，日久郁热化火，热毒内炽，灼伤脉络，则迫血妄行，离经之血留阻体内又可出现发斑、蓄血；三则血分热毒耗伤血中津液，血因津少而浓稠，运行涩滞，渐聚成瘀，此为紫癜的病因病机关键所在，此际不清其热则血不宁，不散其血则瘀不去，不滋其阴则火不熄，正如叶天士所谓：“入血就恐耗血动血，直须凉血散血。”

治当以清热解毒、凉血散瘀为法，方用犀角地黄汤（犀角为禁用之品，用紫草易犀角）加减，犀角地黄汤出自唐·孙思邈《千金方·卷十二》：“治鼻衄吐血不尽、内伤血者。”用生地凉血以生新血，白芍敛血止血妄行，牡丹皮破血以逐其瘀，本方配伍特点是凉血与活血散瘀并用。其为清热凉血之剂，既能清热解毒，又凉血散瘀，兼以养阴，为治疗过敏性紫癜的良方，使热清血宁而无耗血动血之虑，凉血止血又无冰伏留瘀之弊，有甘温之药为佐，寒药用之缓其寒，使药引经药达病所。

（2）*消斑愈肾汤*。基本组成：黄芪、丹参、小蓟、白茅根、白花蛇舌草、益母草、鸡冠花、芡实、甘草。

消斑愈肾汤是张君教授在古方“圣愈汤”（《兰室秘藏》）、“犀地清络饮”（《重订通俗伤寒论》）基础上，并结合临床治疗肾脏病的经验及对紫癜性肾炎的中医病因病机的理论分析和现代药理研究成果化裁演化而形成的固定处方，系多年临床使用的效验方，并获国家科学技术委员会新药基金项目、科学技术部重大新药项目支持。

关于紫癜性肾炎中医古籍无专门记载，根据其临床发病特点属于中医学“紫癜”“肌衄”“尿血”“水肿”等证范畴。疾病初始是由外感邪毒化热伏于血分，血分热盛，迫血妄行，阳络伤则血溢脉外，皮肤青紫斑点，阴络伤则血渗于里，尿血或便血。小儿为稚阴稚阳之体，“脾常不足”“肾常虚”，毒热盛极易耗伤正气，且病在血分，血溢脉外则离经之血难复故道而成瘀，同时正气被耗，气虚推动血运无力，血运缓慢易成瘀，其基本的病理变化是气虚血瘀兼余毒未尽。故其治疗当益气化瘀为主，凉血解毒为辅。

第三章　张君教授临床经验总结

张君教授作为一位资深且卓越的医学专家，在多年的临床实践中积累了丰富的治疗经验，形成了一套独具特色的医疗理念和方法。她的临床经验不仅体现了对传统医学的深厚底蕴，也融入了现代医学的先进理念和技术，为众多患者带来了康复的希望。

她深谙儿童生长发育的特点和疾病发生发展的规律，能够精准地把握病情，制定个性化的治疗方案。

张君教授在治疗多种疾病方面确实展现出了其深厚的医学功底和独特的临床经验，特别是在过敏性紫癜和紫癜性肾炎的治疗上，不仅提出了创新性的中医病机理论，而且研发出了具有显著疗效的专利方剂，为这两种疾病的治疗提供了新的思路和方法。

以下是张君教授在小儿疾病治疗方面几个有特点的治疗经验总结：

1. 紫丹汤过敏性紫癜的临床经验

张君教授认为过敏性紫癜的发病主要与毒、热、瘀 3 个因素关系密切，热、毒、瘀是紫癜贯穿始终的重要病机，也是紫癜的主要病理基础，是导致疾病反复发作、迁延难愈的重要原因。提出解毒凉血化瘀的基本治法。

紫丹汤是张君教授依据唐·孙思邈的《备急千金要方》中的经典方“犀角地黄汤”并总结临床治疗过敏性紫癜经验和科学研究，加减化裁而成，是张君教授由古方经长期临床应用验证，反复总结筛选出的有效经验方和科研方。2008 年获国家中医药行业专项立项资助。

2. 消斑愈肾汤治疗紫癜性肾炎的临床经验

张君教授认为“虚、瘀、毒”损伤肾络是儿童肾脏疾病的主要病机，认为儿童“三不足”是虚的基础，免疫失衡则肾病发，瘀则贯穿疾病的全病程，毒是病情反复、进展的关键因素，肾络损伤是病理结局，提出益气化瘀、解毒通络的基本治法。

消斑愈肾汤是张君教授在古方“圣愈汤”（《兰室秘藏》）、“犀地清络饮”（《重订通俗伤寒论》）基础上，并结合临床治疗肾脏病的经验及对紫癜性肾炎的中医病因病机的理论分析和现代药理研究成果化裁演化而形成的固定处方。系多年临床使用的效验方，并获国家科委新药基金项目、科技部重大新药项目支持。

3. 麻藤止动汤多发性抽动障碍的临床经验

小儿“脾常不足”，而脾为生痰之源，脾虚则生痰生湿，流窜经脉，日久生热化火；“肝常有余”，若情志失调，气机不畅，郁久化火，引动肝风，肝风挟痰火走窜经络，出现抽动之症状，张君教授认为多数患儿抽动症状同时伴随性格多疑、敏感，烦躁易怒，入睡困难或入眠后睡不实等心神不安的表现，因此，脾虚生痰，心肝火旺是本病发生的基本病机。麻藤止动汤全方有疏肝健脾、息风止动的作用。本方对于脾虚痰盛、心肝火旺的多发性抽动障碍者均可加减应用。

4. 二皮君子汤治疗慢性咳嗽的临床经验

张君教授认为小儿生理特点“肺常不足”“脾常不足”，外感六淫之邪，从口鼻或皮毛侵入，肺为娇脏，首犯肺卫，致肺气不宣，清肃失常，肺气上逆则咳嗽。久咳不愈，耗伤正气，致肺脾气虚，肺虚气不布津，脾虚运化失司，痰液内生，阻于肺络，则久咳不止，痰白清稀。“肺脾气虚”是慢性咳嗽的基本病机。

二皮君子汤以六君子汤为基础方，加白鲜皮、牡丹皮，是基于中医病机结合中药药理作用组方而成。

第四章　肺系疾病

第一节　反复呼吸道感染

临案举隅 1

朱某，男，6 岁，2019 年 11 月 19 日就诊于笔者医院专家门诊。

主诉：鼻塞，流鼻涕 10d，咳嗽 3d。

现病史：患儿 10d 前无明显诱因出现鼻塞，流鼻涕，清水样鼻涕，无打喷嚏，家长予患儿口服小儿氨酚黄那敏颗粒 1 袋 / 次，每日 3 次，口服 7d，症状略缓解。3 日前患儿出现咳嗽，频咳，有痰咳不出，无发热，无喘促，家长予患儿口服小儿止咳糖浆 15mL/ 次，每日 3 次，口服 3d，效不显。今为求系统中医治疗遂来笔者医院就诊。家长自诉患儿平素免疫力低下，易感冒，平均 2 ~ 3 次 / 月，曾于当地医院诊断为“反复呼吸道感染”，雾化吸入治疗。

诊查：患儿动则多汗，少气懒言，面黄少华，食少纳呆，大便不调，双肺听诊呼吸音粗糙，未闻及干湿啰音。咽部无充血，扁桃体Ⅱ度肿大。舌质淡红，苔薄白，脉细弱无力。

辅助检查：查血常规：白细胞计数：7.80×10^9/L；中性粒细胞百分比：66.2%；淋巴细胞百分比：27.4%；CRP：6mg/L。

西医诊断：反复呼吸道感染。

中医诊断：感冒。

辨证：肺脾气虚证。

治则：益气健脾，补肺固表。

处方：玉屏风散加减。黄芪 10g、炒白术 10g、防风 6g、前胡 10g、杏仁 10g、陈皮 10g、茯苓 10g、辛夷 10g、甘草 6g。水煎服，每日 1 剂，7 剂后复诊。

二诊：患儿口服中药后鼻塞、流鼻涕症状缓解，现偶咳，口渴，咽痒，盗汗，食欲尚可，大便干燥，双肺听诊呼吸音清，未闻及干湿啰音。扁桃体Ⅱ度肿大，咽微红。舌红，苔少，脉细数。

辨证：肺脾阴虚证。

治则：滋阴润肺，益气健脾。

处方：上方去防风、陈皮、茯苓、辛夷，加玄参 10g、地黄 10g、麦冬 10g、天花粉 10g、煅龙骨 10g、煅牡蛎 10g、五味子 10g，水煎服，每日 1 剂，7 剂后复诊。

三诊：患儿口服上方后，咳嗽症状明显好转，食欲尚可，大便正常，咽无充血，舌淡红，苔薄白，脉细。

处方：上方去玄参、地黄、天花粉、前胡、杏仁，加防风 6g、太子参 10g，水煎服，每日 1 剂，7 剂后停药。

一、西医概述

反复呼吸道感染是儿科常见疾病，给儿童健康成长造成不容忽视的影响。根据部位可分为反复上呼吸道感染（鼻炎、咽炎、扁桃体炎）和反复下呼吸道感染（支气管炎、毛细支气管炎及肺炎等）。古代医籍中所述的“自汗易感”与本病接近，此类患儿亦被称为“易感儿”或“复感儿”。反复呼吸道感染的诊断要点：0～2 岁的小儿，每年呼吸道感染不少于 12 次，其中气管支气管炎不少于 3 次，肺炎不少于 2 次；2～5 岁小儿，每年呼吸道感染不少于 10 次，其中气管支气管炎不少于 2 次，肺炎不少于 2 次；5～14 岁小儿，每年呼吸道感染不少于 9 次，其中气管支气管炎不少于 2 次，肺炎不少于 2 次；若按半年计算，则要求呼吸道感染不少于 6 次，其中下呼吸道感染不少于 3 次（肺炎不少于 1 次）。

本病多见于 6 个月～6 岁的小儿，其中 1～3 岁的幼儿发病率最高，学龄期前后发病次数明显减少。冬春季节气温变化剧烈时易反复不已，夏季有自然缓解趋势。反复呼吸道感染迁延不愈，常并发咳喘、心悸、水肿、痹症等病症，其发病机制十分复杂。应用西药治疗可有效控制相关症状，但对于病情反复发作的控制情况并不理想。长期应用抗生素及激素类药物，严重影响小儿生长发育与身心健康。所以中西医结合治疗是反复呼吸道感染最好的选择。

二、中医病因病机

本病病因包括禀赋不足、喂养不当、调护失宜、外感时邪、病久体虚、治疗失误等。病机责之于虚实两端：虚者正气不足，卫外不固；实则邪气内伏，遇感而发。

1. 禀赋不足

中医学认为小儿为稚阴稚阳之体，五脏六腑功能皆不足，尤以肺、脾、肾三脏不足为著。小儿肺常不足，卫外不固，适应环境气候变化的能力以及抵御外感邪毒的能力均较差，病邪从口鼻或从皮毛均易犯肺系，万全提出“肺脏尤娇，娇脏遭伤不易愈”。脾胃为后天之本，小儿脾常不足，加上不能自己调节饮食，若喂养不当，易损伤脾胃，造成受纳、腐熟、运化精微功能的异常，产生脾系疾病。脾、肺为母子之脏，《素问·经脉别论》：“饮入于胃，游溢精气，上输于脾，脾气散精，上归于肺。”故肺气充足有赖于脾的健运功能正常，即土能生金，脾虚则健运功能异常，可引起肺虚。万全《幼科发挥·原病论》：“脾胃壮实，四肢安宁。脾胃虚弱，百病蜂起。”指出脾胃虚弱是小儿疾病反复发作的内因之一。肾为先天之本，藏先天之精，主纳气，主生殖，主骨生髓，为脏腑阴阳之本，是人体生长、发育、生殖之源，生命活动之根本，小儿肾常不足，直接影响小儿各脏器的生长发育及功能，则小儿抵抗力低下，易于感受外邪。故小儿反复呼吸道感染与肺、脾、肾三脏关系最为密切，辨证属本虚标实。

2. 喂养不当

小儿脾胃功能相对较弱，饮食不能自调，若母乳不足、人工喂养或过早断乳，或辅食添加不当，或偏食、挑食，易致精微物质摄入不足，致使脾胃虚弱，土不生金致肺气虚弱，脾虚则生化无力，亦不能充养肾的先天之本，脏腑功能相互影响，互为因果，日久则患儿整体虚弱，抗病无力易反复感邪。

3. 顾护失宜

小儿脏腑娇嫩，形气未充，对环境变化的适应能力低。若户外活动缺乏，肌肤柔弱，卫外不固，加上小儿寒热不能自调，每遇季节变换、气候突变、过汗或过热之时，如果家长未能及时增减衣被，衣着过暖，易动辄汗出，导致汗出过多，耗气伤阴，日久易伤阳，衣着过薄导致寒邪入侵，均可使营卫受损，外邪易乘虚入侵。外环境失宜是反复呼吸道感染发病的诱因。所以古代医家特别告诫：“小儿气血未充，而一生盛衰之基全在幼时培养之得失，故饮食之宜调，寒温之宜适，而药饵尤为慎也。”

4. 感受外淫

风、寒、暑、湿、燥、火正常情况下为自然界气候，六气的变化为六化，正常的气候变化是万物生长的条件，人体自身的调节机制与之产生了一定的适应能力。若气候变化异常，六气发生太过或不及，或非其时而有其气，超过人体调节能力则致病；或小儿正气虚弱，抵抗力下降，六气亦可成为致病因素，侵犯人体而发病，成为人体的致病因素，这些六气对患病机体来说即为六淫。张梦侬在《儿科辑要·病因备要》中提出：“小儿为稚阳之体，初生之际，最易感受外邪。”说明六淫是导致小儿反复外感的最常见的外因。

5. 病久体虚

中医学认为小儿阴阳平衡处于动态变化，又因小儿“脏腑娇嫩”“易虚易实”，若小儿感邪致病后治疗不当，导致疾病迁延难愈，病情时轻时重，日久必耗伤正气，反而更易感受外邪，造成恶性循环。正如隋·巢元方《诸病源候论·卷四十七·百病候》所说：“小儿气血脆弱，病易动变，证候百端。”

6. 体质差异

《黄帝内经》中即有中医体质学的雏形，《灵枢·寿夭刚柔》曰：“人之生也，有刚有柔，有弱有强，有短有长，有阴有阳。”《灵枢·天年》曰：“以母为基，以父为楯。”说明一个人的体质有偏阴偏阳，且体质秉承于父母。不同体质的人对病邪的反应不一，同样感受风邪，阴寒之体从寒化，为风寒；燥热之体从热化，为风热。不同体质决定了小儿对同种致病因素的易感性和病变类型的倾向性不同，亦影响着疾病的传变与转归。

三、按语

在本病例中，患儿因先天禀赋不足及后天喂养不当，导致肺气虚弱，宗气不足，卫外不固，故反复外感，动则多汗，少气懒言；脾虚生化乏源，运化失常，故面黄少华，唇口色淡，食少纳呆，大便不调。中医辨证为肺脾气虚。治以益气健脾，补肺固表。在表证已解、感冒症状消失之后的感染间歇期，患儿多以出汗、畏风、易疲劳、纳呆等为主症，张君教授则运用玉屏风散为底方，予以扶正祛邪、补肺健脾之法，方中黄芪甘温，内补脾肺之气，外可固表止汗；白术健脾益气，助黄芪以加强益气固表之功；佐以防风走表而散风邪，合黄芪、白术以益气祛邪。方中陈皮、茯苓健脾化痰；辛夷宣通鼻窍；前胡、杏仁宣肺止咳。全方共奏补肺健脾、益气固表、宣肺止咳之功，临床疗效颇佳。

张君教授善用玉屏风散加减治疗小儿反复呼吸道感染肺脾气虚证，玉屏风散发现最早记载于宋·张松《究原方》，该书虽已失传，幸有《医方类聚·卷一百五十·诸虚门》引宋·黎民寿《简易方》中记载了本方。《究原方》玉屏风散：“治腠理不密，易于感冒。防风一两，黄芪（蜜炙）、白术各二两。㕮咀，每服三钱，水盏半，枣一枚，煎七分，食后热服。”自问世以来，流传甚广，为治疗表虚自汗、可益气固表的经世名方。本证多由卫虚腠理不密，感受风邪所致。表虚失固，营阴不能内守，津液外泄，则常自汗，面色㿠白，舌淡苔薄白，脉浮虚皆为气虚之象。《医方考》：“卫气一亏，则不足以固津液，而自渗泄矣，此自汗之由也。”白术、黄芪所以益气，然甘者性缓，不能速达于表，故佐之以防风。东垣有言，黄芪得防风而功愈大，乃相畏相使者也。是自汗也，与伤风自汗不同，伤风自汗责之邪气实，杂证自汗责之正气虚，虚实不同，攻补亦异。

临案举隅 2

马某，女，5 岁，2020 年 12 月 22 日就诊于笔者医院专家门诊。

主诉：发热、咳嗽 2d。

现病史：患儿 2d 前因受凉后出现发热、咳嗽，体温最高 38.6℃，频咳，有痰咳不出。家长自予患儿口服美林混悬液 5mL/ 次，口服 2 次，现热退。肺力咳合剂 10mL/ 次，每日 3 次，口服 2d，咳嗽症状无明显缓解，遂来本院门诊就诊。患儿现咳嗽，频咳，有痰咳不出，无发热，无气促及呼吸困难，食少纳呆，无恶心、呕吐，夜寐尚可，二便调。家长自诉患儿平素体质弱，免疫力低下，易感冒，平均 2 次 / 月，曾诊断为“反复呼吸道感染”。

诊查：患儿恶风、恶寒，面色少华，唇无发绀，咽部充血，双侧扁桃体 I 度肿大，未见三凹征，呼吸运动对称不受限，语音震颤无增强或减弱，双肺呼吸音粗，可闻及干湿啰音。舌淡红，苔薄白，脉无力。

辅助检查：白细胞计数：9.8×10^9/L；中性粒细胞百分比：56.4%；淋巴细胞百分比：29.8%；CRP：9mg/L。

西医诊断：反复呼吸道感染。

中医诊断：感冒。

辨证：营卫失和，邪毒留恋。

治则：扶正固表，调和营卫。

处方：黄芪桂枝五物汤加减。黄芪 10g、桂枝 6g、白芍 10g、炙甘草 6g、大枣 10g、生姜 6g、杏仁 6g、玄参 10g、前胡 10g、金果榄 6g、浙贝母 10g、茯苓 10g。水煎服，每日 1 剂，7 剂后复诊。

二诊：患儿口服中药后咳嗽症状缓解，偶咳，食欲尚可，咽痒，大便干，多汗，双肺听诊呼吸音清，未闻及干湿啰音。扁桃体 I 度肿大，咽微红。舌淡红，苔薄白，脉细。

辨证：肺脾两虚，气血不足。

治则：健脾益气，补肺固表。

处方：上方去桂枝、白芍、炙甘草、大枣、生姜，加防风 6g、白术 10g、栀子 10g、生龙骨 10g、生牡蛎 10g。水煎服，每日 1 剂，7 剂后复诊。

三诊：患儿服药后，病情平稳，咳嗽明显好转，食欲尚可，大便正常，咽无充血，扁桃体无肿大，双肺听诊呼吸音清，未闻及干湿啰音，舌淡红，苔薄白，脉细。

处方：上方去栀子、金果榄、浙贝母、茯苓、玄参、杏仁，加麦门冬 10g、太子参 10g、五味子 10g。水煎服，每日 1 剂，7 剂后复诊。

按语：

黄芪桂枝五物汤出自《金匮要略》：“血痹阴阳俱微，……黄芪桂枝五物汤主之。”由黄芪、白芍、桂枝各 3 两，生姜 6 两，大枣 12 枚组成。方中以黄芪为君药，其甘温益气，为纯阳之品，可补在表之卫气；生姜疏散风邪，倍用助桂枝之力，取芍药和营以“除血痹”，共为臣药；佐以生姜、大枣并用，调和营卫。诸药协同，共奏益气通阳、和营行滞之功。因此方由桂枝汤化裁而成，内有调和营卫之效，故也用于外感虚证。

反复呼吸道感染的患儿大多是先天禀赋不足或后天失养，或感冒之后过服解表剂，损伤卫阳，以致表卫气虚，营卫失和。表卫气虚，卫外之阳气不足，则表卫调节功能薄弱，皮肤腠理疏松，表卫失固，营阴外泄。反复呼吸道感染的病理机制与小儿正气不足、肺脾两虚、卫外失固、邪毒内伏有密切的关系，而正气不足是诱发疾病的根源。针对该疾病的病机特点，张君教授采用黄芪桂枝五物汤加减进行治疗，该方有固护卫阳、实表止汗之功，方中重用黄芪益气固表；桂枝辛温解表，祛风通阳；白芍酸苦微寒，和阳敛阴，体弱儿童卫气虚弱，营卫不和，营阴不守，故桂枝用量宜轻，而重用芍药，二味相合，达到解表中寓敛汗之功；生姜微量助桂枝以通阳；甘草、大枣甘缓调中，并助芍药以和营，患儿汗多加生龙骨、生牡蛎收敛止汗；加杏仁、前胡宣肺止咳；用茯苓健脾除湿；而咽红加玄参、金果榄、浙贝母用以解毒利咽。全方共奏调和营卫、益气固表、宣肺止咳之功。脾胃为后天之本，治疗当调脾为要。肺脾气虚、正气不足是反复呼吸道感染发病的根本，肺、脾、肾三脏之中，又以脾虚为主，故调运脾胃，培土生金，为治疗本病之根本。因此张君教授在疾病缓解期，以扶正固卫为主，肃清余邪为辅，余邪未尽时，不宜滋补太过，以防止对患儿脾胃造成损伤而导致病情反复。在治疗过程中不宜大辛大温和大苦大寒，只宜轻清宣透，如此则邪热自然散去。

临案举隅 3

杜某，女，7 岁，2021 年 1 月 4 日就诊于笔者医院专家门诊。

主诉：咳嗽 3d。

现病史：患儿于 3d 前无明显诱因出现咳嗽，偶咳，活动后咳嗽加重，有痰咳不出，无喘促。家长予患儿口服川贝枇杷膏 10mL/ 次，每日 3 次，口服 2d，症状未见明显缓解，遂今日来本院门诊就诊。起病以来，患儿咳嗽，偶咳，有痰咳不出，口干，盗汗，手足心热，神疲乏力，食少纳呆，夜眠不实，大便偏干。平素汗多易感冒，平均 2 次 / 月，曾诊断为“反复呼吸道感染”。

诊查：患儿神疲乏力，手足心热，咽部充血，双侧扁桃体Ⅰ度肿大，未见三凹征，呼吸运动对称不受限，语音震颤无增强或减弱，双肺呼吸音粗，未闻及干湿性啰音。舌质红，苔少，脉细无力。

辅助检查：白细胞计数：10.1×10^9/L，中性粒细胞百分比：60.3%；淋巴细胞百分比：32.6%；CRP：8mg/L。

西医诊断：反复呼吸道感染。

中医诊断：感冒。

辨证：气阴两虚证。

治则：益气养阴。

处方：生脉散加减。太子参 10g、麦冬 10g、五味子 10g、白术 10g、茯苓 10g、甘草 6g、焦三仙各 10g、天花粉 10g、牡丹皮 6g、杏仁 10g。水煎服，每日 1 剂，7 剂后复诊。

二诊：患儿口服中药后咳嗽咳痰症状缓解，食欲尚可，汗出稍减，咽干，手足心热，大便正常，双肺听诊呼吸音清，未闻及干湿啰音。扁桃体Ⅰ度肿大，咽微红。舌红，苔润，脉细无力。

处方：上方去焦三仙、杏仁、茯苓、天花粉，加石斛 10g、浮小麦 10g、山药 10g。水煎服，每日 1 剂，7 剂后复诊。

三诊：患儿服药后，无咳嗽、咳痰。食欲尚可，大便正常，咽无充血，扁桃体无肿大，双肺听诊呼吸音清，未闻及干湿啰音，舌淡红，苔薄白，脉细。

处方：上方去石斛、牡丹皮、浮小麦、五味子，加黄芪 10g、防风 10g。水煎服，每日 1 剂，7 剂后停药。

按语：

生脉散最早出自李东垣的《内外伤辨惑论》，由人参、麦冬、五味子组成，解其方义为“气充脉复，故名生脉”。本治暑热汗多，耗气伤液之证，亦可治疗反复外感，气阴两伤。人参甘平，大补元气，因小儿脏气清灵，随拨随应，故常以太子参易之，太子参虽补气之力不及，然凉润有余，且能润肺止咳。麦冬甘寒，养阴生津，五味子酸收，敛肺止汗，即《黄帝内经》曰：“肺欲收，急食酸以收之。”三药合用，一补一润一敛，益气养阴，生津止渴，敛阴止汗，使气复津生，汗止阴存，气充脉复，故名生脉。

本案例患儿平素汗多易感，乏力纳少，本属气虚体质。反复呼吸道感染后，肺阴受耗，导致气阴两虚，出现盗汗、手足心热、大便干、舌红苔少等症，初以太子参易生脉散中之人参，加天花粉养阴生津，取杏仁止咳兼润肠通便之功，陈皮、白术健脾渗湿，焦三仙消食和胃，培土生金，牡丹皮清热凉血，甘草润肺止咳兼能调和诸药。二诊，咳止纳动，汗出稍减，便通舌润，去止咳之杏仁，加石斛以益胃生津，加山药健脾，浮小麦敛汗。三诊时，诸恙均和，因该患儿为气阴不足之体，故重在调养，予生脉散合玉屏风散加减以益气养阴，固表止汗，得以康复。张君教授在治疗小儿反复外感后气阴两伤证，选用生脉散加健脾之药物，取益气生津、培土生金之意，颇具效果。

第二节　肺炎

临案举隅 1

朱某，女，7 岁，2019 年 4 月 10 日就诊于笔者医院普通门诊。

主诉：咳嗽、咳痰 7d，发热、气促 2d。

现病史：患者 7d 前受凉后，咳嗽，咳吐白痰，质黏，晚间加重，家长自予口服肺宁颗粒（具体用量不详）后未见好转，近两天发热不退，体温 37.5～38.3℃，口服美林后仍不见好转。现症见：发热、咳嗽气促、喉间痰鸣，咳吐黄绿色黏痰，舌质暗红，苔黄腻，脉滑数。

肺部听诊：双肺呼吸音粗，可闻及湿啰音。

辅助检查：血常规：WBC：13.10×10^9/L；NE%：73.3；MO%：5.2；CRP：15.6mg/L。

胸部 X 线：肺纹理增生模糊，可见片状阴影。

西医诊断：小儿肺炎。

中医诊断：肺炎喘嗽。

辨证：痰热闭肺证。

治则：清热宣肺，豁痰通络。

处方：丹参 15g、浮海石 10g、桔梗 15g、柴胡 10g、炙麻黄 6g、石膏 30g、炒杏仁 10g、炒葶苈子 15g、瓜蒌 10g、鱼腥草 20g、野菊花 15g、甘草 5g。水煎服，每日 1 剂，嘱 4 剂后复诊。

二诊：4 剂后，咳嗽缓解，热势渐退，仍咳吐黄痰，然痰量减少，喉间痰鸣消失，未见气促，舌质红苔黄，脉滑数。

辨证：痰热闭肺证。

治则：清热化痰，宣肺止咳。

处方：上方去石膏、野菊花。加金银花 15g、浙贝母 10g、砂仁 3g。水煎服，每日 1 剂，嘱 5 剂后复诊。

三诊：患儿干咳，少痰，自诉咽痒口干，偶有夜间出汗，舌红苔白，脉细数。

辨证：肺阴亏虚证。

治则：养阴清肺，化痰止咳。

处方：沙参 10g、前胡 10g、山萸肉 10g、麦冬 10g、枇杷叶 10g、浮小麦 15g、山药 10g、杏仁 10g、甘草 5g。煎服，每日 1 剂，嘱 4 剂后复诊。

四诊：患儿咳嗽明显缓解，偶有干咳无力，无痰，食欲减退。舌淡苔白、脉细无力。

辨证：肺脾气虚证。

治则：补益脾肺。

处方：太子参 15g、茯苓 10g、白鲜皮 10g、三仙各 10g、沙参 10g、蜜百部 10g、桔梗 10g、甘草 5g。水煎服，每日 1 剂，嘱 7 剂后复诊。

西医治疗：头孢克肟分散片，0.1g/ 次，每日 2 次，口服。

一、西医概述

小儿肺炎作为国家卫生和计划生育委员会四病防治之一，是临床常见的呼吸系统疾病，以发热、咳嗽、气促、痰鸣为主要表现，是主要发生在肺间质、肺泡及终末气道的炎性疾病。在临床上具有较高的发生率，婴幼儿为该病的高发人群，对患儿的身体健康造成严重影响，甚至对生命造成威胁。

现阶段中国小儿肺炎在诊治过程中，存在抗生素滥用、久用及痊愈不佳转为慢性咳嗽等问题，针对性的抗生素、激素及雾化等治疗虽然可以快速控制病情，但患儿易产生耐药及药物依赖，为此针对患儿病情发展阶段的不同，治疗策略的调整尤为重要，中西医结合的方法针对此类现象大有裨益。

二、中医病因病机

中医学认为肺炎喘嗽的病因为内因和外因两个方面。外因以感受风邪为主，如外感风寒、风热、温毒等，其中以风热为多见。内因为小儿脏腑娇嫩，形气未充，脾肺常不足，加之小儿饮食不知自调，喂养失宜，饥饱失当，导致卫外不固，运化不及，内生痰湿。现代临床研究认为小儿肺炎喘嗽发生的原因为内因和外因两大类。外因为感受风邪，或由其他疾病传变而来；内因归为小儿形气未充，脏腑娇嫩，卫外不固。外邪由口鼻或皮毛而入，侵犯肺卫，导致肺气郁闭，闭郁不宣，化热灼津，炼收成痰，阻于气道，肃降无权而肺之宣降失司，出现发热、咳嗽、气促、痰壅、鼻煽等症状，发为肺炎喘嗽。故肺气闭郁为主要病机，痰热是其主要病理产物。在此基础上，不同医家有不同的认识和见解。

古代医家对其病因病机相关方面的论述颇多，《幼幼集成》云："在小儿由风寒乳食不慎而致病者，尤多矣。"《素问·痹论》中曰："淫气喘息，痹聚在肺"，提示肺炎喘嗽为肺气闭阻不通所致，《小儿药证直诀》曰："肺主喘，实则闷乱喘促。"《幼幼新书·咳嗽诸疾》记载："咳嗽气粗者，儿脏腑虚细，食肥腻热物及生冷，致冷热相争，遂积痰涎结聚，冷热攻脾，壅塞不通，宿痰黏涎、肺经虚热生隔上，喉中如锯，气喘闷绝，呕吐不快，面色青黄。"均指出肺炎喘嗽病机的关键为痰饮壅肺。在治疗上，古代对小儿肺炎的治疗方药，多散见于各家医学古籍中。《金匮要略》有："咳逆上气，喘鸣迫塞，葶苈大枣泻肺汤主之。"此为对痰饮壅肺的治疗。唐代孙思邈《备急千金要方·卷五上少小婴孺方》言："杏仁丸治大人小儿咳逆上气方。杏三升，熟捣如膏，蜜一升为三份，以一份纳杏仁捣，令强，更纳一份捣之如膏，又纳一份捣熟止，先食已含咽之，多少自在，日三，每服不得过半方寸匕，则利。"指出了感受风寒之邪，肺气上逆出现咳逆上气的表现用杏仁丸治疗。明清以后，对本病的治疗论述更加具体。明代秦景明《幼科金针·肺风痰喘》有："小儿感冒风寒，入于肺经，遂发痰喘。惟月内芽儿犯此，即肺风痰喘。搐鼻不嚏者不治，不哭不乳者不治。当先以礞石滚痰丸下之，痰从大便而出。次服定喘汤，无不奏效。"指出本病为肺风痰喘，先用礞石滚痰丸化痰治疗后，再服定喘汤止咳平喘治疗。清代章次公《章次公医案》曰："寒热无汗，咳呛气急，鼻翼煽动，脉弦紧，此俗呼为肺风痰喘。用大青龙汤加葶苈子、桑皮。"指出治疗肺风痰喘用大青龙汤加减。明代万全《万氏家藏育婴秘诀》有："小儿胸隔积热大喘者，此肺胀也，名马脾风，用牛黄夺命散主之"，指出痰热壅肺之肺胀，马脾风的治疗。《麻科活人全书》曰："如肺炎喘嗽，以加味泻白散去人参、甘草主之。"明确说明肺炎喘嗽用加味泻白散治疗。

三、按语

小儿肺炎喘嗽初期为表邪闭肺，中期为痰热闭肺，后期为邪去正衰。临床上痰热闭肺之证较多，热郁痰壅闭阻肺脉是肺炎喘嗽的关键。小儿肺炎为外邪袭肺，肺失宣降，痰热壅阻于气道，在治疗上立足于痰热郁闭。随着认识的不断深入，热、痰、瘀三者是小儿肺炎喘嗽的主要发病要素。肺脏与气血关系密切，热、痰、瘀互相影响，环环相连，而气郁、痰蓄、血瘀导致热邪不散。

张君教授在治疗小儿肺炎痰热闭肺证的过程中善用清金化痰汤及葶苈大枣泻肺汤加减，寓豁痰通络之法贯穿其中之中，运用丹参、鸡血藤等活血化瘀之品，以助葶苈、桔梗、鱼腥草等化痰之功效，《灵枢·脉度》有云："经脉为里，支而横者为络，络之别者为孙。"肺络即指肺中的脉络支横别出，像树枝一样细分，广泛分布于肺内的网络系统。清代温病大家叶天士提出了"久病入络""久痛入络"的病机观念，认为"初病气结在经，久病血伤入络"，提出"络以辛为泄"，因而在临床中，肺炎支原体肺炎以"通络"为基本原则。小儿肺脏娇嫩，形气未充，卫外不固，而肺炎喘嗽之痰热闭肺证又系温热火毒疫疠之邪，邪势迅猛，自患儿鼻窍而入，循气道直侵肺络，易致肺之气络、血络壅滞，肺失宣肃而发病，热毒滞络，肺卫郁闭，气络不畅，加之邪热熏蒸，炼液成痰，阻于气道，则发为发热、咳嗽、痰壅、气促等小儿肺炎支原体肺炎常见症状。其病机在于肺络痹阻。温热疫疠之邪入络，肺中络气郁闭，血行迟滞，络脉失养，痰瘀互结阻于络中。络愈虚则邪愈滞，渐成虚实夹杂之候，"至虚之处，乃容邪之所"，此亦为小儿肺炎迁延难愈，甚或进展为间质性肺炎、发生肺纤维化的内因。根据肺络理论基础，络以"通"为用，祛除络病之因，以利肺络通畅，通补荣养，以恢复气血流畅，皆可调整肺络病理状态，达到"通"之目的。

在本病治疗过程中，张君教授在常规治疗基础上，应用"络脉理论"予中医药防治儿童肺炎。柴胡、石膏，以解邪热，桔梗、杏仁、浮海石，立意开肺平喘、清泻肺热。瓜蒌、葶苈子开闭豁痰、利气通络；鱼腥草、野菊花清热解毒；丹参化瘀通络，具有宣通肺络，助诸药清化痰热之功；甘草为使药，清热解毒，止咳化痰。调和诸药，二诊时患儿热退，去石膏、野菊花。加金银花、浙贝母以加强清热解毒化痰之力，更用砂仁以防重用寒凉药物、损害脾胃之阳，后期改用沙参麦冬汤加减，以养阴清热以防复发。更用太子参、茯苓、三仙等以补肺脾，以收全功。

临案举隅 2

张某，女，10 岁，2020 年 7 月 10 日就诊于笔者医院普通门诊。

主诉：咳嗽、咳痰 3d，发热 1d。

现病史：患者 3d 前受热后，咳嗽，咳吐白痰，质黏，家长自予感康后未见好转，一天前发热，体温最高 37.8℃，口服美林后热退。现症见：发热、咳嗽重着、喉间痰鸣，咳吐白色黏痰，舌红苔黄，脉浮数。

肺部听诊：双肺呼吸音粗，可闻及少量湿啰音。

辅助检查：血常规：WBC：11.17×10^9/L；NE%：70.3；MO%：5.8；CRP：10.4mg/L。

胸部 X 线：肺纹理增生模糊，右肺上野可见少量片状阴影。

西医诊断：小儿肺炎。

中医诊断：肺炎喘嗽。

辨证：风热闭肺证。

治则：辛凉宣肺，止咳化痰。

处方：射干 10g、玄参 10g、白芍 10g、僵蚕 10g、法半夏 10g、葶苈子 10g、桔梗 10g、石膏 20g、炙麻黄 6g、杏仁 10g、鸡血藤 10g、甘草 5g。水煎服，每日 1 剂，嘱 4 剂后复诊。

二诊：4 剂后，咳嗽缓解，热退，喉间痰鸣消失，舌质红苔白，脉浮数。

辨证：风热闭肺证。

治则：风热闭肺证。

处方：太子参 10g、玄参 10g、白芍 10g、僵蚕 10g、桔梗 10g、炙麻黄 6g、杏仁 10g、鸡血藤 10g、荆芥 10g、桑叶 10g、甘草 5g。水煎服，每日 1 剂，嘱 5 剂后复诊。

三诊：患儿食少纳呆，偶有干咳咽痒，夜间加重。

辨证：肺脾气虚证。

治则：补益脾肺。

处方：太子参 10g、玄参 10g、白芍 10g、僵蚕 10g、白鲜皮 10g、炙麻黄 6g、杏仁 10g，款冬花 10g、三仙各 10g、甘草 5g。水煎服，每日 1 剂，嘱 5 剂后复诊。

四诊：患儿食欲渐强，未见咳嗽咳痰，为调理体质来诊，舌淡苔白，脉细。

辨证：肺脾气虚证。

治则：补益脾肺。

处方：太子参 10g、白芍 10g、茯苓 10g、三仙各 10g、防风 6g、甘草 5g。水煎服，每日 1 剂，嘱 5 剂后复诊。

按语：

小儿肺炎主要以咳嗽、发热、气促等临床表现为主，属中医儿科学“咳嗽”范畴。

清·谢玉琼的《麻科活人全书》将其描述为"喘而无涕，兼之鼻煽。"著名中医儿科专家朱锦善《儿科心鉴》云："气促原因肺未清，开口出纳喘候真，鼻煽痰鸣肺将绝。"即为对小儿肺炎的描述；元·曾世荣的《活幼心书》云："胸高气促肺家炎。"都认为小儿肺炎以气促、咳嗽、鼻翼煽动等为主要临床表现。

中医学认为小儿肺炎分风寒闭肺、风热闭肺、痰热闭肺、毒热闭肺、阴虚肺热、肺脾气虚6个证型，风热闭肺证多为初发常见证，多发生于春季，春季气候干燥多风且春季阳气逐渐生发，易感受风温之邪，风温之邪入里化热则转化为风热之证，病机为小儿脏腑娇嫩，肺气虚，易受到外邪的侵袭，邪气阻遏肺络，气机不利，入里化热而成风热闭肺证，正如钱乙《小儿药证直诀·脉证治法》云："肺主喘，实则闷，乱喘促。"指出了肺气被遏、痰饮袭肺是小儿肺炎病机的关键；临床以发热恶风，微有汗出，口渴欲饮，咳嗽，痰稠色黄，呼吸急促，咽红，舌尖红，苔薄黄，脉浮数为主要表现；总病机属肺气被遏、不得宣降；治疗方法为清热化痰、宣肺定喘为主。临床多应用麻杏石甘汤加减治疗小儿肺炎取得良好的效果。

本例中，张君教授根据患儿实际临床症状，化裁麻杏石甘汤，射干、玄参以清咽利喉，法半夏、葶苈子以化痰，石膏20g、炙麻黄6g、杏仁10g，以清热开肺。二诊热退，重在疏风清肺，进一步缓解患儿咳声重着之证，三诊之后补益脾肺应用太子参以甘平补气。

临案举隅3

魏某，女，4岁，2020年11月5日就诊于笔者医院普通门诊。

主诉：干咳少痰、气促3个月。

现病史：患者近3个月反复咳嗽，干咳，气促，病初曾就诊于外院，查肺CT提示双肺纹理增强，可见多发斑片影，肺炎支原体抗体阳性，给予对症治疗后好转，但咳嗽反复发作。现症见：干咳少痰，气促，时有低热盗汗，面色潮红，口干便结，舌质红，苔少，脉细数。

肺部听诊：双肺呼吸音粗，可闻及少量湿啰音。

辅助检查：血常规：WBC：10.17×10^9/L；NE%：71.3；MO%：6.1；CRP：8.7mg/L。

胸部X线：肺纹理增生，可见少量散在条索状阴影。

西医诊断：小儿肺炎。

中医诊断：肺炎喘嗽。

辨证：阴虚肺热证。

治则：养阴润肺止咳。

处方：太子参10g、细辛3g、沙参10g、麦冬10g、诃子10g、百部10g、枇杷叶10g、桔梗10g、牡丹皮10g、僵蚕10g、丹参10g、甘草5g。水煎服，每日1剂，嘱7剂后复诊。

二诊：7 剂后，咳嗽缓解，热退，舌质红苔白，脉数。

辨证：阴虚肺热证。

治则：养阴润肺止咳。

处方：太子参 10g、沙参 10g、麦冬 10g、蜜百部 10g、枇杷叶 10g、桔梗 10g、牡丹皮 10g、僵蚕 10g、白鲜皮、丹参 10g、甘草 5g。水煎服，每日 1 剂，嘱 5 剂后复诊。

三诊：患儿偶有干咳，舌质红苔白，脉数。

辨证：阴虚肺热证。

治则：养阴润肺止咳。

处方：太子参 10g、沙参 10g、麦冬 10g、蜜百部 10g、枇杷叶 10g、桔梗 10g、牡丹皮 10g、僵蚕 10g、白鲜皮 10g、丹参 10g、甘草 5g。水煎服，每日 1 剂，嘱 5 剂后复诊。

按语：

当前小儿肺炎的临床治疗仍以抗病原微生物、对症支持为主，多数患儿经标准、规范的抗感染及对症处理后可取的满意获益，临床及体征可明显好转。但在儿童肺炎后期，即使抗生素疗程已足够，但患儿仍然存在着咳嗽、咳痰、多汗、疲乏、厌食、大便稀溏等状态，延长患儿住院时间。既往针对这一现状，临床通过延长抗生素或抗感染药物使用时长，但效果欠佳，且易增加不良反应及耐药风险。中医在治疗小儿肺炎上积累了丰富的临床经验，有研究指出在肺炎恢复期及时停用抗感染药物，辨证应用中药序贯治疗或可有效避免抗生素过多使用增加的不良反应及耐药风险。

本例中患儿反复感染、正虚邪恋，痰热、瘀血为其主要病理因素，张君教授善用沙参麦冬汤加减治疗阴虚肺热证，全方共奏甘寒养阴、清热润燥、滋养肺胃之功效。

第三节 哮喘

临案举隅 1

孙某，男，6 岁，初诊：2018 年 12 月 23 日。

主诉：反复喘促 2 年，加重伴憋闷 3d。

现病史：患儿 2 年前无明显诱因出现喘息、气促，呈阵发性发作，进行性加重，伴有呼吸困难，偶有咳嗽，无痰，就诊于某三甲医院经相关检查后诊断为“哮喘”，予顺尔宁 4mg/ 次，每日 1 次，口服；普米克令舒 1mg/ 次，每日 2 次雾化吸入，治疗 7d 后，症状明显改善。2 年来上述症状反复发作，未予重视。患儿 3d 前无明显诱因出现喘促憋闷，饭后端坐，夜间加重，喉中时有轻度哮鸣，气短声低，自汗畏风，倦怠乏力，无发热，无咳嗽，无痰，食少纳呆便溏，小便可，夜寐差。

中医查体：舌淡苔白，脉濡。

体格检查：体温 36.1℃；脉搏 89/min；血压 86/64mmHg。

辅助检查：血常规正常；胸片示双肺纹理增强。

诊断：

西医诊断：支气管哮喘。

中医诊断：哮病。

肺脾气虚。

治则：补肺健脾，补土生金。

处方：六君子汤合玉屏风散加减。

方药：黄芪 10g、白鲜皮 10g、陈皮 6g、白芍 10g、僵蚕 10g、五味子 6g、百合 10g、甘草 5g、防风 6g、丹参 10g、玄参 10g、太子参 10g、焦山楂 10g、焦神曲 10g、焦麦芽 10g、厚朴 6g。

上方每日 1 剂，水煎服，7 剂后复诊。

西医治疗：予顺尔宁口服，4mg/d，口服 7d。

二诊：2018 年 12 月 30 日，患儿 5d 前感受风寒，出现畏风怕冷，流涕，偶有咳嗽，无痰，纳呆口渴，小便频多，大便溏薄。舌边尖红苔薄白，脉浮。

辨证：风寒束表证。

治则：辛温解表。

处方：上方去太子参，加蜜麻黄 6g、荆芥 10g、苍术 10g。每日 1 剂，水煎服，7 剂后复诊。

西医治疗：予停顺尔宁。

三诊：2019 年 1 月 7 日，患儿平素畏风易感，表虚自汗，汗出，二便尚可，舌淡红苔薄白，脉滑。

辨证：肺脾气虚证。

治则：健脾益气，补土生金。

处方：上方去蜜麻黄、荆芥、苍术、厚朴，加浮小麦 10g、大枣 10g，白芍改 15g。上方 7 剂水煎服，每日 1 剂，口服。

西医治疗：无。

按语：

张君教授善用六君子汤合玉屏风散加减治疗缓解期的小儿哮喘，六君子汤出自《医学正传》一书，从其组成及命名来看，显然由四君子汤加陈皮、半夏而成。本方主治证候原书仅以“痰夹气虚发呃”概之，所论甚简，明代薛己在《外科发挥·卷五》中对其作了进一步补充：“一切脾胃不健，或胸膈不利，饮食少思，或作呕，或食不化，或膨胀，大便不实，面色萎黄，四肢倦怠”，明确指出本方为治疗“一切脾胃不健”而设。综观本方组成药物，四君子汤为益气健脾专方，陈皮，半夏为燥湿化痰要药，合而成方，使补中益气之剂又增燥湿化痰之功。因而尽管后世运用本方所治甚广，但其证候均不出脾胃气虚，兼有痰湿内蕴的基本病理。玉屏风散来源于《究原方》，但在《究原方》之前，已有用黄芪、白术、防风三药配伍治疗自汗证的记载。唯剂量比例与玉屏风散不同。邪有微甚，虚有轻重，故用药比例亦相应的各有所侧重。后世医家根据本方益气实表御邪之功，对其主治范围又有拓展，如《济阳纲目·卷十五》用本方治疗“风雨寒湿伤形，皮肤枯槁”，以药后肺卫气充，水谷精微得以宣发至皮毛而皮肤润泽。阳虚自汗，阴虚盗汗。本方可谓调理自汗的有效经方，而应用此方加入滋阴的中药来调理阴虚盗汗，效果也很好，如上焦心肺阴虚可加入天冬，麦冬，中焦脾胃阴虚可加入石斛、山药，下焦肝肾阴虚可加入玄参、生地等。切不可凡见自汗，盗汗就一堆收敛药用上，如煅龙骨、煅牡蛎、五味子、麻黄根、浮小麦等。只知收敛止汗，不知澄本求源，虽可收暂时之功，而久服无效矣。除此之外，用本方调理机体免疫力低下，易反复感冒者，也有很好的疗效。

治疗哮喘当宗丹溪“未发以扶正气为主，既发以攻邪气为急”之说，以“发时治标，平时治本”为基本原则。发时攻邪治标，祛痰利气，寒痰宜温化宣肺，热痰当清化肃肺，寒热错杂者，当温清并施，表证明显者兼以解表，属风痰为患者又当祛风涤痰。反复日久，正虚邪实者，又当兼顾，不可单纯拘泥于祛邪。若发生喘脱危候，当急予扶正救脱。平时应扶正治本，阳气虚者应予温补，阴虚者则予滋养，分别采取补肺、健脾、益肾等法，以冀减轻、减少或控制其发作。

在此次病例中，患儿 2 年前曾诊断为“哮喘”，西医予顺尔宁、普米克令舒对症治疗后症状明显改善。现喘粗憋闷 3d，中医辨证为哮喘缓解期的肺脾气虚证，治以补肺健脾，补土生金，鉴于哮喘病缠绵难愈，反复发作，治疗以中医调护为主，同时口服顺尔宁以减少夜间患儿病情，随着症状改善予停用。中医理论认为，哮喘归属于“哮”症范围之内，哮喘的发作多因内有痰饮留伏，外受邪气引动而诱发，临床上哮喘的反复发作多以外感为主要诱因，缓解期治疗应本着未病先防的原则，注重扶正固本。肺脾气虚型哮喘主要是由于肺气虚卫外不固，易感冒，脾气虚运化失健，伏痰内阻，临床往往因感冒而诱发，因而治疗上应以健脾益气、补肺固表为主，方中黄芪益气固表为君，白芍燥湿健脾，防风解表祛风敛汗，丹参、玄参、太子参三参合用固护气阴，加之陈皮理气健脾燥湿化痰，五味子敛肺止咳，诸药合用具备肺脾之气同补，预防感冒，减少哮喘发作之诱因。患儿停药后随访半年，病情无复发。

临案举隅 2

王某，女，9 岁，初诊：2019 年 6 月 22 日。

主诉：咳嗽、喘息 3 年，加重 6d。

现病史：患者 3 年前因感寒后出现喘息、气促、胸闷，呈阵发性发作，进行性加重，伴咳嗽、心悸，偶有呼吸困难，经解除支气管平滑肌痉挛治疗后症状可改善，病情反复发作，经当地医院系统检查后，诊断为“支气管哮喘”，予“沙美特罗”（具体用法用量不详）治疗后症状可完全缓解。6d前无明显诱因出现短气息促，动则为甚，未予重视。今为求系统中医治疗就诊于笔者医院门诊，现见喘息、气促，伴咳嗽，咳痰，痰多质稀色白，乏力，畏寒肢冷，面色苍白，无发热，食少纳呆便溏，小便可，夜寐尚可。

中医查体：舌淡苔白，脉沉细。

体格检查：体温36.2℃；脉搏93/min；血压94/71mmHg。

辅助检查：血常规正常，肺部CT无明显异常。

诊断：

西医诊断：支气管哮喘。

中医诊断：哮喘。

缓解期肺脾气虚证。

治则：健脾益气，补土生金。

处方：六君子汤合玉屏风散加减。

方药：白果10g、白芍20g、丹参20g、黑顺片10g、僵蚕15g、茯苓20g、白术10g、法半夏10g、泽兰10g、太子参15g、栀子10g、玄参15g、山茱萸10g、甘草10g。

上方每日1剂，水煎服，7剂后复诊。

西医治疗：无。

二诊：患儿短气息促症状较前稍缓解，仍有咳嗽，少痰，现五心烦热，颧红口干。饮食可，睡眠尚可，大便正常，小便正常。舌红少苔，脉细数。

辨证：肺气阴两伤证。

治则：补肺气益肺阴。

处方：上方去茯苓、白术、法半夏，加太子参10g、麦冬10g、前胡10g。水煎服，每日1剂。

西医治疗：无。

按语：

历代医家通常将哮喘分为发作期与缓解期。现代医学研究发现患者在哮喘缓解期虽症状、体征消失，但气道高反应性及炎症仍存在，因此缓解期的有效治疗可以提高患者的生存质量。西药在哮喘缓解期的治疗主要是以糖皮质激素局部抗炎为主，患儿及其家长都很难接受其长期使用，并且长期使用会降低患儿骨骼中矿物质的含量，影响小儿的身高发育。研究证实，中医药在哮喘缓解期的治疗有着明显的临床疗效。

本次病例中患儿初诊辨证为肺脾气虚，复诊后出现五心烦热，颧红口干，舌红少苔，脉细数等一派阴虚表现，加入太子参、麦冬补益肺之气阴。在治疗上不仅应注意调理肺脾肾三脏，以期三脏功能恢复正常，邪实得解；还应注意加用风药、祛痰药及化瘀药等，使风痰瘀尽除。近年来，小儿哮喘缓解期的防治工作越来越受到重视，这也体现了中医“治未病”的思想。虽然各医家对哮喘缓解期的病因病机认识不同，在治疗方法上也各有偏重，但在减少患儿哮喘发作次数、提高患儿生活质量等方面都取到了显著的临床效果。

哮喘的内因主要责之于肺脾肾亏虚，致痰饮内停成为哮喘复发的宿根。哮喘属于顽疾，治疗时间较长，因此医者应加强对患儿及家属的教育，使他们认识到哮喘缓解期治疗与调护的重要性，提高他们抗病的积极性，多鼓励患儿进行适当的体育锻炼以增强体质。中医药在治疗小儿哮喘上有着明显的优势和确切的疗效，随着对哮喘缓解期研究的不断深入，中医对小儿哮喘缓解期的治疗在坚持辨证论治的基础上定会取得更大的进步。

临案举隅 3

患儿，郑某，男，7 岁，2019 年 7 月 13 日初诊。

主诉：咳嗽、气促 1 年，加重 4d。

现病史：患儿 1 年前因感寒后出现反复发作性咳嗽，咳痰，痰多色稀白，伴胸闷气促，发病多在夜间，每次发病持续时间约 1h，可自行缓解，经当地医院系统检查后，诊断为“支气管哮喘”，予孟鲁司特钠及布地奈德雾化吸入治疗（具体用法用量不详），咳嗽、气促症状可明显缓解，1 年来上述症状反复发作。4d 前上述症状加重，伴间断性胸闷、喘息，今为求系统治疗，就诊于笔者医院门诊，现症见：短气息促，时胸闷喘息，咳痰黏稠，自汗畏寒，伴腰酸腿软，四肢乏力，偶有心慌心悸，面色苍白，纳呆，夜寐尚可，二便尚可。

中医查体：舌淡苔白，脉沉细。

体格检查：体温 36.3℃；脉搏 89 次 /min；血压 103/69mmHg。

诊断：

西医诊断：支气管哮喘。

中医诊断：哮喘缓解期。

肺肾两虚证。

治则：补肺益肾。

处方：玉屏风散合金水六君煎加减。

方药：黄芪 15g、白术 10g、防风 10g、熟地 10g、山萸肉 15g、当归 10g、淫羊藿 10g、茯苓 20g、陈皮 15g、法半夏 10g、甘草 10g、五味子 10g。水煎服，每日 1 剂，7 剂后复诊。

西医治疗：无。

二诊：患儿咳嗽气促较前缓解，仍有畏寒，偶咳，无痰，现见大便溏薄，脘痞纳呆，不思饮食，小便正常，舌淡苔白质胖，脉濡细。

治则：补肺健脾益肾。

处方：上方加山药 15g、薏苡仁 15g。水煎服，每日 1 剂，7 剂后复诊。

西医治疗：无。

三诊：患儿服药期间病情平稳，舌淡红，苔薄白，脉细。

治则：补肺健脾益肾。

处方：上方黄芪改20g，淫羊藿改15g，加巴戟天10g，知母15g。水煎服，每日1剂。

按语：

初诊时，患儿短气息促，时胸闷喘息，咳痰黏稠，故诊断为哮喘缓解期。患儿自汗畏寒，伴腰酸腿软，四肢乏力，偶有心慌心悸，面色苍白，纳呆，夜寐尚可，二便尚可，舌淡苔白，脉沉细。证属肺肾两虚。治疗予补肺益肾法，方用玉屏风散合金水六君煎加减，二诊时，患儿咳嗽气促较前缓解，仍有畏寒，偶咳，无痰，兼见大便溏薄，脘痞纳呆，不思饮食，小便正常，舌淡苔白质胖，脉濡细。证仍属哮喘恢复期肺肾两虚证，加之大便溏薄，脘痞纳呆脾虚证候，治法当以补肺益肾为主兼健脾扶正，加山药、薏苡仁。三诊患儿病情平稳，予巴戟天补肾阳，知母滋阴润燥，随访半年余患儿病情无反复。

传统中医认为，支气管哮喘患者在迁延期主要是因为其病在肺部，本虚在脾，肺主一身之气，且有卫外功能，而脾主运化水谷之精微，以滋养人的五脏六腑，因而患者的肺脾功能是否正常，对支气管哮喘患者在迁延期的恢复有着至关重要的作用。患者患病之后，伤及其肺脾，从而会出现肺脾气虚证。玉屏风散为中医经典名方，具有益气固表止汗的功效，在《医方聚类》中有所记载，玉屏风散由白术、黄芪、防风等几种中药成分组成，其中，黄芪性甘温，可补脾肺之气，还可扶正固表；白术则具有补气健脾的功效，与黄芪合用，可益气固表止汗；防风则可以散风邪，三者互为补之，可以有固表不留邪，祛邪而不伤正的功效。支气管哮喘属于中医学“哮病”范畴，中医学认为哮病的病理因素以痰为主，若长期反复发作，精气匮乏，则病性由实转虚，表现为肺肾两虚之候。金水六君煎出自张景岳的《景岳全书》，自创立至今已有300多年的历史，原文为此方“治肺肾虚寒，水泛为痰，或年迈阴虚，血气不足，外受风寒，咳嗽呕恶，喘逆多痰”。其中治熟地黄、当归不仅能填精补血、滋肾壮水，而且能补益元气、降逆止咳。二陈汤（陈皮、法半夏、茯苓、甘草）益气健脾、理气化痰。黄芪以补益肺肾。五味子以敛肺气。全方共奏补益肺肾、理气化痰之效。张教授将玉屏风散与金水六君煎用于哮喘缓解期患儿的治疗，可以起到健脾补肺和燥湿化痰的功效，因而可以发挥两者标和本一起治疗，以杜绝生痰之源，消除哮喘之根的作用。

支气管哮喘的发生机制与吸入性变应原、遗传因素及呼吸感染等相关，其病理变化以气道慢性变态反应性炎症为主，炎性递质与炎症细胞相互作用，损伤气道表皮细胞，引起气道上皮细胞中的微血管扩张和通透性增高等，导致炎性细胞在气道腔内聚集，进而支气管收缩和（或）气道结构的异常变化，使得该病反复发作。近年来研究证实，小儿支气管哮喘患儿血清中IgA、IgG及IgM水平在人体的免疫功能中发挥重要作用，可作为小儿支气管哮喘缓解期疗效评价重要指标。肾上腺皮质激素，可有效抑制免疫反应，发挥抗炎和局部组织抗感染的效果，促进平滑肌细胞和内皮细胞的稳定性，抑制支气管收缩物质的释放；同时其能明显下调支气管哮喘缓解期患儿体内的炎症水平，抑制上、下呼吸道感染，达到有效防治支气管哮喘的目的。但单纯糖皮质激素雾化吸入用于小儿支气管哮喘缓解期患儿治疗个体差异较大，相当一部分患儿病情控制效果不佳，严重者出现低氧血症或反复发作，总体治疗依从性较差。支气管哮喘在中医学为“哮喘”病范畴，认为支气管哮喘缓解期患儿以肺、脾、肾三脏不足为根本，其中尤以肺、脾二脏虚损为主。朱丹溪曰：“哮喘专主于痰。”痰之动，湿也，主于脾；痰之成，气也，贮于肺。鉴于小儿常先天禀赋不足或后天失养，其肺脾肾虚弱，故进入缓解期以脏腑虚弱为主。故小儿哮喘以“肺常不足”“脾常虚”的病理生理特点为主。玉屏风散合六君子汤加减治疗支气管哮喘缓解期肺脾气虚证可显著缓解临床症状，改善肺功能，并有助于提高机体免疫功能。

一、西医概述

哮喘，即支气管哮喘，是一种慢性气道疾病，以气道出现慢性炎症反应为主要特征。临床表现为反复发作的喘息、气急、胸闷或咳嗽等症状，常在夜间及凌晨发作或加重，多数患者可自行缓解或经治疗缓解。哮喘反复发作，病程较长，所以在临床治疗过程当中必须要遵循高效、持续、规范的原则。

哮喘作为一种常发的儿科肺部疾病，患儿一般会表现为反复性喘鸣、呼吸困难以及咳嗽，同时还会合并梗阻性呼吸道疾病，相关的影响因素和作用机制比较多，属于一种重症儿科疾病。经过相关调查研究表明，目前我国儿科哮喘的发病率和病死率都比较高，而且呈现一个逐年上升的趋势，发展严重威胁到了小儿的生命安全，是目前临床上重点关注的慢性疾病之一。针对哮喘缓解期的患儿来说，自身所表现出来的症状和体征会明显减少，但是经过检查仍然可以发现气道之内存在着慢性炎症，如果不进行及时有效的控制和治疗的话，很有可能会导致疾病的反复发作，针对现在西医治疗方式来说，主要通过糖皮质激素雾化吸入进行治疗，虽然能够有效地抑制疾病症状的继续发展，但是并不能调节患儿自身的免疫系统功能，而且在用药之后还会给患儿带来较多的不良反应，所以整体效果不高。

二、中医病因病机

支气管哮喘是小儿时期的常见病、多发病，以发作性的哮鸣气促、呼气延长，甚至张口抬肩、不能平卧为特征。其病程迁延，常反复发作，严重影响患儿的生长发育，甚至成为终身痼疾。现将近年来中医学者对哮喘病因病机的认识按照发作期和缓解期综述如下。

1. 发作期病因病机

（1）从“风邪”论。小儿脏腑娇嫩，形气未充，卫外不固，易受邪侵，风邪为百病之长，风邪入侵，首先犯肺，易致肺失调和，宣降失职，肺气上逆，触引伏痰而发病。

（2）从“痰”论。历代医家认为痰饮伏肺是哮喘发作的重要病理环节，痰饮贯穿小儿哮喘发作的始终。哮喘发作时，内伏之痰，遇感触发，发时痰随气升，气因痰阻，痰气搏结，壅塞气道，肺气升降失常，而致痰鸣如吼，气急喘促。

（3）从“痰瘀互结”论。哮喘发病可由于痰饮伏肺，伏痰内阻，肺气不利，痰浊壅塞脉道，气血运行不畅而致瘀；同时瘀阻脉道，津液运行不畅，凝而成痰。形成痰瘀交结，互成一体，瘀因痰生，痰因瘀成，阻塞气道，气道狭窄、痉挛，气机升降不利发为哮喘。王烈认为哮喘发作病机是胶固之痰壅阻气道，气道不畅导致气伤，气伤则血瘀，由此提出“哮喘病变气血痰”的理论，洪佳璇认为儿童肺脾肾常不足，哮喘反复发作则致其三脏更虚，从而引起气行血无力，血行迟滞而致血瘀，此为气虚血瘀；反之，血瘀阻塞脉道，导致气滞，而进一步使血瘀加重，此为气滞血瘀。哮喘发作时痰浊阻塞气道，气血运行不畅，可因痰致瘀，此为痰结血瘀。患儿在哮喘发作期间贪食生冷，嗜食肥厚，或因进食油腥之物，致脾失健运，食积不化，痰浊内生，壅阻气机，气机不畅而致血行瘀滞，此为食积血瘀。故气滞血瘀、气虚血瘀、痰结血瘀、食积血瘀，形成了儿童哮喘血瘀证的基本病机。

（4）从“脏腑”论。①肝失疏泄，木火刑金生理上肝与肺两脏器密切相关，肝主升，肺主降，肺主气，司呼吸，调节全身之气，肝藏血，主疏泄，调节全身血量，二脏共主气血运行。病理上肝肺相互影响，忧思、抑郁、恼怒等不良刺激，均可使肝失条达，肝气郁结，气机不畅，气郁久化火，气火循经上逆于肺，木火刑金，肺失肃降，以致气逆而咳喘阵作。②脾胃失职，痰气犯肺，脾胃为“水谷之海”，主受纳食物和运化水谷精微，脾主升胃主降，若脾胃功能失调，水谷精微运化不畅，聚而成痰，胃气不降，痰气上逆犯肺，致肺肃降不及，咳喘发作。陈宁等认为胃气不和，脾亦难运，水谷运化不利而变生痰浊，同时，胃气不降，气逆于上，痰气搏击于肺，引发哮喘。此类似于现代医学所谓之“胃性哮喘”的概念。③大肠失职，肺气不降，韩新民认为“哮喘必当，活血通腑”。肺与大肠通过经脉互为络属，在生理上密切相关，肺主宣发，布散津液，大肠得以濡润，肺主肃降亦是大肠传导的动力。肺与大肠在病理上相互影响，肺热壅盛，循经扰肠，则大肠易燥结；肺阴不足，则肠燥便秘；肺气不足，肠道传导不足，大肠虚秘；肺失通调，大肠实热秘结，肠道不通，复致肺气不利则喘咳满闷易作，且哮喘的夙根——“痰”的产生与肺、大肠对水液的调节有关。

2. 缓解期病因病机

（1）从“肺”论。小儿形气未充，肺脏娇嫩，卫外不固，邪易犯肺，致肺失宣降，引动伏痰，痰气交阻于气道，痰随气升，气因痰阻，相互搏击，气机升降不利，以致呼吸困难、气息喘促、喉间痰鸣哮吼，发为哮喘。

（2）从“脾”论。脾处中焦，为气机升降的枢纽，小儿脾常不足，脾失健运，则水湿内停，日久变生痰湿，而痰又是哮喘最主要的病理因素。脾气虚弱，土不生金，亦会导致肺气虚弱，卫外不固，更易为外邪所袭，诱发哮喘加重病。脾虚运化失职、升降功能失常，磨谷消食的作用减弱，致使酸咸厚味内停，触动宿痰，诱发哮喘。刘自力等亦认为脾虚为哮喘的病因痰的产生原因之一，健脾化痰是贯穿哮喘缓解期治疗始终，脾虚则健运失职，痰浊内生，成为哮喘发病之“标”；脾虚又致气血生化乏源，正气不足，抗邪无力，成为哮喘发作之本“本”，总之哮喘的“标”与“本”皆与脾虚密切相关。

（3）从“肾”论。肺之呼吸尚需肾的纳气作用来协调，小儿肾常虚，纳气功能不足，则肺气不降，气不归根，阴阳不相顺接，气喘易反复发作；再者肾阳虚衰，气化不利，肺脾失于温养，布津不利，酿生伏痰，成为宿根。哮喘是脏腑亏虚，痰瘀伏留，外邪引发所致的本虚标实之证，其本质以肾虚为主，肾阳不足，温阳化气之力不及，阳虚水泛，酿成痰涎成为宿根。其中肾虚本质以基因遗传为主，通过现代医学研究，多与细胞因子、神经内分泌及自由基代谢有关。

（4）从“肺、脾、肾”论。哮喘缓解期中肺虚以脾肾功能虚弱有关，脾肾虚弱，生化不足。

三、经验总结

哮喘急性发作期经积极治疗后可转为慢性持续期并进而转化为临床缓解期，临床缓解期可无明显症状，临床上以缓解期患儿较为多见。张君教授从事中医临床近 40 年，临床辨证治法精良，遣方用药遵经而不泥古，对于治疗小儿哮喘缓解期，以辨证论治为指导，方以法立，法以方传，以法统方，方药并行，疗效确切。辨证为哮喘缓解期的肺脾气虚证，治以补肺健脾，补土生金。鉴于哮喘病缠绵难愈，反复发作，治疗以中医调护为主，肺脾气虚型哮喘主要是由于肺气虚卫外不固，脾气虚运化失健，临床往往因感冒而诱发，因而治疗上应以健脾益气、补肺固表为主。

张君教授治疗哮喘缓解期以六君子汤合玉屏风散为主方，其中重用黄芪益气固表为君药，白术健脾益气，白芍燥湿健脾，防风解表祛风敛汗，法半夏燥湿化痰，陈皮理气健脾燥湿化痰，更以白鲜皮祛风清热燥湿，僵蚕息风化痰散结，百合滋阴润肺，五味子敛肺止咳。病例 2 中患儿初诊辨证为肺脾气虚，复诊后出现五心烦热，颧红口干，舌红少苔，脉细数等一派阴虚表现，加入太子参、麦冬补益肺之气阴。病例 3 复诊时，患儿咳嗽气促较前缓解，仍有畏寒，偶咳，无痰，兼见大便溏薄，脘痞纳呆，不思饮食，小便正常，舌淡苔白质胖，脉濡细。证仍属哮喘恢复期肺肾两虚证，加之大便溏薄，脘痞纳呆脾虚证候，治法当以补肺益肾为主兼健脾扶正，加山药、薏苡仁。三诊予巴戟天补肾阳，知母滋阴润燥。

第四节　慢性咳嗽

临案举隅 1

男，4 岁，2020 年 8 月 18 日门诊就诊。

主诉：咳嗽1个月余。

病史：患儿1个月前出现咳嗽，曾先后口服抗生素、雾化吸入治疗，效不显。现症见咳嗽阵发，喉间痰鸣，不会咳痰，大便稀，每日1～2次，纳差。

既往：反复荨麻疹。

查体：面色萎黄，形体消瘦，咽充血，双侧扁桃体肿大Ⅰ度大，舌质淡红，舌苔白略厚，脉滑数，听诊双肺可闻及痰鸣音，皮肤划痕试验（1+)。

辅助检查：血常规提示嗜酸性粒细胞增高。

西医诊断：过敏性咳嗽。

中医诊断：咳嗽。

辨证：痰湿阻肺证。

治则：燥湿化痰。

处方：二陈汤加减。

陈皮10g、法半夏9g、茯苓5g、甘草5g、桔梗6g、玄参8g、浙贝母10g、紫菀10g、枇杷叶6g、前胡6g、白鲜皮10g、蒺藜10g、黄芩5g。7剂颗粒剂冲服，每日1剂,1周后复诊。

二诊：患儿咳嗽减轻，偶有咳嗽，活动后明显，纳差。查体：咽充血，双扁桃体Ⅰ度大，听诊双肺未闻及痰鸣音，舌质淡红，舌苔白略厚，舌边可见齿痕，脉滑数。

辨证：脾虚痰湿。

治则：健脾祛湿。

处方：上方去黄芩、枇杷叶、紫菀，加炒白术10g、焦三仙各10g。7剂颗粒剂冲服，每日1剂。

三诊：患儿咳嗽症状消退，仍有纳差便稀，平素易反复咳嗽，反复荨麻疹，冷热刺激时易加重，平素食少挑食。查体：面色萎黄，形体消瘦，咽无充血，舌质淡红，舌边可见齿痕，脉细。

辨证：肺脾两虚证。

治则：健脾固肺。

处方：太子参10g、沙参10g、防风10g、黄芪10g、白术10g、百合7.5g、五味子7.5g、三仙各7.5g、莲子6g、砂仁6g、甘草5g。10剂水煎口服。

一、西医概述

儿童慢性咳嗽广义定义为病程＞4周的咳嗽，狭义定义为咳嗽为主要或唯一的临床表现，病程＞4周、胸部X线片未见明显异常。

1.儿童慢性咳嗽的病因

慢性咳嗽的常见病因为咳嗽变异性哮喘、上气道咳嗽综合征、嗜酸粒细胞性支气管炎、胃食管反流性咳嗽、变应性咳嗽等。

（1）咳嗽变异性哮喘（cough variant asthma，CVA）。CVA 是儿童慢性咳嗽最常见原因之一，以咳嗽为唯一或主要表现。诊断依据：①咳嗽持续＞ 4 周，常在运动、夜间和（或）凌晨发作或加重，以干咳为主，不伴有喘息。②临床上无感染征象，或经较长时间抗生素治疗无效。③抗哮喘药物诊断性治疗有效。④排除其他原因引起的慢性咳嗽。⑤支气管激发试验阳性和（或）呼吸流量峰值（PEF）日间变异率（连续监测 2 周）≥ 13%。⑥个人或一、二级亲属过敏性疾病史，或变应原检测阳性。第①～④项为诊断基本条件。

（2）上气道咳嗽综合征（upper airway cough syndrome，UACS）。各种鼻炎、鼻窦炎、慢性咽炎、腭扁桃体和（或）增殖体肥大、鼻息肉等上气道疾病引起的慢性咳嗽。临床特征为：①持续咳嗽＞ 4 周，伴有白色泡沫痰（过敏性鼻炎）或黄绿色脓痰（鼻窦炎），咳嗽以晨起或体位变化时为甚，伴有鼻塞、流涕、咽干并有异物感和反复清咽等症状。②咽后壁滤泡明显增生，有时可见鹅卵石样改变，或见黏液样或脓性分泌物附着。③抗组胺药、白三烯受体拮抗剂和鼻用糖皮质激素对过敏性鼻炎引起的慢性咳嗽有效，化脓性鼻窦炎引起的慢性咳嗽需要抗菌药物治疗 2～4 周。④鼻咽喉镜检查或头颈部侧位片、鼻窦 X 线片或 CT 片可有助于诊断。

（3）感染后咳嗽（post-infection cough，PIC）。①近期有明确的呼吸道感染病史。②咳嗽持续＞ 4 周，呈刺激性干咳或伴有少许白色黏痰。③胸部 X 线片检查无异常或仅显示双肺纹理增多。④肺通气功能正常，或呈现一过性气道高反应。⑤咳嗽通常有自限性，如果咳嗽时间超过 8 周，应考虑其他诊断。⑥除外其他原因引起的慢性咳嗽。

（4）胃食管反流性咳嗽（gastroesophageal refluxcough，GERC）。①阵发性咳嗽好发于夜间。②咳嗽于进食后加剧。③ 24h 食管下端 pH 监测呈阳性。④除外其他原因引起的慢性咳嗽。

（5）非哮喘性嗜酸性粒细胞性支气管炎（non-asth-ma eosionphilic bronchitis，NAEB）。①刺激性咳嗽持续＞ 4 周。②胸部 X 线片正常。③肺通气功能正常，且无气道高反应性。④痰液中嗜酸性粒细胞相对百分数＞ 0.03。⑤支气管舒张剂治疗无效，口服或吸入糖皮质激素治疗有效。⑥除外其他原因引起的慢性咳嗽。

（6）过敏性（变应性）咳嗽（atopic cough，AC）。①咳嗽持续＞ 4 周，呈刺激性干咳。②肺通气功能正常，支气管激发试验阴性。③咳嗽感受器敏感性增高。④有其他过敏性疾病病史，变应原皮试阳性，血清总 IgE 和（或）特异性 IgE 升高。⑤除外其他原因引起的慢性咳嗽。

（7）习惯性咳嗽 / 心因性咳嗽。①年长儿多见。②日间咳嗽为主，专注于某件事情或夜间休息咳嗽消失，可呈雁鸣样高调的咳嗽。③常伴有焦虑症状，但不伴有器质性疾病。④除外其他原因引起的慢性咳嗽。

（8）其他少见慢性咳嗽病因。①药物诱发性咳嗽：儿童虽不常见。血管紧张素转换酶抑制剂、β 肾上腺素受体阻断剂如普萘洛尔等药物可诱发慢性咳嗽，通常表现为持续性干咳，夜间或卧位时加重。患有基础疾病的患儿应当警惕此病，一般停药 3 ~ 7d 咳嗽明显减轻乃至消失。②耳源性咳嗽：人群中 2% ~ 4% 具有迷走神经耳支，当中耳发生病变时，迷走神经受到刺激会引起慢性咳嗽。

2. 儿童慢性咳嗽的鉴别诊断

先天性呼吸道疾病、异物吸入、呼吸道感染、迁延性细菌性支气管炎均可出现慢性咳嗽症状，临床需警惕以做鉴别。

二、中医病因病机

“慢性咳嗽”属于中医“久咳”“久嗽”“内伤咳嗽”范畴。《素问》所言：“五脏六腑皆令人咳，非独肺也。”清代名医林佩琴指出：“气逆为咳，痰多为嗽”“经云五脏六腑皆令人咳……然终不离乎肺脾肾也。盖肺为储痰之器，脾为生痰之源，而肾与肺实母子之脏。”慢性咳嗽病变主脏在肺，与肝脾有关，久则及肾。

慢性咳嗽具有内外合邪、脏腑相关的特点，其病因病机多为外感六淫、饮食劳倦、情志失调，又因脏腑内伤干肺、阴阳气血失衡，风邪、寒饮、湿热等邪气留伏于内，复由六淫之邪及粉尘、异味等外邪引动，邪犯于肺，肺气上逆而发，使咳嗽反复发作或加重，迁延不愈，这成为慢性咳嗽的主要临床特点。其主要证候表现为风邪伏肺、湿热郁肺、肺阳亏虚、寒饮伏肺等。其中风邪伏肺为慢性咳嗽的共同病机，临床中也常见风邪伏肺、湿热郁肺、肺阳亏虚、寒饮伏肺等相兼的证候表现。这些证候表现可见于感冒后咳嗽、咳嗽变异性哮喘、嗜酸粒细胞性支气管炎、胃食管反流性咳嗽、变应性咳嗽等多种常见病因。

中医治疗小儿慢性咳嗽主要宣降肺气为主，并针对风、痰、食、虚、瘀等病理特点结合相应的祛风、化痰、消食、补虚、祛瘀之法。

三、按语

张君教授善用二陈汤加减治疗小儿慢性咳嗽。二陈汤出自《太平惠民和剂局方》，由陈皮、半夏、茯苓、甘草组成，具有燥湿化痰，理气和中之功效，为治疗痰湿咳嗽的基础方。

本案患儿咳嗽痰多，面色萎黄，食少便稀，舌苔白厚，辨为痰湿咳嗽，中医认为脾为生痰之源，肺为储痰之器，小儿肺脾常不足，脾弱则易被湿困，食饮不化，内生痰湿上犯于肺，痰随气升，壅塞气道而致肺气上逆，则咳嗽反复，喉中痰鸣。痰湿困脾，脾失运化而见食少纳呆、大便异常。

方中陈皮半夏性温，均入肺脾二经，半夏燥湿祛痰，和胃降逆，陈皮行气化痰，助半夏以运脾化湿，茯苓渗湿利水，健脾利湿，以助消痰饮，玄参、桔梗、甘草以清热利咽宣肺祛痰。肺为娇脏，不耐寒热，故配以浙贝母、紫菀、枇杷叶、前胡、黄芩清肺化痰，同时可解二陈之温燥，寒温并用，宣降共施。白鲜皮、蒺藜以祛风燥湿止痒，同时兼有脱敏之功。有实验研究证实白鲜皮提取物具有较明显的抗过敏、抗瘙痒作用，白鲜皮对细胞免疫和体液免疫均有不同程度的抑制作用。

二诊时咳嗽减轻，仍有纳差，舌有齿痕，故加白术、三仙消食去痰、和胃健脾以顾护脾胃功能。三诊时患儿过敏性咳嗽症状以得到较好控制，方中针对患儿肺脾不足之症，以太子参、沙参、百合、五味子养阴润肺，玉屏风益气固表以护肺卫，三仙、莲子、砂仁以醒脾祛湿开胃、培土生金，诸药相合共凑固肺健脾之功以巩固疗效。

临案举隅 2

隋某，男，6岁，2021年5月21日初诊。

主诉：咳嗽2个月。

现病史：患儿近2个月咳嗽不断，少痰不会咳，曾就诊于儿童医院，查过敏原：尘螨、鸡蛋、螃蟹等过敏，IgE $>$ 200，诊断为“过敏性咳嗽”，服用顺尔宁，咳嗽稍有缓解。现症见阵发性咳嗽，晨起及夜间明显，少痰难咳，手足心热，纳可，便调。

查体：咽微充血，心肺听诊未闻及异常。舌红少苔脉细数。

西医诊断；过敏性咳嗽。

中医诊断：咳嗽。

辨证：阴虚肺燥证。

治则：祛风解表，滋阴润燥。

处方：北沙参10g、太子参10g、浙贝母10g、枇杷叶10g、牡丹皮6g、白鲜皮6g、蝉蜕6g、僵蚕6g、防风10g、桔梗6g、甘草10g。7剂颗粒剂，每日1剂，早晚冲服，1周后复诊。

二诊，咳嗽症状明显减轻，晨起清嗓，咽痒，咽干，便调。查体：咽微充血，舌红苔白脉细数。

辨证：阴虚肺燥证。

治则：滋阴润燥。

处方：上方去僵蚕，加麦冬6g。继服10剂后病愈。

按语：

该患儿过敏性咳嗽西医诊断明确，且症状典型，表现常为阵发性咳嗽、痰少、咽痒且反复发作，此类患儿发病常与风邪密切相关。风为六淫之首，百病之长，伤于风者，上先受之，故风邪犯肺，肺气不利，则上逆为咳；《金匮要略》云：“风舍于肺，其人必咳。”又“风胜则动”“风盛则挛急”“风盛则痒”“风善行数变”，故咳嗽多呈刺激性咳嗽，干咳无痰或少痰，咽痒，与西医过敏性咳嗽典型症状相符；平时常见的尘螨、花粉、毛絮、油烟、灰尘、冷空气等过敏原吸入后，同样具有首犯息道、发病迅速的特点，故均可类属于风邪。“风邪”为主过敏性咳嗽儿童多是过敏性体质或敏感体质，或有婴幼儿湿疹、过敏性鼻炎等。

本案患儿咳嗽呈干咳少痰、舌红少苔脉细数，辨为阴虚肺燥咳嗽，处方以北沙参、太子参生津润肺，益胃健脾；浙贝母、枇杷叶、牡丹皮、麦冬润肺清热、化痰止咳；白鲜皮、蝉蜕、僵蚕、防风均有祛风之效；桔梗宣肺化痰，且引诸药入肺经；甘草化痰止咳，调和药性。本案中用到两种虫类药，其中僵蚕为“治风之药”，专入肺经，长于祛散风热、化痰止痉，“善治一切风痰相火之疾”；蝉蜕甘寒质轻，趋向上浮，最可疏散肺经风热，正如《本草经百种录》所谓：“性能清火驱风，而散肺经之郁气”，又“其质轻虚，尤与小儿柔弱之体为宜”。僵蚕、蝉蜕研究发现两者均有抗过敏作用，且能缓解支气管痉挛。

临案举隅 3

闫某，女，6 岁，2016 年 11 月 29 日初诊。

主诉：咳嗽 3 个月。

现病史：患儿近 3 个月咳嗽不断，夜间阵作，喉间有痰黏稠不易咳，自服罗红霉素、止咳糖浆效不显，平素性情急躁易焦，口苦口臭，纳可，便调。

查体：咽微充血，心肺听诊未闻及异常。舌红少苔脉弦细。

辅助检查：血常规：WBC 5.2×10^9/L，NEUT 33%，LYM 65.2%。

西医诊断；慢性咳嗽。

中医诊断：咳嗽。

辨证：肝气犯肺证。

治则：平肝清肺，化痰止咳。

处方：陈皮 7.5g、牡丹皮 10g、白鲜皮 7.5g、法半夏 7.5g、浙贝母 10g、僵蚕 10g、钩藤 7.5g、白芍 7.5g、甘草 7.5g、太子参 7.5g、沙参 7.5g。6 剂草药浓煎，早晚温服。

二诊咳嗽减轻，口苦口臭明显缓解，继上方 6 剂巩固治疗后病愈。

按语：

《素问·咳论》有云：“五脏六腑皆令人咳，非独肺也。”本案患儿素有肝火，郁结不解，日久化火伤肺阴，肺失宣肃，引起咳嗽阵作，痰少而稠。正如尤在泾所云：“干咳无痰，久久不愈，非肺本病，乃肝木撞肺也。”本案方药中，僵蚕、钩藤、白芍、牡丹皮均入肝经。钩藤息风止痉，清热平肝，其质轻不耐煎煮，吴鞠通《温病条辨》有云：“治上焦如羽，非轻不举”，钩藤轻清疏泄之性尤适用于小儿稚阴稚阳之体；僵蚕性辛可行散去风，味咸能软坚散结，既息内风又祛外风，兼可化痰散结；牡丹皮凉血活血，且具有清肝作用；白芍柔肝敛阴，平抑肝阳，可养肝体而平肝旺，白芍现代药理学研究证实其可缓解支气管平滑肌痉挛。

小儿肺脾常不足，肝木可乘土亦可刑金，故用药需兼顾肺脾二脏，且《医学心悟》所云："肺属辛金，生于己土，久咳不已，必须补脾土以生肺金。"本案方中太子参、陈皮、半夏、甘草均入脾肺二经，沙参、浙贝母入肺，白鲜皮入脾。太子参、陈皮、半夏、白鲜皮健脾燥湿化痰；沙参、浙贝母养阴清肺化痰止咳；甘草润肺止咳，调和诸药。脾脏喜燥而恶湿，肺为娇脏喜润勿燥，陈皮、半夏、白鲜皮性燥，太子参、沙参、浙贝母性润，诸药相合兼顾肺脾，共凑化痰止咳之效。

第五节　扁桃体炎

临案举隅 1

陈某，女，4 岁，2018 年 12 月 6 日就诊于笔者医院普通门诊。

主诉：发热，咽痛 4d。

现病史：患儿入院前 4d 无明显诱因始发热，体温最高 38.3℃，咽痛，偶咳，家长自予患儿美林混悬液 5mL/ 次，发热时口服（最后 1 次服药时间为当日晨 7 时），无明显好转，家长自予患儿红霉素颗粒剂 1 袋半 / 次，每日 1 次，口服 1d。

诊查：患儿咽痛，咳嗽，阵咳伴有痰咳不出，无喘，低热，体温 37.3℃。食少纳呆，寐差，二便可。舌红苔薄黄，脉浮数。双侧扁桃体肿大Ⅱ度大，无脓点，悬雍垂居中，软腭运动对称，咽部充血。双肺呼吸音粗，双肺可闻及痰鸣音。

辅助检查：血常规：白细胞计数：$7.25 \times 10^9/L$；中性粒细胞百分比：61.1%；淋巴细胞百分比：31.6%；血红蛋白：121g/L；血小板计数：$152 \times 10^9/L$；CRP：3.94mg/L。

西医诊断：急性扁桃体炎。

　　　　　急性支气管炎。

中医诊断：乳蛾病。

辨证：风热博结证。

治则：疏风清热，利咽消肿。

处方：银翘散加减。处方如下：金银花 5g、连翘 5g、薄荷 5g、淡竹叶 3g、甘草 5g、僵蚕 3g、芦根 5g、牡丹皮 3g、天花粉 5g、射干 3g、鸡内金 5g、鱼腥草 5g、金果榄 5g、浙贝母 5g。水煎服，每日 1 剂，7 剂后复诊。治疗期间建议患者食用易消化富含营养的半流质或软食，禁食辛辣油腻坚硬刺激之品。

西医治疗：头孢克肟混悬剂 1 袋 / 次，每日 2 次，口服 3d 后嘱患者停药。

二诊：咽痛症状缓解，无咳嗽，无发热，纳差寐可，二便佳。舌红苔薄黄，脉浮数。咽微充血。

辨证：风热博结证。

治则：利咽消肿健脾。

处方：上方去浙贝母、射干，加茯苓 5g，厚朴 3g。水煎服，每日 1 剂，7 剂后复诊。

三诊：咽痛明显缓解，纳寐可，二便佳。舌红苔薄白，脉细数。咽微充血。

辨证：风热博结证。

治则：利咽消肿健脾。

处方：上方 7 剂。水煎服，每日 1 剂，7 剂后嘱患者停药。

一、西医概述

扁桃体炎是指腭扁桃体炎的非特异性炎症，为儿科常见病，分为急性和慢性。急性扁桃体炎主要以咽部剧烈疼痛、吞咽困难为主要临床表现。慢性扁桃体炎主要以反复咽干咽痒、咽部异物感为主要临床表现。

本病的主要致病菌是乙型溶血性链球菌，非溶血性链球菌，肺炎双球菌，葡萄球菌及病毒等也是本病的致病菌，可通过飞沫、食物或直接接触而传染。病原体一般存在于人的口腔及扁桃体隐窝内，正常情况下，可与上皮细胞一同从隐窝口排出，但当病原体倾入体内，而机体内环境与外环境稳定性失去平衡，扁桃体会遭受细菌感染导致发病。临床上多以抗生素治疗，但易产生耐药性。

二、中医病因病机

小儿先天禀赋不足，遇外邪侵袭，肺卫失宣，加之调护不当，则易上攻咽喉而发病。本病一年四季均可发生，症状一般较重，预后多数良好。病位在肺、脾、肾三脏，病机主要为肺胃蕴积热毒上乘壅滞于咽喉。归属于中医学“乳蛾”的范畴，临床以咽痛喉核红肿为主症。

1. 风热外袭，上攻咽喉

咽喉为一身之总要，呼吸出入之门户，若外感六淫之邪，首犯咽喉，其中风热之邪为最，正如《疡科心得集·辨喉蛾喉痛论》中云：“夫风温客热，首先犯肺，化火循经，上逆入络，结聚咽喉，肿如蚕蛾。”风热之毒从口鼻而入，首先侵袭肺卫，火热之邪循经上攻咽喉，热毒在咽喉部结聚，而发病。而《小儿卫生总微论方·卷十九》也讲道：“小儿咽喉生病者，由风毒湿热搏于气血，随其经络虚处所著，则生其病，若发于咽喉者，或为喉痹，或为缠喉风，或为乳蛾。”小儿脏腑娇嫩，形气未充，风热之邪侵袭，易随经络上犯咽喉，气血运行不畅，导致小儿咽喉肿痛，发为乳蛾。

2. 肺胃热盛，上袭咽喉

《医林绳墨·卷七》云：“盖咽喉之证，皆由肺胃积热甚多。”肺胃为本病的主要病位，里热炽盛，不能外溢，于肺胃积热过度，火热之邪上炎，热毒壅结于咽喉，发为乳蛾。其中《疡科经验全书·卷一》曰：“乳蛾由肺经积热，受风凝结而成，生咽喉旁，其色微黄，其形若蚕蛾之状。”乳蛾为肺经火热之邪积聚，复感风邪，在咽喉部结蚕蛾状，致咽喉红肿疼痛。《诸病源候论·喉咽肿痛候》中论述：“喉咽者，脾胃之候也，气所上下。脾胃有热，热气上冲，则咽喉肿痛。”风热之邪毒壅盛，热毒侵肺，凝结蚕蛾状于咽喉；热毒侵脾，循胃经上袭，博结于咽喉，灼伤喉部，致咽喉疼痛，发为乳蛾。肺主气，上循咽喉司呼吸，若肺经热盛，气机升降失常，风热之邪不能循腠理宣发体外，而是循经上致咽喉；胃为纳食之腑，咽为纳食之关，咽，乃胃气之通道也，若胃热炽盛，上灼咽喉，致咽喉肿痛。

3. 肺肾阴虚，上犯咽喉

小儿为稚阴稚阳之体，形气未充，肺卫不固，易受风热毒邪侵袭，加之小儿脾常不足，饮食不节，易脾胃积热，久病失治，可致肺肾阴虚，咽喉失荣，虚火上炎，与余邪结于咽喉，反复咽喉肿痛，发为慢乳蛾。《辨证录·卷三·咽喉痛门》中云：“阴蛾则日轻而夜重，若阳蛾则日重夜轻矣，斯少阴肾，火下无可藏之也，直奔而上炎于咽喉也。”足少阴肾经，入肺中，循喉咙，肾阴虚火上炎直袭咽喉，肾精不能濡养咽喉，则咽喉疼痛，导致乳蛾。

4. 按语

张君教授善用银翘散加减治疗小儿风热乳蛾，银翘散为吴鞠通的《温病条辨》中方剂。本方重用连翘、银花为君药，气味芬芳，既能疏散风热，清热解毒，又兼有芳香避秽的功效。薄荷、牛蒡子，味辛性凉，疏散风热，清利头目，且可解毒利咽；荆芥穗、淡豆豉有发散解表之功若无汗者，助君药发散表邪，透热外出，此二者虽为辛温之品，但辛而不烈，温而不燥，配此方中，可增辛散透表之力，共为臣药。竹叶清热除烦清上焦之热，且可生津，芦根功在清热生津，桔梗可宣肺止咳，三者同为佐药。甘草和诸药，可达到辛凉透表，清热解毒之效。

本次病例西医诊断为急性扁桃体炎，属于中医“风热乳蛾”范畴，风为百病之长，风性开扬，易袭阳位，火热为阳邪，其性燔灼趋上，易致疮痈，加之小儿脏腑娇嫩，易为外邪所侵，本病多见于风热之邪侵犯肺卫，上侵于咽喉，灼伤肌膜，引起咽部不适，发为本病。治疗当以清热、利咽为主。患儿咽痛，阵咳伴有痰咳不出，舌红苔薄黄，脉浮数。查双侧扁桃体肿大Ⅱ度大，辨证为风热搏结证，疏风清热，利咽消肿为其主要治疗法则，张君教授经过辨证后遂选用银翘散加减以清疏肺卫，同时加入射干、浙贝母，以止咳化痰平喘；鱼腥草、金果榄，以利咽止痛；天花粉、牡丹皮既能清热泻火而解毒，又能消肿排脓以疗疮，患儿外邪侵袭易伤脾胃遂加入茯苓、厚朴、鸡内金，以健脾消食。运用本方治疗疗效颇佳，患儿服 7 剂药后症状明显缓解，复开 7 剂健脾以调理，三诊效不更方加以巩固防止复发。

临案举隅 2

张某某，男，3 岁，2017 年 7 月 6 日就诊于笔者医院普通门诊。

主诉：发热、咽痛 2d。

现病史：患儿入院前 2d 无明显诱因始发热，体温最高 38.9℃，咳嗽，声咳，美林混悬液 5mL/ 次，发热时口服，末次口服时间上一日 20 时，效不显。

诊查：发热，体温 38.6℃，咽痛，咳嗽，声咳，有痰咳不出，无喘。食少纳呆，寐差，二便可。舌红苔黄厚，脉数。双侧扁桃体肿大 Ⅰ 度大，有黄白脓点，悬雍垂居中，软腭运动对称，咽部充血。双肺呼吸音粗，双肺可闻及痰鸣音。

辅助检查：查血常规：白细胞计数：15.40×10^9/L；中性粒细胞百分比：65.2%；淋巴细胞百分比：25.4%；血红蛋白：113g/L；血小板计数：296×10^9/L；CRP：21mg/L。

西医诊断：急性化脓性扁桃体炎。

急性支气管炎。

中医诊断：乳蛾病。

辨证：肺胃热盛证。

治则：清肺凉胃、解毒利咽。

处方：银翘散加减。金银花 5g、连翘 5g、薄荷 3g、淡竹叶 3、甘草 3g、僵蚕 3g、牡丹皮 5g、天花粉 5g、射干 3g、蒲公英 3g、石膏 5g、玄参 3g、苦杏仁 3g、浙贝母 5g、麻黄 3g、法半夏 3g。水煎服，每日 1 剂，7 剂后复诊。治疗期间建议患者食用易消化富含营养的半流质或软食，禁食辛辣油腻坚硬刺激之品。

西医治疗：静点头孢甲肟注射剂 0.55g/ 次，每日 2 次以抗感染，静点 3d。

二诊：咽痛症状缓解，偶有咳嗽，无发热，纳差寐可，二便佳。舌红苔黄厚，脉数。双侧扁桃体肿大 Ⅰ°大，有黄白脓点，悬雍垂居中，软腭运动对称，咽微充血。双肺呼吸音粗。

辨证：肺胃热盛证。

治则：清肺凉胃、解毒利咽。

处方：上方去麻黄、石膏、连翘、蒲公英，加沙参 5g，鱼腥草 5g。水煎服，每日 1 剂，7 剂后复诊。

三诊：咽痛明显缓解，现无咳，无发热，纳寐可，二便佳。舌红苔薄白，脉数。咽微充血。

辨证：肺胃热盛证。

治则：清肺凉胃、解毒利咽。

处方：上方去法半夏、苦杏仁、天花粉、僵蚕。水煎服，每日 1 剂，7 剂后嘱患者停药。

按语：

咽喉为手太阴肺经与足阳明胃经经络循行之处，为人体肺胃之属，肺主一身之气，脾主运化，若气机调达，脾胃纳运正常，反之则肺气失宣，气机升降失司，脾失运化，津液输布失常，邪气易袭机体。本病系小儿为纯阳之体，平素热盛，外有风热之邪侵袭人体，内多饮食不节，肺胃积热，火热上炎，化为热毒壅滞咽喉，发为喉核红肿疼痛。

现阶段，临床上治疗急性扁桃体炎多采取抗生素治疗，可在一定程度上缓解其临床症状，但其疗效不显著。近年来，张君教授在临床上善用中药根据症状辨证采取治疗扁桃体炎上效果显著，而肺胃热盛证是临床上较为常见分型。本病患儿发热，体温 38.6℃，咽痛，咳嗽，声咳，有痰咳不出，无喘，舌红苔黄厚，脉数。查双侧扁桃体肿大Ⅰ°大，有黄白脓点，咽部充血，双肺呼吸音粗，双肺可闻及痰鸣音。张君教授辨证认为本例患儿肺胃热盛证，故选用银翘散化裁，清肺凉胃、解毒利咽为基本治疗原则。同时加入麻黄、石膏清热宣肺之药以平肺胃之热；法半夏、浙贝母、苦杏仁以化痰止咳；牡丹皮、天花粉、射干、蒲公英、玄参清热解毒之药以消喉部肿痛。复诊症状明显缓解，故去清肺热之药麻黄、石膏，以及清热解毒之药蒲公英、连翘，加入沙参以滋阴，鱼腥草清热解毒以利咽。三诊效果明显，故继服 7 剂后嘱患者停药。

临案举隅 3

王某某，女，8 岁，2019 年 11 月 25 日就诊于笔者医院普通门诊。

主诉：反复咽痛 3 个月余。

现病史：患儿反复咽痛，咽干咽痒，缠绵日久家长自予四季抗病毒口服液 10mL/ 次，日 3 次口服 7d，效不显，遂来笔者医院就诊。

诊查：患儿咽部不适，咽干咽痒，偶有干咳，无喘，食少纳呆，寐差，二便可。舌红苔薄黄，脉细数。双侧扁桃体肿大Ⅱ度大，无脓点，悬雍垂居中，软腭运动对称，咽部充血。双肺呼吸音清。

辅助检查：血常规：白细胞计数：9.08×10^9/L；中性粒细胞百分比：75.9%；淋巴细胞百分比：18.2%；血红蛋白：125g/L；血小板计数：315×10^9/L；CRP：16.8mg/L。

西医诊断：慢性扁桃体炎。

中医诊断：乳蛾病。

辨证：肺阴亏虚证。

治则：养阴清肺利咽。

处方：养阴清肺汤加减。处方如下：生地 6g、麦冬 6g、玄参 6g、甘草 5g、薄荷 6g、川贝母 6g、丹皮 6g、白芍 6g、射干 6g、僵蚕 6g、沙参 8g、麦芽 10g、山楂 10g、神曲 10g、酸枣仁 5g。水煎服，每日 1 剂，7 剂后嘱患者复诊。治疗期间建议患者食用易消化富含营养的半流质或软食，禁食辛辣油腻坚硬刺激之品。

二诊：咽痛有所好转，仍有咽干，无咳，无喘，无发热，纳寐可，二便正常，舌红苔白，脉细数。双侧扁桃体Ⅱ°大，无脓点，悬雍垂居中，软腭运动对称，咽部微红。双肺呼吸音清。

辨证：肺阴亏虚证。

治则：养阴清肺利咽。

处方：上方去三仙，酸枣仁加太子参 6g。。水煎服，每日 1 剂，7 剂后嘱患者复诊。

三诊：咽痛明显好转，现无咽干、咳喘发热等症状，纳寐可，二便正常，舌红苔白，脉细数。双侧扁桃体Ⅰ°大，无脓点，悬雍垂居中，软腭运动对称，咽部微红。双肺呼吸音清。

辨证：肺阴亏虚证。

治则：养阴清肺利咽。

处方：上方，水煎服，每日 1 剂，7 剂后嘱患者停药。

按语：

明代儿科医家万全提出小儿肺、脾、肾三脏常不足，小儿素体肺肾阴液不足，若食炙烤之品，燥热易入胃伤及阴液，津液不足则内热生。而小儿又为“纯阳”之体，脏腑生理功能未臻完善但机体生长发育快，次生理特性贯穿于小儿生长发育的始终。小儿感邪易从热化而伤阴，肺脾肾之阴尤易受损，阴亏则阳盛，阴液亏则虚火内生，虚火协实热上炎，上犯于喉核，致咽喉红肿，缠绵难愈。

本病例西医诊断为慢性扁桃体炎，是临床最常见的疾病之一，属“虚火乳蛾”范畴。虚火乳蛾的病机系肺肾阴虚，虚火上炎所致。如风热乳蛾治疗不彻底，余邪未清，日久可致肺肾阴虚，津液不能滋润咽喉，阴虚内热，虚火上致咽喉所致本病。现代研究表明，扁桃体是中枢免疫器官，可以产生抗体，当扁桃体免疫功能被抑制，抵抗力下降，侵入体内的致病菌不能有效清除体外，致小儿反复咽痛而致慢性扁桃体炎。

张君教授善用养阴清肺汤加减治疗虚火乳蛾，养阴清肺汤出自清代名医郑宏纲的《重楼玉钥》。本方重用生地清热凉血为君药，麦冬养阴润肺清热；玄参滋阴凉血利咽，同为臣药，牡丹皮凉血散瘀消肿；白芍敛阴合营泄热；川贝母清热润肺散结；薄荷宣肺散邪利咽，共为佐药，甘草泻火解毒，调和诸药。诸药联合共奏养阴清肺、解毒利咽之功。

此例患儿反复咽痛，咽干咽痒，偶有干咳，无喘，舌红苔薄黄，脉细数，查双侧扁桃体肿大Ⅱ度大，无脓点，辨证为肺阴亏虚证，养阴清肺利咽为其主要治疗法则，《重楼玉钥》中讲道：“经治之法，不外肺肾，总要养阴清肺，兼辛凉而散为主。”反复扁桃体炎最易耗伤肺系之阴，虚火上蕴灼伤喉部。张君教授经过辨证后遂选用养阴清肺汤加减以养阴润肺，同时加入僵蚕、射干以利咽；沙参配合麦冬养阴润肺生津；三仙健脾消食；酸枣仁养心安神。张君教授认为久病必须祛邪兼以扶正，肺虚为本病复发之因，总要养阴清肺，加以扶正之药太子参以巩固治疗。

第六节　过敏性鼻炎

临案举隅 1

李某，女，10 岁，初诊：2017 年 4 月 3 日。

主诉：鼻痒、流清水样涕、喷嚏反复发作 2 年，加重 1 周。

现病史：患儿 2 年前无明显诱因后出现鼻痒、流涕如清水样、喷嚏频作，鼻塞，自服开瑞坦，症状略缓解，此后反复发作，每遇秋冬两季或冷空气症状加重，近 1 周症状加重，现症见：鼻痒、流涕如清水样、喷嚏频作，鼻塞，嗅觉减退，眼痒，平素易患感冒，畏风怕冷，自汗，气短懒言。

疾病史：否认慢性病史。

过敏史：否认食物及药物过敏史。

家族史：母亲患过敏性鼻炎。

诊查：患儿鼻黏膜色苍白水肿，双下鼻甲肿大，总鼻道可见水样分泌物。二便可，纳寐可，舌淡苔薄白，脉虚弱。

辅助检查：

（1）血常规：白细胞计数 6.0×10^9/L，红细胞计数 4.5×10^9/L，嗜酸粒细胞绝对值 2.3×10^9/L ↑，血红蛋白 130g/L，血小板计数 220×10^9/L。

（2）过敏原特异性抗体 IgE：尘螨：2.6U/mL ↑；花粉：1.8U/mL ↑。

（3）鼻内镜检查：双侧鼻黏膜色苍白水肿，双下鼻甲肿大，总鼻道可见水样分泌物，鼻咽部可见分泌物附着。

（4）鼻阻力检查：双侧鼻腔中度阻塞。

中医诊断：鼻鼽。

西医诊断：过敏性鼻炎。

辨证：肺气虚寒，卫表不固。

治则：治以温肺散寒，益气固表。

处方：苍耳子散合玉屏风散加减。苍耳子、辛夷、白芷、薄荷、防风、黄芪、蝉蜕、桂枝、干姜。水煎服，每日 1 剂，每日 3 次口服，14 剂后复诊。

西医治疗：①氯雷他定糖浆每次 10mL，每日 1 次，口服。②糠酸莫米松鼻喷雾剂每日 1 次喷鼻。③生理性海盐水每日 4 次喷鼻。④鼻腔花粉阻隔剂每日 1 次涂鼻部。

二诊：患儿鼻痒、喷嚏、流涕、自汗症状减轻，鼻塞、嗅觉减退症状略减轻，眼痒症状消失。

诊查：鼻黏膜略苍白水肿，双下鼻甲略肿大，总鼻道可见少量分泌物附着。二便可，纳寐可，舌淡苔薄，脉弱。

治疗：效不更方，继续上述治疗方案。

三诊：患儿鼻痒、喷嚏、流涕、自汗症状明显减轻，鼻塞、嗅觉减退症状减轻，仍有气短懒言。

诊查：鼻黏膜略苍白水肿，双下鼻甲略肿大，总鼻道可见少量分泌物附着。面色萎黄，二便可，纳差，寐可，舌淡胖苔薄，脉弱。

辨证：肺脾气虚证。

治则：补肺健脾益气。

治疗：补中益气汤加减。黄芪、白术、陈皮、升麻、柴胡、人参、甘草、当归、防风，每日1剂，每日3次，口服。嘱患者加强锻炼，注意保暖。

四诊：患儿鼻痒、喷嚏、流涕、鼻塞、嗅觉减退、自汗症状基本消失。

诊查：鼻黏膜色淡红，双下甲无肿大。二便可，纳寐可，舌淡苔薄，脉平。

治疗：患者症状基本消失，停止治疗，嘱患者坚持锻炼，嘱节饮食，慎起居，避风寒，病变随诊。

一、西医概述

儿童过敏性鼻炎，目前研究认为是一种由于特异性机体吸入外界过敏性变应原而引起的以鼻痒、打喷嚏、流清涕、鼻塞等为主要症状的呼吸道疾病，是一种由于接触变应原后由特异性 IgE 介导的鼻黏膜非感染性炎性疾病。儿童鼻腔位置低空间狭窄，鼻内绒毛也较为稀少，鼻内黏膜稚嫩薄弱，并布满了丰富的血管、淋巴管，使得儿童鼻部易感染炎症，导致鼻内黏膜充血肿胀，导致鼻腔阻塞，严重者可发生呼吸困难。鼻黏膜变应性炎症所产生的炎性介质和细胞因子同样也会作用于与鼻腔相关的其他部位，从而产生鼻窦炎、分泌性中耳炎。儿童呼吸道黏膜柔嫩，血管丰富，弹力组织分布较少，黏液腺分泌不足，上下呼吸道相互延续，因此小儿变应性鼻炎也会诱发儿童支气管哮喘、甚至呼吸暂停综合征等，严重者致血氧饱和度低，影响呼吸，进而导致疲倦、头晕、生长迟缓、记性差、多动障碍等。

病因：

（1）遗传因素：变应性鼻炎有遗传倾向或遗传易感性，是一种多基因遗传病，研究表明过敏性疾病家族史会增加儿童过敏性鼻炎发生的风险。

（2）变应原：变应原是诱发本病的重要因素，变应原的种类繁多，根据其进入人体的途径，分为吸入性变应原、食入性变应原、药物变应原和接触物变应原。其中吸入性变应原、食入性变应原是引起过敏性疾病的主要诱因。花粉、冷气、草木、螨虫、动物皮毛等吸入性变应原及鱼虾、牛奶、鸡蛋、花生、大豆、面粉等食用性变应原均可导致过敏性鼻炎的发生。

（3）**环境因素**：空气污染物中总悬浮颗粒、二氧化硫、二氧化氮、一氧化氮、臭氧、碳氢化合物等污染物长期刺激可导致过敏性鼻炎。

（4）**其他因素**：儿童变应性鼻炎的发病还与家庭房屋装修、母乳喂养时间、宠物饲养、烟草烟雾、精神因素、维生素D缺乏等相关。

发病机制：儿童过敏性鼻炎是主要由IgE介导的I型变态反应，发病过程分为速发相反应和迟发相反应。其主要的病理机制是变应原进入机体，刺激机体产生特异性IgE与鼻黏膜上的肥大细胞以及嗜碱粒细胞表面的高亲和力IgE受体相结合；当机体再一次接触到相同的变应原时，变应原与之前停留在肥大细胞和嗜碱粒细胞表面的IgE相结合，就会导致机体释放炎性介质，如组胺和白三烯等；组胺和白三烯等炎性介质可以通过刺激鼻黏膜的感觉神经末梢和血管，兴奋副交感神经，导致机体发生鼻痒、打喷嚏、清水样涕等症状，这个过程被称为速发相反应。速发相反应通常在机体接触变应原后数秒或几分钟内发病，一般持续时间约半小时。迟发相反应是机体释放组胺、白三烯等炎性介质后，诱导血管内皮细胞、上皮细胞等表达或分泌黏附分子、趋化因子和细胞因子等，使嗜酸粒细胞和Th2淋巴细胞等免疫细胞发生募集和活化，启动Th2淋巴细胞反应，使机体进一步释放炎性介质，导致炎性反应持续和加重，这一过程被称为迟发相反应，该过程当中鼻黏膜会出现明显组织水肿导致鼻塞。迟发相反应一般是机体接触变应原4～6h后发生，一般持续数小时到数日。另外，自主神经系统分泌的神经肽如P物质、降钙素基因相关肽、神经激肽等非变态反应因素也参与了发病的高反应过程。

病理：主要以淋巴细胞、嗜酸性粒细胞浸润为主的变态反应性炎症，鼻黏膜水肿，血管扩张，腺细胞增生，血管周围、黏膜表层乃至上皮细胞间肥大细胞增多。过敏性鼻炎鼻黏膜病理另一特征为持续性炎症反应，其特点为临床症状消失后黏膜内仍有少许嗜酸性粒细胞和炎细胞黏附分子存在，使鼻黏膜处于高敏状态。

过敏性鼻炎临床表现包括：儿童过敏性鼻炎以流清水样涕、鼻塞、鼻痒和喷嚏为典型症状，每天常有数次阵发性喷嚏发作，擤鼻数次，鼻塞一般呈双侧。花粉过敏者可伴有眼部症状，如眼痒、流泪、眼红和灼热感，部分患者伴有软腭、咽部发痒。同时，不同年龄阶段的儿童有着不同的临床表现特点，婴幼儿可见鼻塞，或伴随揉眼揉鼻，将鼻子在父母身上摩擦以及张口呼吸、打鼾、喂养困难等。学龄前期以鼻塞为主，可伴有眼部症状和咳嗽。学龄期以清水样涕为主，除伴随眼部症状外还可见挖鼻揉鼻引起的鼻出血。当患儿鼻分泌物流向咽部时，可见咽部不适、痰多、支气管炎等呼吸道症状，眼痒反复揉眼可导致眼睑部水肿。儿童过敏性鼻炎的常见体征为鼻黏膜苍白、水肿，双侧表现可不对称，鼻腔水样或黏液样分泌物，花粉引起者眼部可出现眼睑肿胀、结膜充血。亦可见患儿下眼睑肿胀导致静脉回流障碍而出现的下睑暗影称为“变应性暗影”，或患儿为缓解鼻痒和使鼻腔通畅而用手掌或手指向上揉鼻的“变应性敬礼”动作及患儿经常向上揉搓鼻尖而在外鼻皮肤表面出现的横行皱纹称为“变应性皱褶”。

过敏性鼻炎主要需要与以下几种疾病进行鉴别诊断：

（1）**血管运动性鼻炎**：临床症状与过敏性鼻炎相似，表现为发作性喷嚏、大量清涕，发病机制不明，诱发因素包括冷空气、刺激性气味、烟草烟雾、摄入乙醇、挥发性有机物、体育运动等。变应原检测阴性，嗜酸粒细胞数正常。

（2）非变应性鼻炎伴嗜酸粒细胞增多综合征：是以嗜酸粒细胞增多为特征的非变应性鼻炎，主要症状与过敏性鼻炎相似，症状较重，常伴嗅觉减退或丧失。变应原检测和鼻激发试验阴性，比分泌物中嗜酸粒细胞数超过粒细胞和单核细胞数的20%，外周血嗜酸粒细胞数＞5%。

（3）感染性鼻炎：由病毒或细菌感染导致，病程一般7～10d，鼻部症状与过敏性鼻炎相似，一般伴有发热、头痛、乏力、四肢酸痛等全身症状。变应原检测阴性，嗜酸粒细胞数正常。

（4）激素性鼻炎：人体内分泌激素水平发生生理和病理改变时出现的鼻部症状，发病与性激素、甲状腺素、垂体激素有关，症状表现为鼻塞、流涕。变应原检测阴性，嗜酸粒细胞数正常。

（5）阿司匹林不耐受三联征：气道高反应性疾病，机制不明，除鼻塞外常伴有鼻息肉和支气管哮喘。变应原检测阴性，嗜酸粒细胞数增多，阿司匹林激发试验阳性。

本病的并发症主要有：

（1）支气管哮喘：过敏性鼻炎与支气管哮喘在流行病、发病机制、病理改变等方面有着密切相关性，过敏性鼻炎儿童将来发展成为哮喘的风险较正常儿童高5～7倍，鼻黏膜与呼吸道其他部位黏膜在解剖组织中连属，且同属免疫系统的黏膜相关淋巴组织，鼻黏膜变态反应时产生的炎性介质和细胞因子通过不同途径作用于呼吸道其他部位，可与变应性鼻炎同时发病，但多在鼻炎之后，此时鼻炎症状多明显减轻。

（2）变应性结膜炎：过敏性鼻炎患者经常出现眼痒、流泪和眼红等眼部症状，在季节性过敏性鼻炎患者中眼部症状更多见，甚至可高达85%。研究表明，变应性鼻炎与儿童过敏性结膜炎具有一定统计学意义上的相关性。

（3）过敏性咽喉炎：过敏性鼻炎患者常伴随其他部位过敏症状，表现为咽喉痒、咳嗽或有轻度声嘶。

（4）湿疹：湿疹与变应性鼻炎均属于过敏性疾病，二者常合并发生，这是由于过敏体质的人由于自身免疫系统异常而使得罹患变应性鼻炎、湿疹的概率增加。

（5）慢性鼻－鼻窦炎：变态反应是慢性鼻－鼻窦炎的发病相关因素之一，主要表现为鼻塞、黏性或黏脓性鼻涕，可有头面部胀痛、嗅觉减退或丧失。鼻内镜检查可见来源中鼻道、嗅裂的黏性或黏脓性分泌物，鼻黏膜充血、水肿或息肉。

（6）上气道咳嗽综合征：鼻腔鼻窦炎症疾病引起鼻分泌物倒流至鼻后和咽喉等部位，直接或间接刺激咳嗽感受器，可导致以咳嗽为主要临床表现的一类疾病称为上气道咳嗽综合征，是儿童慢性咳嗽的常见病因。

（7）分泌性中耳炎：过敏性鼻炎是儿童分泌性中耳炎的发病相关因素之一，儿童咽鼓管短小且狭窄，鼻腔炎症反应可导致咽鼓管肿胀，鼓室内负压导致组织液渗出无法排出，造成分泌性中耳炎的发生，表现为耳鸣、耳闷、听力下降，可随鼻部症状的变化有波动性。

（8）阻塞性睡眠呼吸暂停低通气综合征：过敏性鼻炎是引起儿童阻塞性睡眠呼吸暂停低通气综合征的常见原因，鼻腔肿胀导致上气道阻塞，睡眠期间呼吸道每分钟通气量明显减少，出现睡眠打鼾、睡眠时憋气张口呼吸，睡眠质量下降，白天嗜睡，学习困难。

过敏性鼻炎的检查：

（1）鼻内镜可直接观察鼻部黏膜状况：过敏性鼻炎患者多表现为鼻黏膜苍白、肿胀，下鼻甲水肿，鼻腔有多量水样分泌物。

（2）变应原检测：①变应原皮肤试验：变应原皮肤试验是确定IgE介导的I型变态反应的重要检查手段，其原理是以变应原检测皮内肥大细胞表面是否存在该变应原特异性IgE。以适宜浓度和低微剂量的各种常见变应原提取液作皮肤激发试验，主要包括皮肤点刺试验和皮内试验，对过敏性鼻炎的诊断提供有价值的证据，适用于儿童。常见变应原包括尘螨、蟑螂动物皮屑、真菌和花粉，如患者对某种变应原产生超敏反应，则20min内在皮肤点刺部位出现风团和红斑，风团直径≥3mm判断为皮肤点刺试验阳性。②血清特异性IgE检测：即变应原体外检测，适用于任何年龄的患者，不受皮肤条件的限制，与皮肤点刺试验具有相似的诊断性能，血清特异性IgE水平的临界值为0.35kU/L，大于或等于该值为阳性，提示机体处于致敏状态。

（3）鼻激发试验：该方法是将某种变应原直接作用于鼻黏膜，观察是否诱发临床相关症状，将吸附有变应原（激发剂）的滤纸片贴于下鼻甲，或使用定量泵将激发剂喷雾于鼻腔，变应原浓度逐步增加，10倍为1个上升梯度，直至出现阳性反应。变应原浓度级别越低，表示鼻黏膜反应越大，对该反应元致敏的敏感程度越高。

（4）鼻分泌物涂片：采用伊红美蓝染色，高倍显微镜下嗜酸粒细胞比例＞5%为阳性，鼻灌洗液中变应原特异性IgE测定对过敏性鼻炎的鉴别诊断有一定临床价值。

（5）鼻阻力检测：鼻阻力检测是对人在平静状态呼吸（非病理状态）下气流通过鼻腔时受到的阻力进行测量，随着鼻腔内结构的改变，鼻腔气流量及鼻阻力随之改变，鼻阻力检测可较准确的体现生理和病理状态下的鼻腔通气及阻力状态，过敏性鼻炎中鼻塞为最主要的症状之一，有时儿童难以用言语描述清楚，鼻塞状态和鼻腔通气功能可以通过鼻阻力计测量鼻阻力客观地表现出来。

儿童过敏性鼻炎治疗根据临床症状，采用阶梯式治疗方法，主要治疗原则包括：

（1）避免接触过敏原：患者应尽早做实验室检查，及时明确诊断，确认过敏原，采取有效措施，避免接触过敏原。在花粉高峰期，建议花粉过敏的患者戴上口罩，减少室外活动次数，尽量避免暴露于花粉环境中，对于尘螨过敏的患者，应格外注意保持室内环境的清洁，避免堆放杂物和接触毛绒玩具，生活用品要勤换洗等，有效减少屋内尘螨的数量，缓解患者症状。如果对某些食品过敏，为了避免加重病情，避免食入。如果患者长期接触过敏原，即使进行药物、免疫等其他治疗，也很难达到理想疗效，所以要重视避免接触过敏原，防病与治病相结合。

（2）**糖皮质激素**：糖皮质激素可产生抗过敏、抗炎、抗水肿效果，明显减少了介质和细胞因子的释放，使得炎症细胞快速凋亡，调节鼻黏膜免疫状态，从而纤毛的正常运动得到了促进，产生缓解患者症状的功效。因此糖皮质激素在降低气道高反应性的同时，可以控制黏膜炎症。糖皮质激素可分为鼻用激素和口服激素。考虑全身不良反应，儿童避免使用口服激素，鼻用激素可以直接作用于鼻黏膜，虽然药量比较小，但是雾珠精细，可以充分接触鼻黏膜的靶细胞，有效控制炎症，改善喷嚏、流涕、鼻痒和鼻塞，且耐受性和安全性好。在临床上患者较易接受。

（3）**抗组胺药**：抗组胺药分为口服制剂和鼻内制剂。口服制剂第二代抗组胺药为临床上治疗过敏性鼻炎的一线药物，起效快速，具有长效的抑制作用，明显缓解鼻痒、喷嚏和流涕等鼻部症状。鼻用抗组胺药为过敏性鼻炎一线治疗药物，对鼻塞症状的缓解明显，起效快，更快更直接作用于病变部位的靶细胞发挥治疗作用。

（4）**抗白三烯药**：白三烯类化合物是导致哮喘发作的中间物质，可舒张血管平滑肌，增加血管通透性，导致黏膜充血和组织水肿，促进嗜酸粒细胞的趋化和黏附，刺激黏液分泌等，在变态反应中发挥重要作用，口服白三烯受体拮抗剂可有效改善鼻塞，缓解流涕和喷嚏症状，安全性高和耐受性好，不良反应轻，适用于儿童。

（5）**肥大细胞稳定剂**：在临床中根据患儿症状选用。色苷酸钠作用不急抗组胺药物和鼻用糖皮质激素，一般推荐作为预防用药，能够抑制炎性因子的释放，缓解炎性反应。肥大细胞稳定剂副作用小，但起效时间慢，疗程长，因此患儿依从性较差。

（6）**减充血剂**：对于鼻塞症状严重的患儿，可以短时间内使用减充血剂。但不能超过1周时间，其效果单一，且有鼻部烧灼感、干燥等明显副作用，患儿一般不易接受。

（7）**特异性免疫疗法**：是用逐渐增加剂量的变应原提取物对过敏患者进行反复接触，提高患者对此类变应原的耐受性，通过增强调节性T细胞能力、抑制T细胞向Th2细胞转化从而减少Th2型细胞因子的产生，从而控制或减轻过敏症状的一种治疗方法，包括皮下注射和舌下含服两种方式。

（8）**抗胆碱药**：通过抑制胆碱能神经释放递质乙酰胆碱，阻止乙酰胆碱与毒蕈碱受体相互作用，阻断节后迷走神经传出支，降低迷走神经反射张力，从而减少腺体分泌和松弛气道平滑肌，主要用于减少比分泌物，对鼻痒、喷嚏、鼻塞症状无明显效果，适用于以持续性或反复发作性流涕为主要症状的过敏性鼻炎。

（9）**鼻腔冲洗**：鼻腔盐水冲洗是一种安全、方便、价廉的治疗方法，一般采用生理盐水或2%高渗盐水进行鼻腔冲洗，可清除鼻内刺激物、变应原和炎性分泌物等，减轻鼻黏膜水肿，改善黏液纤毛清除功能。

二、中医病因病机

过敏性鼻炎在中医属“鼻鼽”“鼽嚏”“鼽窒”“鼽水”等范畴，发作时患者常常打喷嚏、鼻痒不已、鼻塞、流涕呈清水样质地，具有突发性和反复发作性，中医对其的阐述，最早见于《礼记·月令》中："季秋行夏令，则其国大水，冬藏殃败，民多鼽嚏。"当时人们认为天气的异常可引起鼻涕、喷嚏的症状。战国吕不韦《吕氏春秋·季春纪》云："形不动则精不流，精不流则气郁……处鼻则为鼽、为室。"指出气郁会导致鼽的发生。"鼻鼽"一名首见于春秋战国时期的《素问·脉解》认为鼻鼽症状是由于阳明邪气上逆而致，邪扰清窍而致头痛、鼻鼽，也是第一次明确地提出了"鼻鼽"这一病名。隋·巢元方在《诸病源候论》曰："夫津液涕唾，得热即干燥，得冷流溢不能自收，肺气通于鼻，其脏有冷，冷随气乘于鼻，故使津涕不能自收"，寒邪乘于鼻则津液涕唾流溢不止，此时期医家主张寒邪致病，认为风寒邪气侵袭肌表，导致卫气郁滞，津液失其正常输布，津液聚集导致鼻塞、喷嚏、清水样涕的症状。及至宋元，《济生方》中有言："夫鼻者肺之候……，若七情内郁，六淫外伤……，其为病也……，为清涕"，以清涕一词代指本病，对疾病有了更深的认识。金·刘完素的《素问玄机原病式》中提到："鼽者，鼻出清涕也"，明确区分了病名与症状，把鼻流清涕作为鼻鼽的一个症状。至1980年，《中医耳鼻喉科学》以"鼻鼽"正式作为病名使用，鼻鼽作为一个规范的疾病名称被明确。

古代医家对鼻鼽病因病机的认识：

（1）**运气学说**：人与自然是一个有机的整体，自然界中的五运六气对人体有着不同程度的影响，若其变化超出机体所能适应的最大限度，不及、太过、胜复、失治都可以产生疾病，除患者的体质因素外，季节的更替也对其有着重要影响。如《黄帝内经》中有言："少阴司天之政，热病生于上，民病血溢鼽嚏。""少阴之复，燠热内作，烦躁鼽嚏。"等。不同的年份气运变化的程度不同，如其变化侧重在春秋季节，当年的变应性鼻炎临床症状则相对严重，发病人数增多。

（2）**外邪致病学说**：①风寒之邪入侵：历代医家大多认为鼻鼽的发病原因多与寒邪致病有关，寒邪循经上扰于肺，津液遇冷则流溢为涕。李杲《脾胃论》认为，肺肾为母子之脏，皮毛元阳虚弱，冬月气候寒冷更加重了病发，所以感受病邪的人会产生喷嚏、鼻流清涕甚至浊涕等症状，其认为鼻鼽的症状是由于肺受寒而致，同样提出了肺脏感寒的理论。明代戴思恭的《秘传证治要诀》提到：鼻塞流涕不断，病因有寒与热的区别，其中鼻流清涕不断，多属于脑冷、肺寒所致。除此之外，亦有医家认为其与肝脏感寒，复感于肾有关。②火热之邪入侵：许多医家亦提倡火热致病学说，认为不管外感火热或是内生痰热，都可影响肺主宣肃的功能，脏腑失职，导致水液代谢失常，进而产生清涕。清·何梦瑶在《医碥》中提到鼻鼽："清涕直流，则为肺热气盛，涕为清稀质地而非稠浊状，则因火性急速，随化随流，不及浊也。"他认为常流清涕的人，肺多属热，气机壅盛，化水液为清涕。金·刘完素亦认为本病非肺寒所致，是因为火热邪气侵袭于肺，上扰鼻窍所致，喷嚏、鼻痒为主要症状之一，《素问·玄机原病式》中讲到："鼻为肺窍，痒为火化。"他认为心的火热邪气，易侵犯阳明经，上犯鼻窍，产生鼻痒、喷嚏的症状。孙一奎在《医旨绪余·鼻鼽》中提出鼻鼽的发生与肺热关系密切，由于平素痰火热邪积于肠胃，进而上壅于肺产生。

（3）正气虚衰学说：古人有云："正气足则邪不可干也。"人体卫气由水谷化生而来，先天源于肾脏，后天源于脾胃，可顾护肌表，抵御外邪，温养脏腑。《灵枢·本神论》："肺气虚则鼻塞不利。"指的是若肺有病必将累及于鼻，肺合皮毛，外邪入侵首先犯肺，肺开窍于鼻，鼻首当其冲。陈士铎在《辨证录》中提出肺脏虚寒的理论，认为本病是由于肺虚寒导致的清水样鼻涕，虚证缠绵久治不愈。《普济方》中以吴茱萸丸医治脾虚而致的"鼻流清涕"，用补脾生肺法进行治疗。亦有医家提出鼻鼽多与肾虚失养有关，肾虚则失于摄纳，导致肺气不足。肺窍开于鼻，脾肾各为先天、后天之本。所以，鼻鼽的发病与三脏的盛衰有着重要联系。

张君教授对鼻鼽病因病机的认识：本病多由脏腑虚损，正气不足，腠理疏松，卫表不固，风邪、寒邪或异气侵袭，寒邪束于皮毛，阳气无从泄越，故喷而上出为嚏。

（1）肺气虚寒，卫表不固：鼻为肺之上窍，肺与鼻的联系十分紧密。肺部生理功能发生异常，直接影响鼻部功能，产生相应症状肺气虚寒，卫表不固，则腠理疏松，风寒乘虚而入，邪聚鼻窍，邪正相搏，肺气不宣，津液停聚，遂致喷嚏、流清涕、鼻塞等，发为鼻鼽。

（2）脾气虚弱，清阳不升：脾五行属土，肺五行属金，根据母病及子理论，脾气虚弱，则会引起肺气不足。脾为后天之本，化生不足，鼻窍失养，外邪或异气从口鼻侵袭，停聚鼻窍而发为鼻鼽，脾气虚弱，水湿的运化能力减弱，堵塞鼻窍，鼻部气血运行不利，则出现鼻塞、清涕直流。正所谓脾为生气之源，肺为气之枢，鼻为肺之窍。

（3）肾阳不足，温煦失职：肾为一身阴阳之根本，故肾脏产生病理变化，直接影响其他脏腑的生理功能。肾阳不足，则摄纳无权，气不归元，温煦失职，腠理、鼻窍失于温煦，则外邪、异气易侵，而发为鼻鼽，肾阳虚弱，温养肺脾的功能减弱，肺无法维持吐故纳新的生理功能，脾生化运化功能受损，则清涕直流；肾精不足，气不归元，摄纳无权，阳气耗散，则鼻鼽缠绵难愈。若肾气充沛，摄纳正常，阴平阳秘，方可达到肺鼻通和。

（4）肺经伏热，上犯鼻窍：肺主宣发肃降，肺经素有郁热，肃降失职，邪热上犯鼻窍，亦发为鼻鼽。

三、按语

患儿肺气虚寒，卫表不固为本，风寒乘虚而入为标，邪正相争，争而不胜，则喷嚏连连，频频发作；肺失清肃，气不摄津，津液外泄，则清涕流而不收，水湿停聚，肺卫不固，腠理疏松，故恶风自汗；因风寒束肺，肺气不宣，则咳嗽痰稀；水湿停聚鼻窍，则鼻黏膜苍白、肿胀，鼻塞不通；肺气虚弱，精微无以输布，则面色白、气短懒言、语声低怯；苔薄白、脉虚弱为气虚之象。张君教授采用苍耳子散合玉屏风散加减，治疗肺气虚寒、卫气不固之鼻鼽，苍耳子散出自《济生方》，方中苍耳疏风散寒、宣通鼻窍，辛夷花祛风通窍，白芷散寒通窍、燥湿消肿，辛夷、白芷助苍耳子祛风通窍，薄荷疏风散热、消炎止痒，玉屏风散出自《丹溪心法》，方中黄芪补肺脾之气、固表止汗，白术益气健脾、培土生金，助黄芪益气固表，防风祛风散邪、通利鼻窍，合黄芪、白术益气祛邪，患儿鼻痒甚加入蝉蜕解表祛风止痒，畏风怕冷、清涕如水加桂枝、干姜温肺散寒，诸药合用以温肺散寒、益气固表。患儿三诊，张君教授发现患儿出现脾气虚弱之征象，认为脾气虚弱，清阳不升则鼻痒、喷嚏频频，脾气虚弱，水湿不运停聚鼻窍则鼻塞、流清涕，脾胃虚弱，受纳、腐熟、输布之功能失职，则食少纳呆，少气懒言、舌质淡、舌体胖、脉弱均为脾气虚之象，故采用补中益气汤以益气健脾、升阳通窍。方中人参、黄芪、白术、炙甘草健脾益气，陈皮理气健脾使补而不滞，当归补血，升麻、柴胡升举中阳。

通过药物治疗小儿过敏性鼻炎，目前临床一线药物为抗组胺药口服和糖皮质激素喷鼻，抗组胺药为过敏性鼻炎首选药，对儿童来说安全性好，疗效持续时间久，治疗鼻痒、喷嚏和鼻分泌增多有效，起效快，多在服药后30min起效。持续性鼻炎患者首选鼻喷糖皮质激素，直接作用于鼻黏膜，对鼻黏膜局部作用强，全身副作用降至最低。药物治疗同时配合生理性海盐水喷鼻，可有效清除鼻腔内灰尘及分泌物，同时减少鼻内过量分泌物对药物吸收的影响。花粉阻隔剂物理性质稳定，其成分中高度精制的长链碳氢化合物在鼻前庭形成保护膜，减少与阻断鼻前庭与各种花粉、尘螨等吸入性过敏原接触，从而消除或减轻过敏症状。西医治疗小儿过敏性鼻炎远期疗效不明确，鼻喷糖皮质激素长期使用容易产生一些不良反应，如鼻腔干灼不适感、鼻衄、咽干、咽痛等，故西药短期使用以辅助中药治疗。

临案举隅 2

王某，女，6岁，初诊：2018年6月18日。

主诉：鼻塞、流清水样涕2个月。

现病史：患儿2个月前无明显诱因后出现鼻塞、流清水样涕，嗅觉减退，时有喷嚏、鼻痒、眼痒，自服头孢克肟后无明显好转。现症见：鼻塞、流清水样涕，嗅觉减退，时有喷嚏、鼻痒、眼痒，面色苍白，畏寒肢冷，神疲倦怠。

疾病史：否认慢性病史。

过敏史：否认食物及药物过敏史。

家族史：无。

诊查：患儿鼻黏膜色苍白肿胀，双下鼻甲肿大，总鼻道可见大量水样分泌物。大便正常，小便清长，舌淡苔白，脉沉细。

辅助检查：

（1）血常规：白细胞计数 $8.4 \times 10^9/L$，红细胞计数 $4.9 \times 10^9/L$，嗜酸粒细胞绝对值 $1.6 \times 10^9/L$ ↑，血红蛋白140g/L，血小板计数 $268 \times 10^9/L$。

（2）过敏原特异性抗体IgE：鸡蛋白：2.1U/mL ↑。

（3）鼻内镜检查：双侧鼻黏膜色苍白水肿，双下鼻甲肿大，总鼻道可见大量水样分泌物，鼻咽部未见异常。

（4）**鼻阻力检查**：双侧鼻腔中度阻塞。

中医诊断：鼻鼽。

西医诊断：过敏性鼻炎。

辨证：肾阳不足，温煦失职。

治则：治以温补肾阳，固肾纳气。

处方：金匮肾气丸。熟地黄 6g、山药 6g、山茱萸 6g、茯苓 6g、牡丹皮 6g、泽泻 6g、桂枝 3g、附子 3g。水煎服，每日 1 剂，每日 3 次口服，14 剂后复诊。

西医治疗：①氯雷他定糖浆每次 5mL，每日 1 次口服。②糠酸莫米松鼻喷雾剂每日 1 次喷鼻。

二诊：患儿鼻塞、流清水涕减轻，喷嚏、鼻痒、眼痒症状消失，小便清长缓解。

诊查：鼻黏膜略苍白水肿，双下鼻甲略肿大，总鼻道可见少量分泌物附着。纳寐可，舌淡苔白，脉细。

治疗：效不更方，继续上述治疗方案 2 周。

三诊：患儿鼻塞、流涕明显缓解。

诊查：鼻黏膜色淡红，双下鼻甲略肿大。二便可，纳寐可，舌淡苔白，脉细。嘱患者加强锻炼，增强体质。

治疗：停止西医治疗，继续上方。

四诊：患儿症状基本消失。

诊查：鼻黏膜色淡红，双下甲无肿大。二便可，纳寐可，舌淡苔薄，脉平。

治疗：患者症状基本消失，停止治疗，嘱患者坚持锻炼，嘱节饮食，慎起居，避风寒，病变随诊。

按语：

明代名医万全提出小儿生理学说："肾常不足。""不足"与"有余"皆是相对而论。张君教授认为肾者，为先天之本，其主藏精之功能，因小儿生长发育旺盛，需肾中先天之精与元阳的推动。小儿本有"肾常不足"之特性，若先天不足，则小儿常有体弱多病之表现。小儿脏腑娇嫩，可因先天不足或后天养护不当无以濡养先天而导致肾虚，肾者，气之根也，主纳气，若肾阳虚，则肾气必虚，肾虚无以纳气，气机逆乱，如《素问》所言："肾（虚），为欠、为嚏"，喷嚏可看作人体阳气驱邪外出的一种表现，故此时肾阳虚并非虚到极致，尚能救治，不可忽视。且肾阳乃元阳之所在，肾阳虚衰，元阳推动与温煦之功失司，阳者本应卫外，则卫外之功无力，接触外邪即感而发病，故该证型鼻炎患儿病程久，病情迁延，且极易反复发作。肾阳不足，外邪或异气从鼻窍、皮肤肌表入侵，正邪相争，争而不胜，则鼻痒、喷嚏频作，肾阳虚弱，气化失职，寒水上泛鼻窍，故鼻塞、鼻涕长流、鼻甲肿大、黏膜苍白，畏寒肢冷、小便清长、面色苍白、舌淡苔白、脉沉细等均为肾阳虚之象。目前临床有众多中医学者以温补肾阳法从肾论治小儿鼻鼽，重视"治本"，取得良好临床疗效。

张君教授采用金匮肾气丸加减以治疗肾阳不足所致鼻鼽，金匮肾气丸源于《金匮要略》，方中附子辛甘性热，为温阳诸药之首，用之温肾助阳，以化气行水，兼暖脾土，以温运水湿。桂枝辛甘而温，为温通阳气之要药，两药相合补肾阳之虚，助气化之复，肾阳偏衰必致阴损，故补阳而顾阴，使阳有所附，故用熟地以滋阴补肾，山茱萸味酸涩，有固肾纳气之效，山药益气、益精血，于阴中求阳，泽泻、茯苓、牡丹皮利水渗湿，诸药合用温肾助阳、固肾纳气。

临案举隅 3

袁某，女，5 岁，初诊：2019 年 9 月 5 日。

主诉：鼻痒鼻塞、打喷嚏、流清涕 3 周，加重 1 周。

现病史：患儿 3 周前无明显诱因后出现鼻痒、鼻塞、打喷嚏、流清涕，嗅觉减退，咳嗽、时有咽痒、眼痒，自服感冒药（具体不详）未见明显好转，1 周前症状加重，出现睡眠打鼾，张口呼吸。现症见：鼻痒鼻塞、喷嚏频作、流清涕，睡眠打鼾，张口呼吸，嗅觉减退，时有咽痒、眼痒、咳嗽，咽干口干。

疾病史：否认慢性病史。

过敏史：否认食物及药物过敏史。

家族史：无。

诊查：患儿鼻黏膜色红，双下鼻甲肿大，鼻腔可见少量分泌物，咽部黏膜色淡红，双扁桃体 I 度大，表面未见脓点脓栓。二便可，纳寐可，舌红苔白，脉数。

辅助检查：

(1) **血常规**：白细胞计数 5.8×10^9/L，红细胞计数 4.5×10^9/L，嗜酸粒细胞绝对值 0.9×10^9/L ↑，血红蛋白 135g/L，血小板计数 198×10^9/L。

(2) **过敏原特异性抗体 IgE**：虾：0.98U/mL ↑。

(3) **鼻内镜检查**：双侧鼻黏膜色红，双下鼻甲肿大，鼻腔见少量分泌物，鼻咽部未见异常。

(4) **鼻阻力检查**：双侧鼻腔重度阻塞。

中医诊断：鼻鼽。

西医诊断：过敏性鼻炎。

辨证：肺经伏热，上犯鼻窍。

治则：治以清宣肺气，通利鼻窍。

处方：辛夷清肺饮加减。黄芩、栀子、石膏、知母、桑白皮、辛夷、枇杷叶、升麻、百合、麦冬。水煎服，每日 1 剂，每日 3 次，口服，14 剂后复诊。

西医治疗：①氯雷他定糖浆每次 5mL，每日 1 次，口服。②糠酸莫米松鼻喷雾剂每日 1 次，喷鼻。

二诊：患儿鼻痒、鼻塞、流涕、喷嚏症状明显减轻，睡眠打鼾、张口呼吸明显改善，咽痒、眼痒、咳嗽症状消失。

诊查：鼻黏膜色红，双下鼻甲略肿大。二便可，纳寐可，舌红苔白，脉浮。

治疗：效不更方，继续上述治疗方案。

三诊：患儿症状基本消失。

诊查：鼻黏膜色淡红，双下甲无肿大。二便可，纳寐可，舌淡苔薄，脉平。

治疗：患者症状基本消失，停止治疗，嘱患者加强锻炼，嘱节饮食，慎起居，避风寒，病变随诊。

按语：

张君教授认为小儿为纯阳之体，外邪侵袭，易生热化火，小儿机体脏腑形态功能尚未发育完全，都处于相对不足的状态，机体柔嫩，腠理疏松，抵御外邪能力较差，外邪侵袭，调治不当，易余邪留伏。张君教授发现在孩童的日常生活饮食习惯上，大多数家长都会出现“不节”的现象，家长溺爱孩子，常常不节制孩子的某种特殊喜爱的食物，使其过量食用，小儿饥饱无常，肆食肥甘厚味。小儿的脾胃之体尚未成熟，功能尚未健全，因此乳食失节，堆积于脾胃，运化不当，留伏于体内，郁久化热，外邪侵袭，引动伏热，发为本病。肺开窍于鼻，风、热、寒等外邪侵袭，邪气壅滞，邪热上犯鼻窍，故易出现鼻塞、流涕、打喷嚏等临床症状。风邪轻扬开泄、善行而数变，故在面部孔窍的部位及娇嫩的部位出现鼻痒等症状。风热搏结、邪热煎熬津液，津液不能上承，可见咽干、口干等症状。肺热上炎则发为咳嗽，舌质红、苔白、脉数均表现为内热之象。

辛夷清肺饮出自明代医家陈实功的《外科正宗》，张君教授引用该方加减用于治疗肺经伏热，上犯鼻窍之鼻鼽。张君教授认为肺经伏热之鼻鼽是因肺经风湿热郁、凝滞，使肺之气机升降失调，肺失清肃。方中辛夷为君疏风通窍，枇杷叶、桑白皮为臣疏风清热治疗肺经风热助辛夷疏风通窍，栀子、黄芩、石膏、知母、百合、麦冬为佐药，栀子、黄芩、石膏、知母清胃经之热，百合、麦冬养阴润肺，升麻为使药引药直达病所清宣肺气、通利鼻窍。诸药合用，共奏清肺热、通鼻窍之功。

过敏性鼻炎鼻塞日久可引起儿童阻塞性睡眠呼吸暂停低通气综合征（OSAHS）。因上气道不完全性阻塞引起通气不良、打鼾和异常呼吸运动，使得睡眠中发生低氧血症和高二氧化碳血症，导致患儿出现睡眠张口呼吸、憋气、遗尿以及邻近器官的病变等常见的临床症状。生长激素的自然分泌量白天低于夜间，夜间入睡后则分泌旺盛，其分泌高峰和慢波睡眠有一定的相关。阻塞性睡眠呼吸暂停低通气综合征使儿童由于缺氧造成夜间不断觉醒，深度慢波睡眠减少，生长激素分泌减少，引起小儿生长发育迟缓。OSAHS 患儿长期的缺氧和频繁觉醒可导致睡眠结构异常，快速动眼睡眠期减少，大脑皮质联络纤维的发育和髓鞘发生时间缩短，影响患儿大脑发育，出现认知障碍、学习困难、智力低下等表现。OSAHS 患儿间断性的低氧会影响脑功能，从而引起多动症状，而快速动眼睡眠期减少则可使人攻击性增加，常表现为多动、易激惹等具有侵犯性行为，或心理发育障碍，如过度害羞、忧郁和社会适应能力差等。张君教授认为针对过敏性鼻炎治疗以预防 OSAHS 的发生尤为必要。

第五章　脾胃系疾病

第一节　口疮

临案举隅 1

崔某，女，4 岁，2016 年 7 月 5 日就诊于笔者医院专家门诊。

主诉：发热、咽痛 1d。

现病史：患儿就诊 1d 前始发热，体温最高达 39.9℃，咽痛，家长自予小儿回春颗粒 1 袋 / 次，口服 1 次，小儿清热宁 1 袋 / 次，口服 1 次，美林混悬剂 5mL/ 次，口服 2 次，未见明显好转，家长为求系统中医治疗今来笔者医院就诊，于门诊查血常规示：白细胞计数：15.6×10^9/L；中性粒细胞百分比：81.9%；淋巴细胞百分比：13.6%；血红蛋白：142g/L；血小板计数：264×10^9/L；CRP：25mg/L。现症见：发热，体温 38.5℃，咽痛，无咳嗽，无喘促，病来精神尚可，无腹痛腹泻，无头晕头痛，流涎拒食，夜眠不实，小便短赤，大便秘结。

查体：体温：38.5℃；心率：92 次 /min；呼吸：24 次 /min；血压：80/50mmHg。神态自如，形体适中，言语流利清晰，舌红苔黄，脉浮数。颈部淋巴结肿大，双侧扁桃体Ⅰ度肿大，悬腭垂居中，软腭运动对称，咽部充血，两颊及上颚淡黄色疱疹，疱疹呈椭圆形，大小不一，气管居中，双肺呼吸音清，未闻及干、湿啰音。手足、臀部未见疱疹。

辅助检查：血常规：白细胞计数：15.6×10^9/L；中性粒细胞百分比：81.9%；淋巴细胞百分比：13.6%；CRP：25mg/L。

西医诊断：疱疹性口炎。

中医诊断：口疮病。

辨证：风热乘脾证。

治则：疏风清热，解毒利咽。

处方：银翘散加减。金银花 5g、连翘 5g、淡竹叶 5g、牛蒡子 5g、薄荷 5g、知母 3g、

的加减运用，可以分别祛除在卫、气、营、血的热毒。从西医角度来分析，银翘散不但具有抗菌抗炎抗病毒作用，而且具有提高血中白细胞功能和促进体液免疫应答功效，配合维生素 C 以促进抗体合成，提高患儿免疫力。

患儿外感后出现高热、口舌疱疹，发病较急，是由风热侵及肌表，小儿形气未充，正气不足，热毒入侵，内应于脾胃，引动脾经伏火，内外相应。张君教授在以银翘散为底方基础上，身热不解者，加石膏；项肿咽痛者，加玄参。其中金银花、连翘清热解毒，兼善清凉透表；薄荷、荆芥辛散表邪，透热外出；芦根、竹叶甘凉轻清以清热、生津为主；牛蒡子、桔梗宣肺止咳，清利咽喉；甘草调和诸药并护胃安中。此患儿因感受风热而引伏火，是以要解表热同时兼顾泻内火，引火及表，再由表透邪外出，既清热解毒又不伤正。

小儿气血阴阳、脏腑稚嫩娇弱，邪盛则伤正，正气耗伤，而呈现虚证。此患儿大热之后，热毒灼津，耗伤阴气，由实证转为虚证。患儿手足心热，口渴，舌红少苔，脉细数，是明显的阴虚火旺的表现。小儿脾常不足，肝常有余，气血未充，肾气未固，火热实证时间较长，炼化津液，阴液亏虚，虚火亢盛。《保婴撮要·诸疳口疮》云："属肾经不足者，先用六味地黄丸，以生肾水。"张君教授以六味地黄汤为底方，配以太子参、麦冬以滋阴补气，将热下引以达小肠，引火归元，同时提高患儿抵抗外邪的能力，减少复发。

由于口疮是一种易反复的疾病，所以对患儿的调护要乳食有节，不能偏食挑食，而且要饮食多样化，同时要注意是否有微量元素锌的异常或免疫功能异常而致病。

从整个治疗过程来看，张君教授以散风热、清里热进行施治为主，配合益气养阴、育阴泻火之法，同时注重扶正固本，既保证了疗效，又减少复发。

临案举隅 2

刘某，男，4 岁，2018 年 7 月 21 日就诊于笔者医院专家门诊。

主诉：发热、咽痛 2d。

现病史：患儿入院前 2d 无明显诱因始发热，体温最高达 39℃，咽痛，家长自予患儿美林混悬液 5mL/ 次，泰诺林混悬液 5mL/ 次，发热时交替口服，头孢类抗生素（具体药名不详）1 袋 / 次，口服 5 次，患儿未见明显好转，家长为求系统中医治疗来笔者医院就诊，查血常规示：白细胞计数：11.85×10^9/L；中性粒细胞百分比：63.6%；淋巴细胞百分比：20.8%；血红蛋白：137g/L；血小板计数：264×10^9/L；CRP：26.23mg/L。现症见：发热，体温 38℃，咽痛，咳嗽有痰，无喘促，病来精神尚可，无吐泻，无头晕头痛，纳差，夜眠不实，小便正常，大便正常。

查体：体温：38℃；心率：122 次 /min；呼吸 28 次 /min；血压：80/50mmHg。神态自如，形体适中，言语流利清晰，舌红苔薄黄，脉浮数。全身浅表淋巴结未触及肿大，双侧扁桃体无肿大，悬雍垂居中，软腭运动对称，咽部充血，咽峡部见多个疱疹，气管居中，双肺呼吸音粗，双肺可闻及痰鸣音。手足、臀部未见疱疹。

辅助检查：血常规：白细胞计数：11.85×10^9/L；中性粒细胞百分比：63.6%；淋巴细胞百分比：20.8%；血红蛋白：137g/L；血小板计数：264×10^9/L；CRP：26.23mg/L。

西医诊断：疱疹性咽峡炎。

中医诊断：口疮病。

辨证：风热乘脾证。

治则：疏风清热，解毒利咽。

处方：银翘散加减。金银花 5g、连翘 5g、淡竹叶 5g、牛蒡子 5g、薄荷 5g、甘草 3g、石膏 8g、黄芩 5g、杏仁 3g、桔梗 5g、射干 5g、金果榄 5g、浙贝母 5g。水煎服，每日 1 剂，6 剂后复诊。

西医治疗：予头孢甲肟皮试以对症抗感染。予维生素 C 口服以提高免疫力。

二诊：患儿热退，咽痛减轻，咽峡部疱疹消失，但仍偶有流涎，偶有咳嗽，纳差，小便黄，舌红苔薄黄，脉数。

辨证：心脾积热证。

治则：清心泻脾，解毒利咽。

处方：上方去石膏、薄荷、牛蒡子、杏仁，加栀子 3g、生地 5g。水煎服，每日 1 剂，6 剂后复诊。

西医治疗：予维生素 C 口服以提高免疫力。

三诊：患儿病情平稳，无发热，无咽痛，无咳嗽，纳差，二便正常，舌淡红苔薄白，脉细。

辨证：气阴两虚证。

治则：健脾益气，养阴生津。

处方：上方去黄芩、桔梗、射干、栀子，加麦冬 5g、沙参 5g、太子参 5g、山楂 8g、麦芽 8g、神曲 8g、白豆蔻 3g、茯苓 5g、山萸肉 5g。水煎服，每日 1 剂，9 剂后复诊。

西医治疗：予维生素 C 口服以提高免疫力。

嘱患儿保持口腔清洁，可用盐水漱口，多食蔬菜水果，不宜过食辛辣厚味。

按语：

西医中的“口角炎”“疱疹性口炎”“疱疹性咽峡炎”“卡他性口炎”“溃疡性口炎”“复发性口腔溃疡”等疾病均属于祖国医学口疮病。其中疱疹性咽峡炎主要是由柯萨奇病毒引起的以急性发热和咽峡部疱疹溃疡为特征的具有流行性的呼吸道疾病。

《太平圣惠方·卷第三十六》云：“气冲于口与舌，故令口舌生疮也。”小儿稚阳之体，卫外不固，易为六淫邪气所袭。根据温病理论，口疮病可属于外感温邪，温邪自口鼻而入，直袭咽喉，同时心脾积热循经上行，邪热与疫气在咽部相遇相搏结，脉络受阻，气血壅滞，而导致咽部红肿疼痛，热盛则肉腐，肉腐则成脓，出现疱疹或溃疡。

张君教授以《温病条辨》中银翘散为主方治疗小儿口疮风热乘脾证，咳而有痰者，加杏仁、浙贝母，咽痛而有疱疹者，加射干、金果榄，中上二焦有热者加黄芩。小儿脾常虚，脾胃运化失司，纳运无权，饮食若不能及时化生精微而食积蕴热，则易循经上炎，是以方中加入山楂、麦芽、神曲、白豆蔻、茯苓等以健运脾胃，减少口疮复发的可能。

《景岳全书·小儿则》所说："其脏器清灵，随拨随应，但能确得其本而撮取之，则一药可愈，非若男妇损伤、积痼痴顽之比。"小儿病症一般较成人更易康复，是因小儿生机旺盛，脏器清灵，是以银翘散对此患儿效佳则不更方，虽余邪未尽，则可去辛凉清热之品，配以益胃生津、祛邪扶正，降低外感病的侵袭。

临案举隅 3

佟某，女，3 岁，2019 年 8 月 30 日就诊于笔者医院专家门诊。

主诉：发热、咽痛 1d。

现病史：患儿入院前 1d 无明显诱因始发热，体温最高达 39℃，咽痛，家长自予患儿美林混悬液 4mL/ 次，发热时口服，末次口服时间为当日凌晨 1 时，体温 38.5℃，患儿未见明显好转，家长为求系统中医治疗今来笔者医院就诊，查血常规示：白细胞计数：15.72×10^9/L；中性粒细胞百分比：80.8%；淋巴细胞百分比：12.3%；血红蛋白：118g/L；血小板计数：254×10^9/L；CRP：8mg/L。现症见：发热，体温 38.5℃，咽痛，无咳嗽，无喘促，病来时有烦躁，无吐泻，无头晕头痛，口中疼痛较甚，纳差拒食，夜眠不实，小便短赤，大便秘结。

查体：体温：38.5℃；心率：120 次 /min；呼吸 28 次 /min；血压：97/61mmHg。神态自如，形体适中，言语流利清晰，舌尖红苔黄厚，脉滑数。全身浅表淋巴结未触及肿大，双侧扁桃体无肿大，悬腭垂居中，软腭运动对称，咽部充血，唇舌、齿龈及两颊黄白色疱疹、溃疡，周围赤红灼热，大小不一，气管居中，双肺呼吸音清，未闻及干、湿啰音。手足、臀部未见疱疹。

辅助检查：血常规：白细胞计数：15.72×10^9/L；中性粒细胞百分比：80.8%；淋巴细胞百分比：12.3%；血红蛋白：118g/L；血小板计数：254×10^9/L；CRP：8mg/L。

西医诊断：疱疹性口炎。

中医诊断：口疮病。

辨证：心脾积热证。

治则：清心泻脾，泻火解毒。

处方：导赤散合清胃散加减。黄连 3g、生地 5g、淡竹叶 3g、牡丹皮 5g、通草 3g、升麻 5g、栀子 3g、石膏 6g、天花粉 5g、金银花 5g、甘草 3g。水煎服，每日 1 剂，5 剂后复诊。

西医治疗：予维生素 C 口服以提高免疫力。

二诊：患儿热退，咽痛减轻，唇舌、齿龈及两颊黄白色疱疹、溃疡收敛，疼痛大减，尚能饮食，精神尚可，无烦躁，小便黄，舌尖红苔薄黄，脉数。

辨证：心火上炎。

治则：清心凉血，泻火解毒。

处方：上方去石膏、金银花。水煎服，每日 1 剂，6 剂后复诊。

西医治疗：予维生素 C 口服以提高免疫力。

三诊：患儿无发热，无咽痛，无咳嗽，口中异味，纳差，二便正常，舌红苔薄白，脉数。

治则：滋阴益肾，健运脾胃。

处方：六味地黄丸加减。生地 5g、山萸肉 5g、山药 5g、牡丹皮 5g、茯苓 5g、太子参 5g、枳实 3g、山楂 6g、麦芽 6g、神曲 6g、白豆蔻 5g。水煎服，每日 1 剂，9 剂后复诊。

西医治疗：予维生素 C 口服以提高免疫力。

嘱患儿保持口腔清洁，可用盐水漱口，多食蔬菜水果，不宜过食辛辣厚味。

按语：

《圣济总录·卷第一百一十八·口舌生疮》："论曰口舌生疮者，心脾经蕴热所致也，盖口属脾，舌属心，心者火，脾者土，心火积热，传之脾土，二脏俱蓄热毒，不得发散，攻冲上焦，故令口舌之间，生疮肿痛。"有医家认为："手少阴，心之经也，心气通于舌；足太阴，脾之经也，脾气通于口。脏腑热盛，热乘心脾，气冲于口与舌，故令口舌生疮也。"张君教授以导赤散合清胃散为基础方，发热、烦躁者加石膏、郁金、天花粉，溃疡多者加金银花，以引火下行、导热通下的治法来治疗口疮心脾积热证。

李东垣在《脾胃论》中说："既脾胃气衰，元气不足，而心火独盛，心火者，阴火也，起于下焦，其系于心，心不主令，相火代之。"小儿脾常不足，肾常虚，下焦肾水不能制火，中上二焦热盛熏蒸口腔而致口疮，所以疾病先期应治标，即先解中上焦火热之毒，后期应治本，以滋阴益肾，健运脾胃为主，此壮水制火之法有"釜底抽薪"之妙，更能减少口疮的复发。

《诸病源候论·热病口疮候》云："此由脾脏有热，冲于上焦，故生口疮也。"脾主肌肉，开窍于口，其华在唇。嘴唇的变化，是脾胃在体表的表现。通过唇舌生疮的病理改变，可以推测脾胃热盛，若口疮减轻，则要谨记中病即止，莫要让重寒之药反而伤及脾胃，是以张君教授加用太子参、枳实、山楂、麦芽、神曲、白豆蔻益气健脾、健运脾胃，配合补肾之品，使脾肾阴阳互补又互相制约，共同完成精微的布输，津液的生成与代谢。

张君教授认为，"口疮以外感火热之毒，内因或饮食肥甘，或受胎毒，或母病热而食乳，表里俱热，热不已，毒气蒸上焦。"是以对小儿的喂养应以清淡为主，少食甜食，哺乳期的妇女少食辛辣之品，以免火热之邪从乳汁传递给幼儿；同时注意小儿衣服过厚而感热邪，配合张君教授的中药调理，减少口疮的复发概率。

第二节　呕吐

临案举隅 1

孙某，男，5 岁，2018 年 8 月 20 日初诊。

主诉：恶心、呕吐 1d。

现病史：患儿1d前因过食烤肉后出现呕吐，呕吐物可见未消化食物，伴有腹胀腹痛，口中异味，不思饮食，平素便秘，大便2~3d行1次。

查体：腹软无压痛，肠鸣音正常，舌红苔白厚腻，脉数。

辅助检查：血常规未见异常。

西医诊断：消化不良。

中医诊断：呕吐。

中医辨证：伤食呕吐证。

治则：消食导滞、和胃降逆。

处方：陈皮6g、茯苓8g、姜半夏6g、竹茹6g、厚朴6g、莱菔子10g、连翘8g、三仙各10g、大黄3g。6剂颗粒剂，水冲服。

一、西医概述

呕吐（vomiting）俗称反胃、恶心，是由于食管、胃和肠道内容物（食糜）受到强力挤压经过食管由口腔吐出体外的一种复杂的反射性动作，可将胃内的有害物质吐出体外，是机体的一种防御反射，有一定的保护作用，但频繁而剧烈地呕吐可引起脱水、电解质紊乱、贲门黏膜撕裂等并发症。

（一）病因

1. 消化道器质性梗阻

食管、胃或肠内容物下行受阻，而被迫逆行以至呕吐。如，先天性消化道发育畸形，（不同部位闭锁或狭窄）；较大小儿则多为后天性肠扭转、套叠、梗阻（如常见的蛔虫梗阻）；呕吐同时伴有其他消化道梗阻症状（如腹胀、便血、无大便）。

2. 消化道感染性疾病

由于炎症对于胃、肠刺激可呈反射性呕吐，常伴有腹痛、呕吐、恶心、腹泻、腹胀（如肠炎、胃炎、阑尾炎）。

3. 消化道功能异常

消化道功能异常是很常见的呕吐原因。如发生在各种全身性感染和代谢障碍等情况时，常伴有发热、食欲减退、呕吐、恶心、腹胀等其他感染中毒症状。

4. 脑神经系疾病

不同病因发生颅内高压症状，脑膜刺激症或颅内占位性病变，则引起中枢性喷射性呕吐，呕吐前多不伴恶心，而有其他神经性症状（如头痛、嗜睡、昏迷、惊厥）。

5. 各种中毒

此类中毒包括毒物对胃肠道局部刺激及毒物作用于中枢神经系而致吐。

（二）临床表现

1. 呕吐发生的年龄与时间

婴幼儿期发生呕吐，应考虑喂养不当，肠套叠，感染性或传染性疾病的早期，肾小管性酸中毒等。学龄前及学龄期发生呕吐，应考虑消化道炎症，感染性或传染性疾病的早期，中枢性神经系统疾病等。

2. 呕吐方式

（1）喷射性：多见于颅内压增高、先天性肥厚性幽门狭窄、肠梗阻等。

（2）持续性：多见于消化道炎症与梗阻等。

（3）间歇性：多见于幽门狭窄、颅内占位性病变、胃黏膜脱垂症等。

3. 呕吐物性质

呕吐原奶者，提示病变在食管。呕吐物有乳凝块而无胆汁者，提示病变在幽门或十二指肠上端。呕吐物含胆汁者，提示病变在十二指肠壶腹以下。呕吐物含粪便，提示低位肠梗阻。呕吐物带血，提示新生儿出血症、消化性溃疡、胃黏膜脱垂症等。

4. 呕吐伴发的症状

呕吐伴有腹痛，提示急性胃肠炎、细菌性痢疾、消化道溃疡、急性阑尾炎、肠套叠等。呕吐伴头痛或惊厥者，提示中枢神经系统病变。呕吐伴发热，提示感染性或传染性疾病。呕吐伴腹泻，提示胃肠道感染性疾病。

治疗应针对病因。严重者需对症处理。

二、中医病因病机

本病中医学属于“呕吐”范畴。小儿呕吐最早见《黄帝内经》：“脾虚则泻，胃虚则吐。食滞于胃口者为吐，食滞于大小肠者为泻。”“夫呕吐者，阳明胃气下行则顺，今逆而上行，故作呕吐。其证有声有物谓之呕；有物无声谓之吐。”

呕吐是因胃失和降，气逆于上，以致乳食由胃经口而出的一种常见病症。本症发病无年龄和季节的限制，而以婴幼儿及夏季易于发生。凡感受外邪，内伤乳食，受惊恐，以及其他脏腑疾病影响到胃的功能，而致胃气上逆，均可引起呕吐，如能及时治疗，预后尚好。经常或长期呕吐，则损伤胃气，胃纳失常，可导致津液耗损，气血亏虚。

《圣济总录·小儿呕吐论》：“小儿呕吐者，脾胃不和也。或因啼呼未定而遽饮乳，或因乳中伤冷令儿饮之，皆致呕吐。盖儿啼未定，气息未调，遽令饮乳，其气尚逆，乳不得下，停滞胸膈，胸满气急，故令呕吐。乳母乘凉，冷气入乳，乳汁变坏，不捻除之，因以饮儿，坏乳人胃，则令腹胀气逆，故亦变呕吐。又有小儿沐浴不避风冷，风冷与血气相搏，胃生蕴热，亦为呕吐。当审其形证冷热，依法治之。”即小儿呕吐病变部位在胃，和肝脾密切相关；病机关键在于胃失和降，胃气上逆。通常由乳食伤胃、胃中积热、脾胃虚寒、肝气犯胃等所致。临床常见有乳食伤胃、外邪犯胃、胃中积热、脾胃虚寒、肝气犯胃、感受惊恐等证，治疗以和胃降逆止呕为治标之法，同时应辨明病因，审因论治以治本，根据辨证的不同，分别以消食导滞、解表和胃、清泻胃热、温中散寒、疏肝理气、和胃降逆等为法。

1. 伤食呕吐

小儿胃小薄弱，若喂养不当，乳食过多，或进食过急，较大儿童因过食生冷油腻等不易消化食物，蓄积胃中，致中焦壅塞，以致胃不受纳，脾失健运，升降气机失调，其气上逆而呕吐。主证：呕吐物多为酸臭乳块或不消化食物，不思乳食，口气臭秽，脘腹胀满，吐后觉舒，大便秘结或泻下酸臭，舌质红，苔厚腻，脉滑数有力。治则：消食导滞、和胃降逆。方剂：保和丸加减。常用药：藿香、陈皮、焦三仙、砂仁、莱菔子、茯苓、连翘、半夏、生姜。便秘：加熟军。烦躁不安：加钩藤、珍珠母。腹痛：加木香、白芍、元胡。

2. 外感呕吐

因护理不当，感受外邪，伤及胃肠，胃失和降而发生呕吐。A. 风热呕吐：主证：卒然呕吐，其呕吐物酸臭不化，伴流涕、喷嚏、恶风发热、头身不适，口干而渴，咽红肿痛、舌淡红、苔淡黄，脉滑数。治则：疏风解表、和胃降逆。方剂：银翘散加减。常用药：金银花、连翘、淡豆豉、牛蒡子、薄荷、桔梗、芦根、半夏、生姜、竹茹。腹胀，大便酸臭：加焦三仙、木香。B. 暑湿呕吐：多见于夏季。主证：恶心呕吐，发热无汗，头痛，鼻塞，身重困倦，胸闷，恶风寒或腹泻便溏；舌淡红，苔白腻或淡黄腻满布，脉滑数。治则：清暑解表、和胃止吐。方剂：藿香正气散加减。常用药：藿香、佩兰、陈皮、滑石、茯苓、金银花、鱼腥草、半夏、生姜。高热：加生石膏、柴胡。

3. 胃热呕吐

胃热呕吐临床表现为急性胃炎。主证：呕吐频繁，食后不久即吐，吐物酸臭，口干口渴，喜冷饮，便秘，尿黄。舌红苔黄，脉滑数。治则：清泻胃热、和胃止呕。方剂：

胃苓汤加减。常用药：陈皮、半夏、茯苓、竹茹、厚朴、黄连、黄芩、焦三仙。发热重：加藿香、生石膏。湿重：加六一散。腹痛：加川楝子、木香、白芍、甘草。便秘：加熟军。

4. 胃寒呕吐

胃寒呕吐相当于有些慢性胃炎，病程较长。主证：病起较缓，病程较长，食久方吐，或朝食暮吐，吐物清淡，不酸不臭，面色苍白，精神疲惫，四肢欠温，或腹痛绵绵，大便稀，小便清澈。舌淡苔白，脉细弱。治则：温中散寒、和胃降逆。方剂：丁萸理中汤加减。常用药：党参、白术、干姜、甘草、丁香、吴茱萸、陈皮、半夏、茯苓。腹痛便溏、四肢欠温：加熟附子、高良姜、肉桂。

5. 肝气犯胃

主证：呕吐酸苦，或嗳气频频，每因情志刺激加重，胸胁胀痛，精神郁闷，易怒易哭，舌边红，苔薄腻，脉弦。治则：疏肝理气、和胃降逆。方剂：解肝煎。常用药：陈皮、竹茹、半夏、香附、厚朴、茯苓、苏梗、白芍、生姜。郁火伤阴：加北沙参、石斛。呕吐黄苦水者：加柴胡。烦急好哭：加钩藤、珍珠母。

6. 惊恐呕吐

主证：跌扑惊恐后呕吐清涎，面色青或白，心烦乱，睡卧不安，或惊悸哭闹，舌脉无明显异常。治则：流脉理气，健脾镇惊。方剂：全蝎观音散加减。常用药：党参、半夏、神曲、陈皮、茯苓、莲子肉、广木香、全蝎、炙甘草、蝉蜕（后下）、代赭石（先煎）。夜睡不安：加钩藤、珍珠母。

三、按语

由于小儿生长发育迅速，对各种营养物质的需求比成人多，同时小儿脏腑娇嫩，尤脾胃发育未臻完善，饮食不能自调，很多家长又唯恐小儿营养不足，过度喂养，容易导致脾胃运化不及引起小儿伤食呕吐。《医宗金鉴·幼科杂病心法要诀·吐证门·伤食吐》曰："过食伤胃腹胀热，恶食口臭吐酸粘，眼胞虚浮身潮热……"

伤食吐临床症状以呕吐酸腐不化乳块或不消化食物，不思饮食，伴腹胀，嗳气，吐后自觉胃部舒适，大便干结或泻下酸臭为主，治以消食导滞、和胃降逆，张君教授常以保和丸为基础方治疗小儿伤食呕吐。保和丸出自《丹溪心法》，经曰："阴之五宫，伤在五味。"故饮食过其分量，则脾胃受伤，不能运化谷气，积为前证。详考五味相制，酸胜甘，腐胜焦，苦胜热，香胜腐，燥胜湿，淡胜饮，利胜滞。故用山楂之酸，以消肥甘。用神曲之腐，以化焦炙。解郁热须连翘之苦，辟腐秽藉橘皮之香。半夏辛烈，燥湿土也。茯苓淡洁，利水饮也。莱菔之利行食滞，白术之辛甘香温，总胜五味，自然五宫大安，脏腑太和之气，于以保和云。”

临案举隅 2

宋某，男，4 岁，2016 年 11 月 21 日初诊。

主诉：呕吐 1 周。

现病史：患儿 1 周前始入幼儿园后出现晨起呕吐，呕吐物为胃内容物，食少，易怒易哭，时有两胁疼痛，大便干燥。

查体：舌红苔薄白，脉弦数。

辅助检查：血常规未见异常。

西医诊断：胃肠功能紊乱。

中医诊断：呕吐。

中医辨证：肝气犯胃证。

治则：舒肝和胃，降逆止呕。

处方：郁金 7.5g、厚朴 7.5g、白芍 10g、法半夏 7.5g、竹茹 7.5g、钩藤 7.5g、甘草 5g、茯苓 10g、栀子 5g。7 剂颗粒剂，水冲服。

按语：

张君教授认为临床常见小儿因环境变化而引起情志改变，首犯肝气，肝气不舒而犯胃，胃失和降而上逆出现呕吐。《幼科发挥》云：“小儿呕秽不止，多为肝胆二经之病。”《笔花医镜》云：“呕吐者，火木凌胃也。”故自拟方中郁金、钩藤疏肝行气解郁，厚朴、半夏、竹茹降逆止呕，白芍养阴柔肝合甘草缓急止痛，栀子清胃热。

临案举隅 3

钱某，男，2 岁，2016 年 7 月 28 日初诊。

主诉：呕吐 2d。

现病史：患儿 2d 前出现恶心呕吐，发热无汗，咳嗽有痰，大便稀。

查体：体温 37.3℃，咽部微充血，心肺听诊未闻及异常，舌红苔黄腻，脉滑数。

辅助检查：血常规：白细胞计数：10.5×10^9/L；中性粒细胞百分比：58.4%；淋巴细胞百分比 22.3%。

西医诊断：急性胃肠炎。

中医诊断：呕吐。

中医辨证：外感呕吐证。

治则：宣肺解表，清胃止呕。

处方：法半夏 5g、竹茹 5g、前胡 7.5g、桑叶 7.5g、竹叶 7.5g、金银花 10g、藿香 7.5g。7 剂颗粒剂。

按语：

《幼科要略》云："胃为水谷之海，其上有口，其下有口，最虚则善受，故诸邪皆能入之。"故小儿胃虚善受，诸邪皆能入之，侵犯胃腑，以致胃失和降，水谷随气上逆，发生呕吐。《古今医统·呕吐哕门》亦指出："卒然而呕吐，定是邪客胃腑，在长夏暑邪所干，在秋冬风寒所犯。"

小儿常易感风、寒、暑、湿之邪，以及秽浊之气，本案小儿呕吐发生于夏月，又伴恶心呕吐，发热无汗之外感症状，结合舌脉即为暑湿外感而呕吐，自拟方中藿香、金银花、竹叶清热祛湿解表，半夏、竹茹降逆止呕，前胡、桑叶宣肺祛痰止咳。叶天士曾云："六淫之邪，皆从火化。饮食停留，郁蒸变热。"小儿感受六淫之邪，易从火化而表现出热证，故拟方总药性偏凉居多，但须中病即止，以防过犹不及。

第三节 腹痛

临案举隅 1

张某，男 4 岁，2017 年 1 月 10 日于门诊初诊。

主诉：反复腹痛 6 个月。

现病史：患儿近 6 个月腹痛反复发作，以脐周为主，隐隐作痛，痛时喜温喜按，纳差，时有恶心未吐，眠可，大便略稀。

查体：精神状态可，形体略瘦，腹部平坦；触诊：腹软，肝脾肋下未触及，脐周压痛（±），体重：12kg，肠鸣音正常。舌质淡红，苔薄白，脉弦细。

辅助检查：便常规正常。腹部超声提示：腹部未见异常。

西医诊断：功能性腹痛。

中医诊断：腹痛。

辨证：脾虚气滞。

治则：健脾行气止痛。

处方：香附 7.5g、砂仁 5g、党参 7.5g、白术 7.5g、黄芪 7.5g、白芍 10g、厚朴 7.5g、法半夏 7.5g、甘草 5g、山药 7.5g、小茴香 10g。7 剂颗粒剂，水冲服。

二诊（2017 年 1 月 19 日）：家长诉患儿腹痛减轻，食少，二便调。脐周压痛（–），舌质淡红，苔薄白，脉弦细。

处方：继上方加焦三仙各 7.5g。7 剂颗粒剂，水冲服。

三诊（2017 年 2 月 6 日）：患儿未再腹痛，年后复诊，过年期间停药 10 余天，期间未出现腹痛，家长诉患儿平素食少挑食，体瘦易乏力，手足多凉，食凉后易腹泻。查体：

舌质淡红，苔薄白，脉弦细。

处方：黄芪10g、党参7.5g、白术7.5g、茯苓7.5g、白芍10g、甘草5g、砂仁5g、山药7.5g、莲子7.5g、小茴香10g、焦三仙各7.5g、桂枝7.5g。7剂，水煎口服。

一、西医概述

腹痛是小儿时期最常见的临床症状之一，引起腹痛的病因复杂，可涉及消化、呼吸、循环、免疫、泌尿、神经、内分泌等多个系统的疾病，故当患儿以腹痛为主诉就诊时，需根据患儿腹痛缓急轻重、部位、伴随症状以及患儿年龄、性别、病史、体格检查及辅助检查结果等进行综合判断。

起病急或阵发性加重的腹痛为外科疾病的可能性较大，如急性阑尾炎、肠套叠、肠梗阻、胃肠道穿孔、腹股沟疝嵌顿、急性胰腺炎等。腹痛起病缓慢，但持续者为内科性疾病的可能性大，如胃及十二指肠溃疡、炎症性肠病、病毒性肝炎等。如腹痛呈持续性钝痛，在改变体位时腹痛加剧，常考虑为腹腔脏器炎性反应、肿瘤、包膜牵张以及腹膜脏层受到刺激所引起。周期性隐痛常见于溃疡性疾病，如胃及十二指肠溃疡等。若腹痛在局部按摩或热敷后缓解，常为胃、肠、胆管等空腔脏器的痉挛所致。

腹痛的部位与病变的部位在多数情况下是相一致的。左上腹部疼痛要多考虑胃部疾病；而右上腹部疼痛为胆囊及肝脏疾病的可能性比较大；剑突下疼痛多为胃、十二指肠、胰腺和胆囊的疾病；脐周部疼痛则常见于肠道、寄生虫病；右下腹部疼痛多为阑尾及输尿管病变；左下腹疼痛则需高度注意粪块堵塞和输尿管病变。

此外，还应注意腹痛与发热的关系，先腹痛后发热多为外科疾病，如急性阑尾炎继发性腹膜炎；先发热后腹痛多为内科疾病，如呼吸道感染并发急性肠系膜淋巴结炎；腹痛伴恶心、呕吐者多为消化系统病变；腹痛伴咳嗽、发热者，要注意肺部病变；腹痛伴皮肤出血点、瘀斑者，要注意过敏性紫癜、败血症、流行性脑脊髓膜炎等疾病；腹痛伴频繁呕吐，不排气、排便者，应高度注意肠梗阻；腹痛伴中毒性休克者则多见于胃肠穿孔、急性坏死性肠炎、急性胰腺炎等疾病。腹痛伴排便或排尿困难者，则可能为粪块堵塞或尿路感染、尿路结石等疾病。

小儿腹痛，大多数属于功能性腹痛，多发于2～12岁的儿童，以学龄期儿童最常见。腹痛以脐周为主，多数儿童伴有恶心、呕吐、厌食等症状，疼痛可轻可重，但腹部无明显体征，有反复发作的特点。功能性腹痛常见原因包括肠痉挛、肠过敏、精神性腹痛等，是由于胃肠平滑肌过度紧张收缩或腔内压力增高而被伸展扩张引起，西医临床治疗上基本以对症治疗为主。

二、中医病因病机

中医学中的“腹痛”即是症状也是病名，腹痛首载于《素问·举痛论》：“寒气客于肠胃之间，膜原之下，血不得散，小络急引而痛。”明·秦景明《症因脉治·腹痛论》提出：“痛在胃之下，脐之四旁，毛际之上，名曰腹痛。若痛在胁肋，曰胁痛。痛在断上，则曰胃痛，而非腹痛。”即小儿腹痛指小儿胃脘以下，脐四旁，以及耻骨以上的部位发生疼痛。

小儿腹痛的病因有腹部中寒，乳食积滞，情志不畅，虫积内扰，燥热内结，血瘀气滞，脾胃虚弱等，腹痛病位主要在脾胃，与肝肺关系密切，病机关键为脾胃肠腑气机郁滞，气血运行不畅，不通则痛；或脏腑经脉失养，不荣则痛。治疗总原则为调理气机，通法为主。

1. 腹部中寒

小儿脏腑娇嫩，形气未充，且寒温不知自调，若衣被单薄，或过食生冷寒凉之品，使邪客胃肠，导致寒邪凝滞、气机不畅、经络不通、不通则痛，则发生腹痛。患儿感受寒邪腹痛多拘急，遇冷痛甚，得温则减。治宜温中散寒，行气止痛。

2. 乳食积滞

小儿生理脾常不足，若乳食不知自制、喂养不当、哺乳不节、暴饮暴食，或过食不易消化之物，易导致乳食积滞于中焦，使脾胃运化失常，湿自内生，气机壅塞不通而出现腹痛之症。食积腹痛患儿则可见脘腹胀满，疼痛拒按，不思乳食，治宜消食导滞，行气止痛。

3. 情志不畅

《温病条辨》云：“小儿但无色欲耳，喜怒悲恐，较之成人更专。”且小儿“肝常有余，脾常不足”，故情志不舒，肝气郁滞，横逆犯脾，使脏腑气机升降失常，经脉凝滞不通，不通则痛，引起腹痛。患儿可见脘腹胀痛，走窜攻冲、痛引两胁，治宜调和肝脾，行气止痛。

4. 虫积内扰

若小儿饮食不洁，摄入了含有虫卵的食物，虫结聚肠间则引起的虫积腹痛。可见脐周疼痛，痛有休止，大便下虫，治宜驱虫止痛。

5. 燥热内结

胃肠热结乳食积滞，日久化热，或恣食肥甘、辛热之品，或感受外邪，入里化热，均可致热结阳明，腑气不通而出现腹痛。可见腹痛胀满，疼痛拒按，烦热口渴，大便秘结。治宜通腑泄热，行气止痛。

6. 血瘀气滞

跌扑损伤、腹部术后或久痛入络，耗伤气血，血络受损，络脉疲阻，中焦气机升降不利，不通则痛。可见腹痛不移有定处，痛如锥刺，昼轻夜重。治宜活血化瘀，行气定痛。

7. 脾胃虚弱

若患儿素体阳气不足，虚寒内生，失于温养则作痛。虚寒腹痛多隐隐阵作，痛时喜温喜按，手足多冷。治宜甘温调中，益气散寒。

三、按语

张君教授在治疗小儿腹痛时常将芍药甘草汤作为基础方，芍药甘草汤方出自《伤寒论》，具有调和肝脾，缓急止痛之功。芍药酸寒，养血敛阴，柔肝止痛；甘草甘温，健脾益气，缓急止痛。二药相伍，酸甘化阴，调和肝脾，有柔筋止痛之效，又可制理气药辛香刚燥之性，以防耗气伤阴。

《诸病源候论·腹痛病诸候》提到："腹痛者，因脏腑虚，寒冷之气，客于肠胃膜原之间，结聚不散，正气与邪气交争，相击故痛。"又有"久腹痛者，脏腑虚而有寒，连滞不歇，发作有时，发则肠鸣而腹绞痛，谓之寒中。是冷搏于阴经，令阳气不足，阴气有余也。"小儿乃稚阴稚阳之体，久病易伤阳伤正，本案患儿腹痛时间较长，部位在脐周，隐隐阵作，喜温喜按，便稀，属脾胃虚弱，气机郁滞，治疗以健脾理气止痛。方中香附疏肝理气、解郁止痛；砂仁醒脾和胃，理气温中；党参、白术、黄芪健脾益气；厚朴疏利中焦气机，行脾胃气滞；半夏辛温入脾胃，降逆止呕；山药补脾养胃；小茴香散寒止痛，理气和中；白芍养血敛阴，缓急止痛；甘草健脾益气、调和诸药。

临案举隅 2

王某，男，3 岁，2020 年 12 月 2 日首诊。

主诉：腹痛 1 周，加重 1d。

现病史：患儿 1 周前新入幼儿园后出现腹痛，呈阵发性胀痛，晨起明显，可自行缓解，家长遂未在意，上一日因贪凉后出现腹痛次数频发，遂来诊，无发热，睡眠饮食二便正常，平素性情急躁。查体：状可，呼吸平，咽无充血，心肺正常，全腹软，脐周压痛（+-），肠鸣音正常。舌淡红苔薄白，脉沉弦。

西医诊断：腹痛待查。

中医诊断：腹痛。

辨证：寒凝气滞证。

治则：疏肝理气，散寒止痛。

处方：柴胡 10g、白芍 10g、小茴香 10g、焦槟榔 10g、川楝子 10g、甘草 5g、黑顺片 3g。5 剂颗粒剂。

二诊（2020 年 12 月 7 日）：家长诉患儿腹痛明显减轻，睡眠饮食二便正常，腹部压痛（–），舌淡红苔薄白，脉沉。予上方去附子，继服用 6 剂巩固疗效。并嘱其勿贪凉饮。

按语：

小儿腹痛最早见于《诸病源候论·小儿杂病诸候》，原文曰："小儿腹痛，多由冷热不调，冷热之气与脏腑相击，故痛也，其热而痛者则面赤或壮热，四肢烦手足心热是也，冷而痛者，面色或青或白，甚乃面青唇紫，口爪皆青是也。"小儿脾胃虚弱，经脉未盛，易为内外因素所干扰，本案患儿因贪凉以致腹部感寒，寒性主收，寒凝则气滞，气滞则血壅塞不畅，经脉痹阻不通，引起小儿腹痛，正如《素问·举通论篇》云："寒气客于肠胃之间、膜原之下，血不得散，小络急引故痛。"且《景岳全书》中也提到："三焦痛症，因寒者长居八九，因热者十唯一二。"故小儿常因生活自理能力有限，冷暖不能自调，或过贪食凉饮或生冷瓜果不能自制，致脘腹为寒邪所袭，而致腹痛反复频发。附子乃辛温大热之品，其性善走，且走而不守，《本草汇言》："附子，回阳气，散阴寒……附子乃命门主药……引火归原"；《本草经读》："附子，味辛气温，火性速发，无所不到，故为回阳救逆第一品"，对于感寒腹痛患儿，张君教授常在方药中酌加少量附子以作点睛之笔，临床常取得即时疗效，但附子有毒，需中病即止。附子在药理学研究中具有一定的阵痛作用，附子通过二阿片受体介导，对神经病理性疼痛大鼠产生阵痛作用。

小儿的病理特点为"肝常有余，脾常不足"。当小儿肝生发之气过剩，易横逆犯脾，可使脏腑气机升降失常，经脉凝滞不通，不通则痛，产生腹痛。《温病条辨》云："小儿但无色欲耳，喜怒悲恐，较之成人更专。"本案小儿新入幼儿园，生活环境发生变化，无法及时适应，又平素性情急躁，肝气不调，肝郁气滞，又感寒邪，遂加重腹痛，故治以疏肝理气，散寒止痛。方中柴胡、川楝子条达肝气，疏肝解郁，行气止痛，槟榔善行胃肠之气，且气味辛散，助柴胡、川楝子行气止痛之功；小茴香散寒止痛，理气和中；白芍甘草调和肝脾，柔筋止痛。

临案举隅 3

杨某，女，5 岁，2016 年 12 月 24 日就诊于笔者医院普通门诊。

主诉：腹痛 1 个月。

现病史：患儿近 1 个月反复腹痛，伴腹胀，食欲减退，痛则欲便，便后痛减，口中异味，手足心热，家长曾予患儿口服益生菌、山楂丸等效不显。患儿平素喜食肉，大便干燥，2～3d行1次。

查体：舌质红苔白厚腻，脉滑数。

西医诊断：胃肠功能紊乱。

中医诊断：腹痛。

辨证：食积腹痛证。

治则：消食导滞，行气止痛。

处方：陈皮10g、茯苓10g、法半夏7.5g、山楂10g、神曲10g、连翘7.5g、枳实7.5g、白术7.5g、砂仁5g、白芍10g、甘草7.5g、牡丹皮7.5g、栀子5g。7剂颗粒剂，水冲服。

按语：

《育婴家秘》云："小儿之病，伤食最多。"小儿初生，生机蓬勃，脏腑娇嫩，形气未充且"脾常不足"，但对于水谷精微之气的运化需求迫切，运化功能不健全，随着社会环境的改变及生活水平的提高，加之家长喂养不当，易致食积。秦景明《症因脉治》云："食积腹痛之因，饮食不节，或饥饱伤损，或饱时强食，或气食相凝，或临卧多食，皆成腹痛之症也。"又《症因脉治》卷四："食积腹痛之症，胸腹胀满，痛不欲食，嗳气作酸。"小儿内伤乳食、停聚中焦、积而不化、气滞不行而致食积腹痛，其证以痛甚欲大便，便后痛减，嗳气作酸为特征。本案小儿便秘亦是由食积导致热积于肠，致津亏肠燥，治疗当以消食导滞为主，佐以行气止痛。

本案食积腹痛患儿治以保和丸合枳术丸加减，保和丸出自《丹溪心法》。《医方考·伤食门》中提到："山楂甘而酸，酸胜甘，故能去肥甘之积。神曲甘而腐，腐胜焦，故能化炮炙之腻。卜子辛而苦，苦下气，故能化面物之滞。陈皮辛而香，香胜腐，故能消陈腐之气。连翘辛而苦，苦泻火，故能去积滞之热。半夏辛而燥，燥胜湿，故能消水谷之气。茯苓甘而淡，淡能渗，故能利湿伤之滞。"白术、枳实一补一消以健脾理气、化食消痞；砂仁化湿醒脾；白芍甘草缓急止痛；牡丹皮、栀子清热通腑。

第四节　泄泻

临案举隅1

刘某，女，3个月零26d。

主诉：腹泻4d。

现病史：患儿自出生大便稀薄，口服思密达效果尚可，停药后腹泻反复。近4d患儿食入即泻，日3～7次不等，臭气不显，便前无明显哭闹，便呈水样，偶见少量奶瓣，小便正常，夜寐可。

生长发育史：足月儿，顺产，母乳喂养。

既往史：肛周脓肿。

体格检查：状可呼吸平，咽无充血，前囟未闭合，大小约 2.0cm × 2.0cm。心肺听诊正常，脘腹不胀，肛周皮肤黏膜色红。舌淡苔白。

辅助检查：便常规：质稀，余下未见异常。

西医诊断：婴幼儿腹泻。

中医诊断：泄泻。

辨证：脾虚泻证。

治则：健脾益气、渗湿止泻。

处方：参苓白术散加减，党参 2g、白术 2g、茯苓 2g、泽泻 2g、诃子 2g、葛根 2g、神曲 2g、焦山楂 2g、法半夏 2g。上方水冲服。每日 1 剂，4 剂后复诊。

二诊：服药后大便次数较前减少，呈糊状，日行 2 ~ 3 次。舌淡苔薄白。

辨证：脾虚泻证。

治则：健脾益气、温中止泻。

处方：上方去党参、葛根、诃子、泽泻，加太子参 2g、山药 2g、砂仁 1g。继服 3 剂后，大便每日 1 ~ 2 次，性状可，未见夹有奶瓣，纳食渐增，夜寐安。

一、西医概述

腹泻病，是一组由多病原、多因素引起的以大便次数增多和大便性状改变为特点的消化道综合征。是我国婴幼儿最常见的疾病之一。6 个月 ~ 2 岁婴幼儿发病率高，1 岁以内患儿约占 50%，是造成儿童营养不良、生长发育障碍的主要原因之一。

婴幼儿易患腹泻病，主要与下列因素有关：

（1）消化系统发育尚未成熟，胃酸和消化酶分泌少，酶活力偏低，不能适应食物质和量较大的变化。婴幼儿水代谢旺盛，如婴儿每日水的交换量为细胞外液量的 1/2，而成人仅为 1/7，对缺水的耐受力差，一旦失水容易发生体液紊乱。婴儿时期神经、内分泌、循环、肝、肾功能发育不成熟，容易发生消化道功能紊乱。

（2）生长发育迅速，所需营养物质相对较多，且婴儿食物以液体为主，摄入量较多，胃肠道负担重。

（3）机体防御功能差。①婴儿胃酸偏低，胃排空较快，对进入胃内的细菌杀灭能力较弱。②血清免疫球蛋白（特别是 IgM、IgA）和胃肠道分泌型 IgA（SIgA）均较低。肠黏膜的防御反应及口服耐受机制均不完善。

（4）肠道菌群失调。正常肠道菌群对入侵的致病微生物有拮抗作用，新生儿出生后尚未建立正常的肠道菌群、改变饮食使胃肠道内环境改变、或滥用广谱抗生素，均可使肠道正常菌群失衡，而患肠道感染。同时，维生素 K 的合成有赖于肠道正常菌群的参与，故肠道菌群失调时除易患腹泻外，还可有呕吐物或大便中带血。

（5）人工喂养。母乳中含有大量体液因子（SIgA、乳铁蛋白）、巨噬细胞和粒细胞、溶菌酶、溶酶体，有较好的抗肠道感染作用。家畜乳中虽有某些上述成分，但在加热过程中被破坏，而且人工喂养的食物和食具易受污染，故人工喂养儿肠道感染发生率明显高于母乳喂养儿。

导致腹泻的发病机制主要有肠腔存在大量不能吸收的具有渗透活性的物质——“渗透性”腹泻；肠腔内电解质分泌过多——“分泌性”腹泻；炎症所致的液体大量渗出——“渗出性”腹泻；及肠道蠕动功能异常——“肠道功能异常性”腹泻等。但临床上多数腹泻是在多种机制作用下发生的。

二、中医病因病机

小儿泄泻以大便次数增多、粪质稀薄或如水样为主要表现的疾病。又称腹泻病。早在《黄帝内经》中就已有多种关于泄泻的论述，如“飧泄”“濡泄”“洞泄”“溏泄”“滑泄”等。《灵枢经·论疾诊尺》云：“婴儿病……大便赤瓣，飧泄，脉小者，手足寒，难已；飧泄，脉少，手足温，泄易已。”隋·巢元方《诸病源候论·小儿杂病诸候》称为“下利”，宋代以后统称为“泄泻”，其中尤以宋·刘昉《幼幼新书》论述最为详尽。“泄”与“泻”具有不同的含义，一般以大便溏薄而势缓者为泄，大便清晰如水而直下者为泻。明·万全《幼科发挥·脾所生病·泄泻》：“泄泻二字，亦当辨之。泄者，谓水谷之物泄出也；泻者，谓胃肠之气下陷也。”泄泻一年四季均可发病，尤以夏秋两季为多；秋冬季节发生的泄泻多由轮状病毒引起，又称“秋季腹泻”。

小儿泄泻发生的常见原因有感受外邪、伤于饮食、脾胃虚弱与脾肾阳虚，病位在脾胃。小儿脾胃薄弱，易于受损，若脾胃受伤，则水谷不化，精微不布，清浊不分，合污而下，而成泄泻。正如《幼幼集成·泄泻证治》所说：“泄泻之本，无不由于脾胃。盖胃为水谷之海，而脾主运化，使脾胃和，则水谷腐化而为气血，以行荣卫。若饮食失节，寒温不调，以致脾胃受伤，则水反为湿，谷反为滞，精华之气不能输化，乃致合污下降，而泄泻作矣。”

1. 感受外邪

小儿脏腑薄弱，藩篱不密，卫外不固，极易为外邪所袭，外感风、热、寒、暑诸邪常与湿邪相合而致泻，尤以夏秋之季的暑湿之邪多见，故有“无湿不成泻”“湿胜则濡泄”之论。脾喜燥恶湿，湿热之邪，蕴结脾胃，困阻中焦，下注大肠，传化失职，泄泻作也。暑热之邪，伤人最速，易耗气伤津，故每致热迫大肠，骤成暴泻。若调护失宜，腹受风寒，寒邪客于脾胃肠道，寒凝气滞，中阳被困，运化失职，则泄泻清稀，粪多泡沫；风寒郁阻，气机不得宣通，常见肠鸣腹痛；如外感风寒，邪在卫表，还可见发热恶寒等风寒表证。

2. 内伤乳食

小儿脾常不足，运化力弱，乳食不知不自节，由于调护失宜，乳哺不当，饮食失节或过食生冷瓜果及不消化食物，皆能损伤脾胃。脾伤则运化功能失职，清浊不分，并走大肠，而发生泄泻。

3. 脾胃虚弱

小儿素体脾虚，或久病迁延不愈，或用药攻伐过度，皆能使脾胃虚弱。胃弱则腐熟无能，脾虚则运化失职，水谷不化，精微不布，不能分清别浊，水反为湿，谷反为滞，合污而下，而致泄泻。

4. 脾肾阳虚

久病久泻，脾虚及肾，每致肾阳不足，命门火衰，则脾失温煦，阴寒内盛，水谷不化，清浊不分，并走大肠，便下澄澈清冷，完谷不化，洞泄失禁。

总之，小儿泄泻病位在脾，基本病机为脾虚湿盛。由于小儿稚阳未充。稚阴未长，患泄泻后较成人更易于损阴伤阳发生变证。重症患儿，泻下过度，易于伤阴耗气，出现气阴两伤，甚则阴伤及阳，导致阴竭阳脱的危重变证。若久泻不止，脾气虚弱，肝旺而生内风，可成慢惊风；脾虚失运，生化乏源，气血不足以荣养脏腑肌肤，久则形成疳证。

三、按语

张君教授认为，“胃为水谷之海，其精英则流布以养脏腑，其糟粕则传送以归大肠。肠胃虚弱，或挟风、挟寒，或伤暑、伤湿、停冷蓄热，冷热不调，泄泻诸证，皆能致之。”小儿“脾常不足”，若先天禀赋不足、体弱久病、调护失宜、饮食不节、病后失调等，皆能损伤脾胃，使脾胃功能受损，水谷运化失职，清浊不分，合污而下。本案患儿本在“脾虚”，标为“湿盛”故治疗以健脾渗湿为主。方用党参、太子参、白术健脾补气，固本扶正；茯苓、泽泻利水渗湿、分清别浊；患儿病久，用诃子以涩肠止泻；恐脾阳受损，故又以砂仁、葛根温中升阳，理气助运，使补而不滞；脾虚消化功能亦损，故以神曲、山楂消食助运。诸药合用，以达止泻增纳之效，使病情得以尽早痊愈。在婴幼儿护养方面，普遍认为应提倡母乳喂养，避免在夏季断乳，改变饮食种类。适时适量添加辅食，合理喂养，乳食勿过饱，勿进难消化食物。注意饮食卫生及手卫生，婴幼儿食具应定期消毒。需注意气候变化，及时增减衣物，避免着凉或受暑。如果发生腹泻，需要做好腹泻患儿的隔离治疗及粪便消毒。避免长期滥用抗生素，防止菌群失调导致的腹泻。病室空气新鲜流通，温度要适宜。腹泻患儿应控制饮食，适当减少乳食，若伴频繁呕吐者应暂禁食6～8h，随病情好转，逐渐恢复少量易消化的食物。注意观察大便次数与性状，注意尿量，皮肤弹性、精神状态等情况的变化，预防脱水的发生，初愈后应注意调摄饮食。

临案举隅 2

刘某，女，9 岁。

主诉：腹泻 1 周余。

现病史：患儿 1 周前进食冰西瓜及冰淇淋后出现呕吐 3 次，呕吐物为胃内容物，后继出现腹泻日行 3～4 次，稀水样便，伴有脐周腹痛，腹胀，干呕，纳差，偶有咳嗽，少痰，小便正常。夜间腹痛明显，夜寐欠安。曾自服胃肠安丸，未见好转。现症见：今晨排稀便 3 次，臭味不显，脐周腹痛频作，手足不温，纳差。

体格检查：状可，呼吸平，面色少华，形体偏瘦，苔薄白，脉细无力。

辅助检查：便常规：黄色稀水样便，余下正常。

西医诊断：急性腹泻。

中医诊断：泄泻。

辨证：寒邪直中，寒湿困脾。

治则：温中散寒，运脾化湿。

处方：理中丸合参苓白术散加减。干姜 6g、肉桂 6g、太子参 6g、白术 6g、法半夏 6g、砂仁 3g、茯苓 6g、薏苡仁 6g、白扁豆 6g、莲子 6g、山药 10g、陈皮 6g、炙甘草 5g。上方水煎服，每日 1 剂，7 剂后复诊。

二诊：患儿病情较前缓解，现症见：大便不成形，日行 2～3 次，脐周腹痛，得温则减，纳少，喜热饮，喜俯卧，小便正常。

体格检查：状可，呼吸平，咽无充血，腹软，喜揉按。舌淡苔白，脉细。

辨证：中焦虚寒，脾失健运。

治则：温中补虚，健脾助运。

处方：上方去干姜、肉桂、法半夏、薏苡仁、山药、白扁豆，加桂枝 6g、白芍 6g、生姜 6g、大枣 10g、苍术 6g、焦三仙各 10g。水煎服，每日 1 剂，10 剂后复诊。

三诊：患儿腹痛症状消失，食欲佳，纳可，大便调日行 1～2 次，小便正常。守方加减，予继服 7 剂。

按语：

张君教授指出本例患儿为急性腹泻 1 周不见好转，根据病史属于寒邪直中，湿邪困脾，脾阳受损，脾失健运，水谷运化失司，属于寒湿困脾范畴。患儿临床表现为稀水样便，腹痛频作，得温则减，手足不温，同时面色少华，纳差，苔薄。综合上述症状分析，属中焦虚寒，湿困脾阳，寒性收引凝滞，阳气凝结不通，故腹痛喜温；脾胃司职升降，若升降失常，则呕吐下利。张君教授认为本案的病机要点为中焦虚寒，纳运无能，升降失司。根据“寒者热之”“虚则补之”之旨，故以理中丸合参苓白术散为主方。干姜大辛大热，直入脾胃，为温中祛寒，振奋脾阳之要药；白术苦温，健脾燥湿，配太子参复脾运而正升降；茯苓健脾利水渗湿，茯苓、白术为伍，除湿运脾之效彰；山药益气补脾，莲子肉补脾涩肠，又能健脾开胃，增进食欲，可助参、术健脾益气，厚肠止泻；扁豆健脾华师，薏苡仁健脾利湿，二药助术、苓以健脾助运，渗湿止泻；砂仁化湿醒脾，行气和胃，既能助术、苓、扁、薏除湿之力，又可畅达湿遏之气机；陈皮、法半夏辛温苦降，可增行气健脾，燥湿和胃之效；炙甘草甘温，益气和中，缓急止痛，兼和诸药。诸药协用，共奏温中祛寒，益气健脾，渗湿止泻之功。

临案举隅 3

陈某，男，7 岁。

主诉：腹泻腹痛 2d。

现病史：患儿 2d 前随家长吃自助餐后，夜间呕吐 1 次，呕吐物为胃内容物。次日出现腹痛、大便次数增多，大便酸臭，食欲不佳等症状。自予江中健胃消食片口服，未见好转。现症见：腹痛欲泻，泻后痛减，大便次数增多，可见未消化食物，大便酸臭，恶心，食欲不佳，矢气频频，夜寐欠安。

体格检查：状可，呼吸平，咽微充血，腹胀，压痛（-），舌红苔黄腻，脉滑数。

辨证：饮食停滞，遏阻中焦

治则：消食化滞，运脾止泻

处方：保和丸加减，木香 6g、砂仁 3g、焦三仙各 10g、莱菔子 6g、陈皮 6g、法半夏 6g、连翘 6g、鸡内金 6g、白芍 6g、焦槟榔 6g、甘草 3g。水煎服，每日 1 剂，7 剂后复诊。

二诊：患儿病情较前明显好转，仍有恶心，嗳气，食欲不振，腹胀等情况。

体格检查：状可，呼吸平，咽无充血，腹软，舌红，苔白厚，脉滑。

辨证：胃失和降，脾失健运。

治则：理气健脾，和胃降逆。

处方：上方去砂仁、焦槟榔、白芍、连翘，加白术 6g、苍术 3g、柴胡 6g、旋覆花 6g、枳实 6g、厚朴 6g。水煎服，每日 1 剂，7 剂后复诊。

三诊：患儿食欲佳，无恶心、嗳气、腹胀等症状。守方加减，继服 5 剂。

按语：

张君教授认为本案患儿属于饮食不节，损伤脾胃，健运失常，食积中焦，故可见大便夹杂未消化食物残渣；食积胃肠，气机不利，则可见腹胀腹痛；胃失和降，浊气上逆则嗳气、呕吐，气味酸臭；食积化热，上扰心神，故夜寐不安。张君教授主张本案应以保和丸为主方，正如吴昆·《医方考》云：“饮食内伤，令人恶食者，此丸主之。伤于饮食，故令恶食，诸方以厉药攻之，是伤而复伤也。是方药味平良，补剂之力也，故曰保和。山楂甘而酸，酸胜甘，故能去肥甘之积；神曲甘而腐，腐胜焦，故能化炮炙之腻；卜子辛而苦，苦下气，故能化面物之滞；陈皮辛而香，香胜腐，故能消陈腐之气；连翘辛而苦，苦泄火，故能去积滞之热；半夏辛而燥，燥胜湿，故能消水谷之气；茯苓甘而淡，淡能渗，故能利湿伤之滞。”本方作用平和，山楂、神曲、莱菔子三药共用，使助消化、消食积之功更加全面，能治一切饮食积滞；陈皮、半夏、茯苓，理气化滞，和胃止呕，如此配伍则食积得消，胃气得和，诸症自愈。

第五节　积滞

临案举隅 1

患儿，男，5 岁。

主诉：食欲差，腹胀，大便干结 1 个月。

现病史：患儿 1 个月前参加生日活动，进食过多后呕吐 1 次，之后就出现食欲不佳，腹胀，拍起来像敲鼓一样，平时大便干结，近 3d 未排。

诊查：询问患儿平素饮食情况，家长述患儿以前喜欢吃东西，尤其是味道香的，口味甜的食物，还喜欢喝饮料，睡觉前喜欢喝一杯牛奶。进一步询问生活习惯情况，患儿在家不喜欢穿袜子，睡觉蹬被，喜欢趴着睡，晨起口里有酸臭味，手心热，摸起来像要发热一样，要是哪一顿吃不好，会出现肚子痛。查体：手心热，腹胀，小便黄，舌质红，舌中部苔黄厚，脉滑数。

西医诊断：功能性消化不良。

中医诊断：积滞（食积化热）。

治则：消食导滞，兼清里热。

处方：枳实 6g、厚朴 3g、大黄 3g、莱菔子 6g、焦三仙各 10g、连翘 6g、黄芩 6g、郁李仁 6g、火麻仁 6g。

上方水煎服 100mL，分 3 次口服，每日 1 剂。1 周后复诊。

调护：嘱家长每日患儿饮食以蔬菜为主，睡前 2h 不要进食，尤其是不要喝奶，不可以给患儿饮料，渴了喝温开水。

二诊：患儿口服中药后当天即排出大便，便质稀，色黑，味秽臭，排便之前有腹痛症状，排便后腹痛缓解。孩子进食习惯改的困难，仍然不喜欢吃蔬菜，还是喜欢吃肉，比上次就诊时食欲好一些，但是睡觉前喝奶习惯改了，渴了就给一杯水，加了蜂蜜。无手心热，无腹胀，1 周大便 3 次，每次大便颜色是黑色的，便干结，晨起没有口臭，舌红苔薄黄，脉数。

治则：消食导滞，清热润肠。

处方：枳实 6g、厚朴 3g、莱菔子 6g、焦三仙各 10g、连翘 6g、郁李仁 6g、火麻仁

6g、茯苓 6g。

上方水煎服 100mL，分 3 次口服，每日 1 剂。1 周后复诊。

三诊：口服中药后，恢复之前的食量，每日饮食以蔬菜为主，没有给太多的肉，近 2d，大便干，成条，其他症状均消失，舌略红苔少，脉数。

治则：补脾行气，润燥通便。

处方：莱菔子 6g、焦三仙各 10g、连翘 6g、山药 6g、陈皮 6g、玄参 6g、麦冬 6g、生地 6g、茯苓 6g。

上方水煎服 100mL，分 3 次口服，每日 1 剂。10d 后复诊。

四诊：现在大便呈黄色软便，不干结，没有腹胀，舌质略红苔少，脉数。嘱家长务必注意患儿饮食，不能如前大鱼大肉，喝饮料，以蔬菜为主。可以不用服用中药。

一、西医概述

小儿积滞与西医中“功能性消化不良”具有相似性，经过适当治疗后，一般预后较好，但部分患儿可伴有营养不良或生长发育障碍等不足。

功能性消化不良是指一组以上腹部不适为主要表现的消化系统综合征，且该综合征不以器质性、系统性和代谢性疾病作为诱因主要表现为腹胀腹痛，恶心呕吐，食欲不佳，大便不调等症状。本病一般分为两种情况：一是早饱或者餐后出现较长时间的腹胀，即餐后不适综合征；二是腹痛及上腹部出现不同程度的烧灼感，即上腹疼痛综合征。

随着我国国民生活水平大幅度提升的社会背景下，我国儿童的饮食有了更多的选择，但因多数家长缺乏专业化的营养知识，食谱杂乱，过分溺爱导致小儿出现挑食、偏食等现象突出，使功能性消化不良发生率逐年上升，对小儿发育造成极为不利的影响。研究发现，引起功能性消化不良的原因多是因为：消化系统功能紊乱、幽门螺杆菌感染、食欲刺激素分泌异常、饮食结构不合理、心理和环境因素，其中，小儿消化系统功能紊乱，即胃肠道运动障碍是导致功能性消化不良的基础病理因素，也是导致儿童腹胀、腹痛等临床症状的主要影响因素。但随着功能性消化不良研究的不断深入，发现社会及心理因素在本病的发病机制中的作用越来越重要。合理的膳食结构、进食时间及良好的家庭氛围也是降低本病发生率的关键。假如孩子长期处在高压的学习及家庭关系中，精神得不到放松，可导致孩子自主神经功能出现紊乱，进而导致其胃肠激素分泌出现异常，最终产生消化系统紊乱。

1. 消化系统功能紊乱

现代神经胃肠学的检查方法发现，功能性消化不良的主要病理变化为胃肠道运动功能障碍和内脏敏感性的改变。

2. 胃肠道运动功能障碍

胃运动功能障碍主要包括胃排空延迟和胃容受性功能受损，两者均是功能性消化不良发病的重要机制。

3. 内脏敏感性升高

内脏高敏感性是指内脏对疼痛或不适刺激的阈值降低，对生理性刺激产生不适感或对伤害性刺激反应强烈的现象。功能性消化不良相关症状常由胃或十二指肠对机械扩张，酸、脂质等化学性物质在腔内刺激的敏感性增高所引起，敏感程度与症状严重程度相关。功能性消化不良患者内脏高敏感表现为对胃肠道刺激如酸灌注、气囊扩张的疼痛阈值降低，甚至对正常胃肠道功能状态的敏感性增高。并与内脏相对应的躯体牵涉痛范围扩大。

4. 幽门螺杆菌感染

幽门螺杆菌感染的患儿，其发生功能性消化不良概率显著高于健康儿童。感染幽门螺杆菌后，患儿会出现食欲减退、胃部饱胀等症状，进而造成患儿的胃排空功能障碍。若患儿出现食欲缺乏和饱胀等主要症状，就需要及时进行幽门螺杆菌的检查，并给予相应治疗。

5. 食欲刺激素分泌异常

人体内的食欲刺激素可以促进胃部排空，如果胃部排空被延迟，患儿同时存在呕吐、餐后饱胀等情况，则可提示其体内食欲刺激素水平降低。患儿体内血浆食欲刺激素水平降低与其胃部运动功能障碍有关，故临床上应监测 FD 患儿的食欲刺激素水平，以便准确判断其胃动力功能。

6. 肠道菌群失调

肠道菌群，作为人体中的一种肠道微生物，参与了人体中物质和能量的更新迭代，具有提高抵抗力，抑制病菌滋生的作用。稳定平衡的菌群可以促进血液循环，在调节胆固醇浓度方面也发挥着重要的作用。稳定的菌群受到干扰，导致菌群的比例、数量发生变化，有害菌侵占有益菌的地位，侵蚀肠胃，从而影响身体的健康。研究发现，肠道菌群失调对消化道最为直接的影响是功能性消化不良。其主要表现在两个方面。一方面是肠道菌群组合发生改变。肠道中生存着的微生物可分为 3 大类，一是抑制病菌、增强免疫力的益生菌；二是影响肠胃蠕动和吸收的致病菌；三是以大肠埃希菌为代表的中性菌。有研究把健康人群和消化道患者进行比较，发现体内有益菌所占比例具有明显差异，其中健壮人群的肠道益生菌比例占 70%，普通人群占 30%。便秘患者、癌症病人体内有益菌只占 10%。由此可见，有益菌数量减少，人体病变的概率就会变大。肠道菌群失调的另一方面表现为小肠细菌生长过剩。小肠瘀滞是引起小肠细菌过度生长的主要原因，在小肠中，细菌量是极少的，但小肠细菌过度繁殖时，优势菌种将逐渐减少，结肠样菌群占领小肠，此时会直接损坏紧密联系的蛋白质。小肠环境的改变，使肠胃黏膜的通透性大大增加，从而减低肠屏障功能，无法抵抗病原体的入侵。此外，小肠细菌的过度增长，对肠结构和功能的影响具有直接作用，滋生的细菌可以争夺膳食中的维生素 B_{12}，消化功能被削弱从而引起消化不良。该种原因引起的症状一般包括吸收不良和原发疾病两方面的症状。轻重患者具有很大的差异，轻者仅有较轻程度的腹泻、贫血和体重减轻；严重者可出现程度较大的脱水，电解质紊乱，脂肪泻，腹胀、贫血，血压下降等症状。

7. 脑－肠轴功能紊乱

脑－肠轴功能失调是 FD 发病的核心机制。脑－肠轴是功能性胃肠病重要的病理生理学基础。一般认为，神经系统对胃肠运动的调控通过三个层次相互协调作用来实现。第一个层次是肠神经系统的局部调控；第二个层次是位于椎前神经节，接受和调控来自肠神经系统和中枢神经系统两方面的信息；第三个层次是中枢神经系统，由脑的各级中枢和脊髓接受内外环境变化时传入的各种信息，经过整合，再由自主神经系统和神经－内分泌系统将其调控信息传送到肠神经系统或直接作用于胃肠效应细胞。这种在不同层次将胃肠道与中枢神经系统联系起来的神经－内分泌网络称为脑－肠轴。机体通过脑－肠轴之间的神经内分泌肠功能的调节称为脑肠互动。自主神经可通过交感神经和副交感神经调节胃肠运动，迷走神经可增加胃肠的蠕动，促进消化道腺体的分泌，并且对消化管的黏膜病变形成和黏膜保护作用都有影响，而交感神经则可导致胃肠活动的抑制。自主神经作为中枢神经和肠神经的桥梁调节肠道的运动和感觉，在脑－肠轴中起着重要作用，功能性胃肠病可能与自主神经功能失调相关。

8. 饮食结构不合理

学龄前儿童饮食不规律、吃零食或者喝碳酸饮料等，对胃肠黏膜起不到良好的保护作用，此类情况与患儿慢性上消化道疾病的发生相关。还有部分患儿呈现一定的家族遗传倾向，这种原因引发的消化不良不易治愈，往往易反复发作，需特殊注意。

（1）家长喂养过度：很多家长总是担心孩子吃得不够多、不够好，所以不管孩子是否需要或者愿意，都坚持让孩子把他们认为该吃的吃完，有时会耗时 1～2h，这一餐刚吃完，下一餐的时间又快到了，还没有消化又进食，日久自然就会出现积滞。

（2）喂养方式不合理：孩子吃饭时注意力不集中，家长为了让小儿多吃几口，追着或哄着，只要孩子吃饭，看电视、玩玩具都可以，没有养成良好的吃饭习惯，在喂饭的过程中，孩子进食的同时就会有气体混着食物一同被孩子吃进去，就会出现腹胀腹痛症状。小儿在吃饭问题上只有接受而没有任何自主权，吃饭成了他的负担而不是生理需要。

9. 心理、环境因素

学龄期以后的儿童发生功能性消化不良时，多因学习压力大，家庭问题或精神紧张等方面所致。通常儿童学习压力太大时，会出现心理负担过重的问题，导致其大脑长期处于高压状态；家庭问题，例如父母离异或者家长对孩子的学习期望太高，造成了孩子很大的心理压力，日久便出现自主神经功能紊乱的情况，进而对胃肠激素分泌造成影响，引起不同程度的消化道疾病。

二、中医病因病机

钱乙在《小儿药证直诀》中提出："小儿脏腑柔弱，形气未充。"五脏之体成而未全，五脏之气全而未壮，故脾胃的结构和功能均未臻完善。万全提出小儿"脾常不足"的观点，一方面与小儿脾胃功能和发育不完善相关，如《育婴家秘·五脏证治总论》中所述小儿"肠胃脆薄""脾常不足者，脾司土气，儿之初生，所饮食者乳耳，水谷未入，脾未用事，其气尚弱，故曰不足"；另一方面，小儿饮食失常所致，故《育婴家秘·五脏证治总论》曰："儿之初生，脾薄而弱，乳食易伤，故曰脾常不足也。"的论述。由此可见，小儿时期脾胃发育并未完善，其形态尚未成熟，生理功能亦尚未健全。

古代文献对小儿积滞的描述很全面：《素问·痹论篇》记载："饮食自倍，肠胃乃伤。"《片玉心书》曰："小儿肠胃嫩薄，饮食易伤。"《幼幼集成》亦曰："小儿之病，伤食最多。""盖谷食有形之物，坚硬难消，儿之脾气未强，不能运化，每多因食致病。"元·曾世荣在《活幼心书》曰："父母不察其详，便谓饥渴，遽哺之以乳食，强之以杂味，不亦多乎？有数岁者，娇惜太过，不问生冷，甘肥时果，听其贪食，岂能知足？"《育婴家秘·调理脾胃》中亦云："幼小无知，口腹是贪，父母娇爱，纵其所欲，是以脾胃之病，视大人犹多也。"小儿脾胃薄嫩，饮食自节能力差，加上儿童生长发育需要相对多的营养，若家长喂养不当，脾胃负担过重，容易损伤，脾胃运化失司，水谷不化，积滞内停，易形成脾胃积滞的现象。《幼科发挥·原病论》所言："脾胃虚弱，百病蜂起。"如脾不运化、积滞不化，久而化热所致之积滞外感发热；食积内停，脾胃失调，清浊不分，水湿下趋而致之泄泻；脾胃失健，食浊内蕴，化热上炎而成之口疮；脾胃内伤积滞，气机失常，夜不能寐而生之夜啼；脾胃失和，食积内停，气机上逆，肺失宣降而致之咳嗽等。

《推拿抉微》云："儿患积症，皆因哺乳不节，过餐生冷坚硬之物，脾胃不能克化，积滞中脘。"脾主运化，胃主受纳，若脾胃受伤，受纳运化失职，升降失调，则乳食停滞，积而不消而发。因此，中医认为积滞主要责之脾胃运化功能失司致乳食停聚不消，积而不化，气滞不行。

三、按语

儿童脾胃功能先天弱，即所谓"脾常不足"，主要表现在受纳、腐熟、运化的能力较成人弱。儿童进食没有节制，即"饮食不节"，遇到喜欢吃的食物，会进食较多，反而增加了脾胃的负担，导致食积，形成积滞状态，就是通常所说的“伤食”。

在伤食初期，就是食物停滞在胃肠，中焦受阻，气机不畅，孩子会出现腹痛、呕吐等症状，若是在此时进行消食导滞，就能恢复胃肠功能，解放中焦。但是往往此阶段容易被家长忽视，进入到食滞中焦，日久郁而化火的情况，就会出现食欲不佳，腹胀，手心热，口臭，夜卧不宁，小便黄，大便干结，舌质红苔黄腻，脉滑数等症状。

张君教授在治疗积滞化热之证，不单纯的消食导滞，还清里热。方中用大黄，是考虑患儿近 3d 未排大便，需要尽快让大便排出；患儿有腹胀症状，予枳实、厚朴、莱菔子以行气通气而消腹胀；连翘、黄芩清里热；郁李仁和火麻仁润肠通便；焦三仙固护脾胃。患儿口服第一次中药，因有大黄的作用，排出稀便，手心热缓解，没有腹胀，二诊时去掉大黄、厚朴、黄芩、陈皮，减少行气药及泻下药。患儿三诊时大便又出现干燥症状，但是不是球状，考虑患儿可能存在肠中水分不足情况，与增液汤口服以增加肠液促进排便。四诊时大便正常，其他症状消失。本例患儿，其出现积滞是由于前期进食过多蛋白类、脂肪类食物，能量过高，超过了脾胃吸收的能力，出现呕吐，进而损伤脾胃功能，因此嘱咐家长，停药后一定要注意饮食结构，否则可能会再次出现积滞的情况。

临案举隅 2

患儿，男，2 岁。

主诉：不思饮食，腹胀 4d。

现病史：患儿就诊前 1 周到亲戚家聚餐，吃了过多的炸鸡，晚上回家呕吐 3 次，均为白天吃的食物，腹胀腹痛，呕吐后腹痛缓解，排稀便 1 次，气味酸臭，之后进食量少，不思饮食，近 4d 症状加重，晚上睡觉喜翻身。

诊查：腹部软，略鼓胀，叩之如敲鼓，胃脘部有轻微压痛，舌质红，苔白腻，指纹紫滞。

西医诊断：功能性消化不良。

中医诊断：积滞（乳食内积证）。

治则：消食导滞。

处方：焦三仙各 5g、茯苓 6g、陈皮 6g、莱菔子 6g、枳壳 4g、鸡内金 5g。

上方水煎服 100mL，分 3 次口服，每日 1 剂。1 周后复诊。

二诊：患儿口服中药后，腹胀明显缓解，食欲不佳，无腹痛，大便正常。舌质红苔少，指纹紫。

中医诊断：积滞（脾胃阴虚证）。

治则：滋脾养胃，佐以助运。

处方：沙参 5g、玉竹 5g、乌梅 5g、焦三仙各 5g、茯苓 6g、肉蔻 5g、陈皮 6g、莱菔子 6g、鸡内金 5g。

上方水煎服 100mL，分 3 次口服，每日 1 剂。1 周后复诊。

三诊：患儿食欲恢复，无腹胀腹痛，大便正常，舌质红苔少，指纹紫。

按语：

患儿前期有饮食不节病史，是食物停滞于胃中，阻滞中焦，并未积而化热，食欲不振是积食伤及脾胃，使脾胃功能减弱，不能纳运而致；腹胀是食物潴留在胃中，气机运行不畅，气滞于中焦而致；气行不畅，不通则痛，会出现腹痛。患儿初次就诊时表现为明显的食物积滞于中焦，治疗上需要消食导滞，方用保和丸、焦三仙、鸡内金消食；陈皮、莱菔子、枳壳行中焦之气，恢复气机。二诊时，患儿腹胀明显好转，中焦气机恢复，亦无腹胀，但是出现舌红少苔的胃阴不足之象，仍然食欲不佳，治疗时需要滋养胃阴，用沙参、玉竹、乌梅；用肉蔻增加香气，促进患儿食欲；去除枳壳，减少行气之力。

临案举隅 3

患儿，女，6 岁。

主诉：不思饮食，腹胀 1 年。

现病史：患儿近 1 年来，食欲不佳，遇到喜欢吃的食物，能吃的稍多一些，但是食后腹胀的厉害，甚至腹痛。

诊查：面色无华偏黄，形体消瘦，喜欢躺着，说话声音低，看似无力，腹部平软，皮肤松软，弹性差，皮下脂肪薄，大便溏，舌质淡，苔白腻，脉细滑。

西医诊断：功能性消化不良。

中医诊断：积滞（脾虚夹积证）。

治则：健脾益气，消食导滞。

处方：太子参 8g、白术 8g、砂仁 6g、焦三仙各 10g、茯苓 8g、陈皮 8g、莱菔子 8g、枳壳 6g、鸡内金 6g、佩兰 5g、肉豆蔻 6g。

上方水煎服 100mL，分 3 次口服，每日 1 剂。1 周后复诊。

二诊：患儿口服中药后，食欲欠佳，无腹胀腹痛，大便正常。面色无华偏黄，形体消瘦，腹部平软，皮肤松软，弹性差，皮下脂肪薄，大便稀，舌质淡，苔白腻，脉细滑。

中医诊断：积滞（脾虚夹积证）。

治则：滋脾养胃，佐以助运。

处方：太子参 8g、白术 8g、砂仁 6g、焦三仙各 10g、茯苓 8g、陈皮 8g、莱菔子 8g、鸡内金 6g、肉豆蔻 6g。

上方水煎服 100mL，分 3 次口服，每日 1 剂。10d 后复诊。

三诊：患儿饮食量明显比之前多，体重增长 1kg，面色无华，黄气减轻，腹部皮下脂肪较之前饱满，黄色软便，舌质淡，苔白，脉细有力。

按语：

儿童脾胃功能薄弱，不耐食物潴留。若食积日久不除，影响脾胃纳运功能，水谷精微不能被消化吸收，势必是出现面色无华，偏黄，没有血色；肌肉没有水谷精微滋养，就会出现消瘦，乏力，皮下脂肪薄，皮肤弹性差；中气不足，影响肺气，出现肺脾气虚而语声低微，懒言。张君教授治疗脾虚同时兼有积滞的患儿，补脾气的同时行气导滞。方中太子参、白术补益脾气；砂仁、焦三仙、鸡内金以消食；枳壳、陈皮、莱菔子行气。二诊患儿腹胀缓解，去除枳壳，减少行气之力，以防过伤脾气。

第六节　厌食

临案举隅 1

王某，女，6 岁，于 2015 年 6 月 11 日初诊。

主诉：食欲不振 2 年余。

现病史：患儿 2 年前出现纳食减少，食欲减退，且口气臭秽，常常怒而不食，平素性格内向，易哭闹，大便量少，2～3d 1 行，干结难下。家长就诊多家医院，曾多次给予葡萄糖酸锌口服液、健胃消食口服液、多潘立酮、保和丸、益生菌等药物口服及小儿推拿等外治疗法，症状未见明显缓解。诊见：形体消瘦，面色萎黄，食欲不振，纳食偏少，时有脘腹胀痛，实则胃腹胀满，矢气频频，大便偏干，时有失眠，舌质淡红，苔薄黄，脉弦细。

中医诊断：厌食。

辨证：肝郁气滞，纳运失司。

治则：疏肝解郁、运脾开胃，兼清内热。

处方：方用逍遥散加减：柴胡、薄荷、茯苓、炒白术、鸡内金、炒麦芽、郁金、酒军、当归、白芍、乌梅、枳壳、甘草。水煎服，每日 1 剂，7 剂后复诊。

二诊：患儿食欲较前改善，有主观进食需求，矢气较前较少，大便较前顺畅，仍 2d 1 行。上方加焦三仙、百合、佛手、砂仁。水煎服，每日 1 剂，7 剂后复诊。

三诊：患儿食欲显著增加，大便调畅，面黄有减。上方去酒军，乌梅加白扁豆、山药、薏苡仁、莲子。水煎服，每日 1 剂，7 剂后痊愈。

一、西医概述

小儿厌食症是一种慢性食欲障碍性疾病，西医主要将厌食划分为西医诸多疾病中的一个症状。如《诸福棠实用儿科学》《尼尔森儿科学》将厌食划分为消化道疾病或消化功能紊乱的主要症状。以小儿较长时期见食不贪，食欲不振，甚至拒食为主要临床特征，各年龄儿童皆可发病。国外流行病学调查显示，婴儿和学龄前儿童进食问题的发生率为 12%～34%。因城市儿童发病率较高，被认为是富裕社会儿童的主摄食问题之一。患儿如果不能及时治疗，可造成营养不良，并发维生素 D 缺乏性佝偻病、缺铁性贫血、反复呼吸道感染等疾病，影响儿童的生长发育、营养状况、智力发育以及心理健康，甚至还可危及生命，因此历来受到医界与医家的重视。

近年现代医学从发病机制着手对厌食症展开了多方位的研究，主要集中在微量元素水平、胃肠形态学及动力学、免疫功能、神经递质调节及激素调节等方面。诸多研究表明，微量元素缺乏、胃肠动力减弱或黏膜损伤、细胞和体液免疫下降及神经、激素调节紊乱等均与儿童厌食症的发生有关。对本病的治疗多以药物对症治疗为主，同时配合科学喂养与心理引导。但目前与机制研究相对应的药物研究与开发相对不足，限制了其临床疗效的提高。而中医不仅在病因病机方面有了较系统的认识，而且对其治疗有其独特的疗效和优势，在临床应用非常广泛，目前中医治疗多重视消食运脾法的应用，而忽视小儿体质特点及病因病机的改变，使得治疗效果不理想。

目前对小儿厌食症发病机制认识还不明确，在神经肽、神经递质、胃肠激素因子三大系统相互调节的共同介质和摄食控制的中枢神经化学理论提出之后，研究下丘脑食欲中枢和脑肠肽对摄食行为的影响成为摄食生理研究的热点之一。现已证实，下丘脑是综合多种信息调控摄食的食欲中枢，各种与摄食有关的信息经相应的神经通路和神经递质作用于饥饿中枢，激发摄食行为；进食后引起内分泌和体液等因素的改变再沿相应通路作用于饱食中枢，终止摄食行为。胃肠激素是指消化道黏膜中的内分泌细胞所分泌的肽类活性物质，其作用是维持消化系统的分泌和运动功能。

近年发现，许多胃肠肽在中枢神经系统存在，而原先存在于中枢神经系统中的肽类物质也在胃肠道中发现，这些胃肠激素又被称为脑肠肽。胃肠激素的增多或减少，均可引起胃肠道功能失调，影响“脑肠肽 – 食欲中枢”对摄食行为的调控。大量研究资料显示，多种脑肠肽如促进食欲的神经肽、增食欲素、甘丙肽等；抑制食欲的瘦素、胆囊收缩素、阿片黑皮素原、a–促黑激素、胰岛素、胰升糖素样肽 –1 等作为肽类神经递质参与动物的摄食调控，在摄食调节中起着重要的作用。对于小儿厌食症的研究，脑肠肽在其发病中占有重要地位，这一概念已经确立，从这一角度研究小儿厌食症的发病机制是一大热点。但其机制研究尚无定论。

二、中医病因病机

《幼科发挥·五脏虚实补泻之法》中说：“肝常有余，脾常不足者，此却是本脏之气也。盖肝乃少阳之气，儿之初生，如木方萌，乃少阳生长之气，渐而壮，故有余也。肠胃脆薄，谷气未充，此脾所不足也。”肝主疏泄，胃主受纳，肝与胃生理上相互促进，病理上相互影响。

朱丹溪曰：“气血冲和，万病不生，一有怫郁，诸病生焉。”提出肝气怫郁为诸病之始，郁不除，气血不能冲和，疾病乃生的观点。肝是人体五脏之一，在人体生命活动及疾病过程中占有重要位置。《西溪书屋夜话录》说：“肝病最杂而治法最广。”《读医随笔》曰：“医者善于调肝，乃善治百病。”肝者，其生理特点喜条达而恶抑郁，调畅一身气机，推动脏腑气化，鼓舞气血运行，以助津液输布、助调水道、二便排泄。并能疏泄胆汁，助脾胃消化，协调呼吸等。

脾为后天之本，气血生化之源，主肌肉四肢，主运化水谷精微及水液，主升清降浊，为胃行其津液。肝脾两脏对气机的运行都具有重要的作用，肝的疏泄功能正常，则脾胃冲和，气机调畅，气血生化充足，故《素问·宝命全形论》曰："土得木而达。"《类证治裁》："诸病多自肝来，以其犯中宫之土，刚性难驯……"，而脾胃生变，又成为许多疾病发生或趋于复杂的主要原因，即所谓"内伤脾胃，百病由生"。肝胆气机的升降对脾胃气机有重要的制约和疏泄作用，若肝的疏泄作用失常可以直接影响脾胃的运化功能，而导致厌食。临床常用白芍药、当归、佛手柔肝之品以通达脾土。此外，"脾常不足""肝常有余"，是小儿特点，小儿脾胃虚弱，运化维艰，肝气旺盛常易乘脾犯胃，则脾胃愈亏，小儿除出现饮食量减少等脾胃证外，还有情绪急躁、任性易怒，脉弦的表现，故健脾更不忘调理肝气。

肝主疏泄，能调节脾胃升降之枢机。脾胃升降之机调畅，其受纳腐熟，运化之职则健。小儿"肝常有余"，娇生惯养之小儿，所欲不遂，动辄哭闹要挟，久则性情嚣张，易养成易怒易暴的恶习。且独生子女性多娇态，稍违其意则哭闹不止，或自生闷气，致肝失疏泄，肝气犯胃，胃失和降而厌食；若肝失疏泄，郁而生热，耗伤肝阴，肝木克土，使脾胃受纳运化失常而成厌食；或因生活环境改变，情志不畅，思虑伤脾，脾虚不适而致厌食。再加上小儿神气怯弱，易受惊吓，乍见异物，乍闻异声，可见精神萎靡，食欲不振，夜寐欠宁，呓语惊惕等症。

传统观念认为，小儿情志致病较少，但由于临床实际情况，亦不鲜见，尤其是小儿脾胃疾患，正如汪延珍《温病条辨·解儿难·儿科总论》所述："小儿但无色欲耳，喜怒悲恐，较之成人，更专且笃，亦不可不察也。"朱丹溪说："小儿易怒，肝病萌多。"万密斋也说："盖儿初生，性多执坳……，易使怒伤肝气生病。"均说明"怒伤肝"在小儿为常见病因，正如张从正所言："富家之子，得纵共欲，稍不如意，则怒多，怒多则肝病多。"现代医学认为，不良的精神刺激可引起神经系统紊乱致使胃酶的分泌和脑肠肽的分泌减少，而导致厌食。随着人民生活水平的不断提高，当今娇生惯养现象比较普遍。因此，小儿患上述之肝病者亦多，肝气郁结，疏泄失司，横逆犯胃，肝木克土，以致脾不健运，胃不受纳而成本症。

三、按语

张君教授经过多年临床诊疗经验发现，本病病位虽常在脾胃，但与肝密切相关。随着家庭条件的提高，很多家长对小儿自幼过度宠爱，同时提高了对孩子的期望，造成孩子压力增大，身心不能得到放松，导致小儿肝失疏泄，气机不畅，情志失调，影响脾胃运纳。临床上常表现为精神抑郁、暴躁、常不思饮食、食则饱胀、胃脘满闷不舒，舌质正常或红，舌苔薄白或薄黄，脉弦细。张君教授根据多年临床经验以"疏肝、运脾、和胃"为治疗之法。方用逍遥散意在使肝木乘脾犯胃，同时缓解小儿肝郁所致情绪躁动，夜寐不安等症。逍遥散加减攻补兼施，方药平和，不腻不燥，堪称治疗小儿厌食症的效验良方。

小儿厌食症，属中医学疳积范畴。张教授认为厌食症中多为学龄期儿童，张君教授认为家长望子成才，过早给孩子学习压力，造成儿童情志不畅，日久则肝郁不疏，影响脾胃功能而致厌食。张教授善用逍遥散加减治疗小儿厌食症，逍遥散出自《太平惠民和剂局方》主治肝郁血虚脾弱证。小儿生理病理特点为“肝常有余”“脾常不足”。由于小儿五脏六腑成而未全，全而未壮，脏腑娇嫩，形气未充，脾常不足，饮食稍多即滞，滞而为积，久积为疳。疳积为病，脾胃失和。故健脾和胃、消食化积、兼清内热为治疳积之大法。每因喂养不当，情志影响导致脾胃虚弱，胃中呆滞。《灵枢。平人绝谷篇》：“神者，水谷之精气也。”

考虑到本例患儿脾失健运，胃失受纳，积滞化热，故怒而拒食，大便干结，口气臭秽；饮食不足，气血生化乏源，故面色少华，身体日渐消瘦，体重不升反降；舌红、苔厚，指纹暗红，皆为积而化热之征。综上所述，其病机为脾失健运，胃失和降，食积化热。方用逍遥散意旨毋令肝木乘脾犯胃，且能缓解小儿肝郁所致烦躁不安，夜寐不宁等症。方用柴胡、薄荷予疏肝和胃，清散郁热；白芍、当归平肝柔肝，有安脾和胃之功；炒白术、茯苓健脾燥湿，温运脾阳；加以酒大黄、鸡内金等健脾胃，消积滞。加味方消中有补，补中寓攻，方性平和，不腻不燥，堪称治疗小儿厌食症的效验良方。

临案举隅 2

傅某某，男，8 个月。2016 年 5 月 17 日初诊。

主诉：食少 2 个月，加重 3d。

现病史：近 2 个月家长给患儿添加辅食，食物种类繁杂，造成患儿母乳进食量减少，家长未予重视，1 周后，家长发现患儿舌苔灰暗，自予益生菌口服 1 周，母乳进食量未见明显增加，仍继续给予辅食。近 2d 患儿出现拒食母乳及辅食现象，同时大便呈糊状，夹有食物残渣，不吐不泻，病来患儿精神状态正常，睡眠正常。未见外感症状。查舌质红，舌苔灰黄厚腻，指纹紫滞。心肺（–）。腹平软。头发稀少微黄，可见枕秃，前囟约 2cm。

中医诊断：厌食。

辨证：肝胃不和，脾虚夹滞。

治则：健脾和胃，消积化滞。

处方：逍遥散加减，藿香、白术、茯苓、焦山楂、枳实、黄芩、炒麦芽、炒神曲、甘草。3 剂，水煎服，每次服 10mL，每日 5～6 次，2d 1 剂。嘱停止添加辅食，以母乳喂养为主，宜少量多餐；补充水分。水煎服，每日 1 剂，5 剂后复诊。

二诊：服药 3d 后患儿进食母乳量较前明显增多，但仍不能恢复到生病前，大便量较前增多，便质同前。精神状态好，查舌质淡，舌苔黄灰，指纹淡紫不滞。上方去枳实、焦山楂、炒麦芽，枳实加薏苡仁、山药、苍术、莲子肉、枳壳。水煎服，每日 1 剂，5 剂后复诊。

三诊：服药 5d 后患儿食量较前增加明显，大便稀溏，量多，未见颗粒及食物残渣，上方加大腹皮，煅龙骨，煅牡蛎。水煎服，每日 1 剂，7 剂后复诊。

四诊：服药7d后大便成形，除母乳外，已进食少量米粉，查舌质淡，舌苔淡白，指纹淡紫。药证相对，原方再进7剂。嘱家长辅食添加：少量淡牛奶、米汤，注意观察大便。

五诊：服药7d后，患儿食量恢复至生病前，辅食量较前增多，大便成形，诸症已愈，停药。同时指导家长停药后续辅食添加方法。

按语：

《景岳全书》谓："小儿之疾，非外感风寒，则内伤饮食。"《育婴家秘》载："小儿之病，伤食最多。"《诸病源候论·小儿杂病诸候》曰："小儿食不可过饱，饱则伤脾。"由于小儿乳食不知自节，饥饱无度，过度饥饿可使脾胃失去水谷的充养耳虚弱，胃不思纳；过饱则饮食停滞于内，壅塞脾胃气机，亦可伤脾气。或家长缺乏育婴保健知识，片面追求高营养食品，盲目投以甘肥厚味，如过食糖类、煎炸、滋腻、香燥食物，或滥用补品，如巧克力、蜂王浆、银耳、桂圆等。或因家长过于溺爱孩子，调理不当，过食肥、甘、生、冷或难消化的食物，零食、水果、饮料等杂食乱投，均可伤及脾胃。胃主受纳，为水谷之海；脾主运化，为生化之源。若脾胃受伤，受纳运化失职，升降失调，乳食停滞，乃生此病。即《素问·痹论》所说："乳贵有时，食贵有节，饮食自倍，肠胃乃伤。"又如《景岳全书·小儿则》所说："小儿饮食有任意偏好者，无不致病，所谓爽口终作病也，极宜慎之。"《医宗金鉴·幼科心法要诀》指出："夫乳与食，小儿资以养生者也……，若父母过爱，乳食无度，则宿食不消而成疾矣。"《幼幼集成·伤食证治》也说："小儿之病，伤食最多，故乳食停滞，中焦不化而成疾者。"说明乳食壅滞，损伤脾胃，导致脾胃不和，终致厌食。诚如《育婴家密·五脏证治总论》所言："脾主纳谷，饥则伤胃，饱则伤脾，小儿之病，多过于饱也。"

《诸病源候论·小儿杂病候》所述："小儿乳哺不调，伤于脾胃，脾胃虚弱，不能饮食。"明确指出喂养不当，损伤脾胃是形成厌食的重要成因。

本次病例中，患儿年龄较小，脾胃虚弱，辅食添加凌乱从而导致脾胃运化失调，气机升降失调，从而进食量较少。故予白术健运脾胃；茯苓、焦山楂枳实、炒麦芽消食导滞；藿香等轻清之品化湿理气；共奏运脾和胃、消食导滞之功。因患儿年幼，脾胃虚弱，恐过于温燥伤阴或过于耗气，山药、莲子肉以助脾运，恢复脾功能。张君教授治疗小儿脾胃疾病，受钱乙"脾主困"理论的影响，认为通畅脾胃的正常升降关系，恢复其固有的运转功能，使脾土旺盛，从而达到治愈厌食的目的。

临案举隅3

患儿赵某，男，4岁。2018年3月2日初诊。

主诉：反复食欲不振3个月。

现病史：患儿近3个月，因反复患呼吸系统疾病曾多次使用红霉素静点，治疗期间患儿因静点红霉素曾多次出现，呕吐、腹痛等症状，造成患儿厌食，因患儿进食量较少，曾多次补液以营养支持。患儿食欲不振，进食量较病前明显减少，经常出现鼻塞、打喷嚏、偶尔流浊涕、偶有咳嗽，可闻及咽部有痰，时有乏力、汗出较多，动则尤甚，大便不调。查体，面色欠华，形体偏瘦，舌淡红苔白脉细。

中医诊断：厌食。

辨证：营卫失调，脾胃两虚。

治则：调和营卫，健脾益胃。

处方：逍遥散合桂枝汤加减，桂枝 5g、防风 5g、炙甘草 3g、炒白芍 5g、生姜 5g、白术 5g、茯苓 5g、麻黄根 5g、辛夷 3g、白芷 3g、苍术 5g、陈皮 3g、半夏 5g、焦三仙各 8g。水煎服，每日 1 剂，5 剂后复诊。

二诊：服药后，患儿食欲较前增加，进食量较前增多，汗出减少，便下转调，鼻塞、打喷嚏、流浊涕等症状消失。查舌淡红苔薄白，脉细。上方去麻黄根，加龙骨 10g、牡蛎 10g。水煎服，每日 1 剂，7 剂后复诊。

三诊：患儿食欲较前明显增加，面色润泽，体重较前稍增加，汗出较前明显减少，大便成形，软便。查舌淡红苔薄白，脉细较前有力。上方去桂枝，加党参 5g、内金 5g。水煎服，每日 1 剂，7 剂后复诊。

四诊：患儿病愈，嘱注意饮食，不可暴饮暴食，多增加户外锻炼。

按语：

多病久病，损伤脾胃。小儿脏腑娇嫩，形气未充，五脏六腑皆属不足，但以肺、脾、肾三脏更为突出；小儿为稚阴稚阳之体，机体和功能均较脆弱，对疾病的抵抗力较差，易感受外邪。如《灵枢·逆顺肥瘦篇》曰："婴儿者，其肉脆、血少、气弱。"《医学三字经·小儿》说："稚阳体，邪易干。"小儿脾常不足，患病之时，或伤及脾胃之气，或损耗脾胃之阴，常影响运化功能，又失于治疗，便成厌食疾病，《幼幼集成》谓："或因病有伤胃气，久不思食"，即属此理。

桂枝汤源于《伤寒论》，由桂枝、白芍、炙甘草、生姜、大枣组成。此方具有解肌发表，调和营卫的功效，传统用于外感风寒表虚证。患儿因反复支气管炎、肺炎等疾病造成久病伤及脾胃功能失调。该患儿平素鼻塞、打喷嚏、流涕、面色欠华、汗出，属营卫失和，因营卫主一身之气血，其生成依靠于脾胃的消化传输，所以脾胃虚弱则营卫不和，而营卫不和，则又可反之影响脾胃气机的升降，二者互为因果，造成厌食。故予桂枝汤加减，使营卫调和，脾胃健运，治疗上调和营卫，兼以健脾助运以达助胃纳食的目的。

第七节　便秘

临案举隅 1

马王某，男，6 岁，2019 年 10 月 14 日就诊。

主诉：大便干燥 1 年。

现病史：患儿近 1 年便秘，大便干结，呈羊粪状，3～4d 1 行，伴排便困难，无腹痛、恶心呕吐等。

诊查：患儿面色红润，咽充血，有口气，呼吸平，心肺听诊无异常，腹软，无压痛及反跳痛，纳尚可，大便可，小便正常，夜寐安，舌红，舌苔中部黄腻，脉稍滑。

西医诊断：功能性消化不良。

中医诊断：便秘。

辨证：湿热内结证。

治则：清热化湿、导滞通便。

处方：藿香 6g、厚朴 6g、法半夏 6g、茯苓 6g、陈皮 6g、黄连 5g、炒枳实 6g、炒莱菔子 6g、决明子 6g、郁李仁 6g、火麻仁 6g、甘草 5g。7 剂，每日 1 剂，温水冲服，早晚各 1 次。

二诊大便 1～2d 1 行，未诉排便困难，便质软，舌脉同初诊。继服上方 7 剂，服法同上。痊愈。

一、西医概述

便秘是指大便秘结不通，排便次数减少或间隔时间延长，或便意频而大便艰涩排出困难的病证。可单独存在，也可继发于其他疾病的过程中。

西医将便秘分为器质性便秘和功能性便秘两大类，功能性便秘是指未发现明显器质病变而以功能性改变为特征的排便障碍，约占儿童便秘的 90% 以上。

本病经过合理治疗，一般预后良好，但容易造成肛裂。日久不愈，可引起脱肛、痔疮等疾病。

二、中医病因病机

便秘多与饮食和生活习惯相关，加之现在生活水平的提高，家长多过度喂养，且纵容小儿多食肥甘之品，脾胃之运化功能受损，升降功能失常，影响大肠传导功能，发生便秘。

1. 乳食积滞

小儿脾常不足，乳食不知自节，若饮食喂养不当，损伤脾胃，运化失常，停滞中焦，积久化热，耗伤津液，肠道失润，发为便秘。

2. 邪热伤津

小儿易感温热之邪，邪热稽留，或过食肥甘厚味，灼津伤阴，肠道津少失濡，大便干结，形成便秘。

3. 气血亏虚

小儿若禀赋不足、后天失调，或疾病影响导致气血不足，气虚则传导无力，血虚则肠道失润。若病及于肾，耗阴损阳，则不能蒸化津液温润肠道，便秘由生。

三、按语

小儿便秘初期家长没有给予重视，来诊者多伴有积滞日久，故以消积通腹为基本治则，兼顾他证。用药方面，小儿便秘的治疗宜缓图，不宜乱用泻下药，攻伐太过，损伤正气。若非用攻下药，则中病即止。

临案举隅 2

韩某，男，9 岁。初诊：2018 年 8 月 7 日。

主诉：大便干燥半个月。

现病史：大便干燥，排便疼痛，平素挑食、偏食，喜食肉类，口臭，腹胀，脾气大，小便黄，于笔者医院门诊口服中药 7d，效果不明显，遂来诊。

诊查：面色尚可，有口气，呼吸平，心肺听诊无异常腹胀，无压痛及反跳痛，纳尚可，大便干，小便正常，夜寐安，舌红，舌苔黄厚，脉数。

辅助检查：无。

西医诊断：便秘。

中医诊断：功能性便秘。

辨证：阳明腑实证。

治则：通腑泄热。

处方：枳实 6g、厚朴 6g、郁李仁 10g、莱菔子 10g、黄连 5g、生地 6g、牡丹皮 6g、麦冬 10g、桃仁 10g、陈皮 6g、焦三仙各 10g、茯苓 10g、党参 6g。7 剂，每日 1 剂，水冲服。

二诊：2018 年 8 月 14 日，服上方 7d 后排便正常，上方去黄连，继服 7d。

按语：

平素偏食肉类，不喜蔬菜的患儿，因“脾常不足”，先天脾胃运化功能弱，故易出现脾胃纳化时常，食积化热，与肠中糟粕相搏，出现腹满，便秘及里热证，故治疗上以枳实、厚朴通腑泄热，郁李仁、麦冬、桃仁养阴润肠通便，莱菔子、陈皮、焦三仙、茯苓、党参健脾助运，黄连、生地、牡丹皮清泄内热。

泻下、养阴、通便三类药对小儿便秘而言只是权宜之计。虽短期内有一定疗效，但服用时间越久，对患儿脾胃功能越不利，不能从根本上解决便秘问题。平时还需调整孩子饮食习惯，荤素搭配，尤其是粗纤维类食物的摄入。

第八节　营养性缺铁性贫血

临案举隅 1

秦某，女，4 岁。

主诉：唇甲色淡、食欲不振 3 年余。

现病史：患儿 3 年前于某三甲医院诊断为“甲状腺功能低下”“缺铁性贫血”，对症治疗后，甲状腺功能恢复，现已停药 2 个月，贫血未改善，家长为寻求中医药治疗，遂就诊于张君教授名老中医工作室。症见：面色苍白，食欲不振，唇甲色淡，易乏力，少气懒言，夜寐可，大便不调。

体格检查：贫血面容，唇甲色淡，听诊心率约 110 次 /min，舌淡苔白，脉细无力。

辅助检查：血常规：血红蛋白 77g/L，红细胞数目 2.5×10^{12}/L，红细胞体积 25.8%，平均红细胞体积：57FL，平均红细胞血红蛋白含量 17.1pg，平均血红蛋白浓度 299g/L，余下正常。

西医诊断：营养性缺铁性贫血（中度）。

中医诊断：血虚。

辨证：脾胃虚弱，生化乏源。

治则：健运脾胃，益气养血，补肾填精。

处方：六君子汤合六味地黄丸加减，党参 5g、白术 5g、茯苓 5g、陈皮 5g、焦三仙各 8g、鸡内金 5g、当归 5g、法半夏 5g、熟地黄 3g、山茱萸 5g、牡丹皮 5g、山药 6g、大枣 6g、甘草 3g。水煎服，每日 1 剂，30 剂后复诊。

二诊：患儿食欲见佳，乏力症状减轻，仍有贫血面容，二便调。舌淡苔白，脉细。

辅助检查：血常规：血红蛋白 85g/L，红细胞数目 2.8×10^{12}/L，红细胞体积 29%，平均红细胞体积：60FL，平均红细胞血红蛋白含量 18.2pg，余下正常。

辨证：脾胃虚弱，生化乏源。

治则：健运脾胃，益气养血，补肾填精。

处方：上方去法半夏、鸡内金、大枣、当归，加鸡血藤 5g、黄芪 5g、枸杞子 6g。水煎服，每日 1 剂，30 剂后复诊。

三诊：患儿乏力症状明显缓解，面色苍白、唇甲色淡亦有所改善，纳可，二便调，夜寐安。舌淡红，苔白，脉细。

辅助检查：血常规：血红蛋白 97g/L，红细胞数目 3.0×10^{12}/L，红细胞体积 36%，平均红细胞体积：75FL，平均红细胞血红蛋白含量 24.5pg，余下正常。

辨证：脾胃虚弱，生化乏源。

治则：健运脾胃，益气养血，补肾填精。

处方：守方加减，予继服 30 剂。由于患儿年龄较小，口服中药不予配合。家长要求停药观察 2 个月后再复诊。目前临床效果，家长十分满意。

一、西医概述

营养性缺铁性贫血是小儿贫血中最常见的一种类型，临床主要特点为小细胞低色素贫血。任何年龄均可发病，以 6 个月 ~ 2 岁最多见。起病较为隐匿，不少患儿因其他疾病就诊时才被诊断。根据临床表现结合发病年龄、喂养史及血象特点可作出诊断。血红蛋白量比红细胞数降低明显及红细胞的形态改变对诊断意义较大。本病是一种普及全世界的营养缺乏性疾病，而发展中国家发病率高达 30% ~ 90%，我国属发病率高的国家之一，其中我国农村发病高于城市，南方高于北方。7 岁以下的小儿均可发病，特别多见于 6 个月 ~ 3 岁的婴幼儿。本症是一种可以预防及治愈率高的疾病。只要注意小儿的饮食搭配，增加膳食铁含量即可预防此病，但一旦发病，必须及时治疗，以免危害儿童的健康。我国有 1 亿多人有不同程度的贫血，其中孕妇占 40%，儿童占 50%。

1. 铁在体内的代谢

正常人体内铁的含量为 35 ~ 60mg/kg。其中 65% ~ 70%存在于循环红细胞的血红蛋白甲，25% ~ 30%为贮存铁，以铁蛋白及含铁血黄素的形式存在于网状内皮系统（肝、脾、骨髓等）中，约 5%存在于肌红蛋白及各种含铁的酶（过氧化氢酶、过氧化物酶、细胞色素等）中。在血浆中转运的铁仅占 0.1%左右。人体需要的铁来源食物和衰老红细胞破坏后释放的铁。一般食物中所含的铁仅 5% ~ 10%能被吸收。植物中的铁盐吸收率低，而肉类中，铁吸收率高。二价铁比三价铁容易吸收。同时食入维生素 C、果糖，氨基酸以及胃液中的盐酸均有利于铁的吸收，而食物中的磷酸、草酸，植酸则有碍于铁的吸收。铁的吸收主要在十二指肠及空肠上段进行。肠黏膜细胞有调节铁吸收的功能。这种细胞寿命为 2 ~ 3d，在肠腔和血液之间形成一暂时保存铁的地带。在体内铁过多时，大量保存铁的肠黏膜细胞在肠腔内脱落排出体外，使铁吸收减少。相反，在缺铁和造血功能增强时，铁通过肠黏膜进入血循环的量增多。从肠道吸收的铁进入血浆后，与一种转铁蛋白（转铁蛋白）结合，被输送到组织中贮存或至骨髓中参与造血。在正常情况下，约有 1/3 的转铁蛋白与铁结合，结合的铁就是血清铁含量。其余的 2/3 转铁蛋白，仍具有与铁结合的能力，在体外加上一定量的铁可使其成饱和状态，所加的铁量称为未饱和铁结合力。血清铁与未饱和铁结合力之和称为血清总铁结合力。血清铁与血清总铁结合力的百分比值称为血清铁饱和度。

2. 发病机制

对造血的影响经小肠吸收的食物铁或衰老红细胞破坏释放的铁经运铁蛋白转运至幼红细胞及储铁组织。幼红细胞摄取的铁在线粒体内与原卟啉结合，形成血红素。后者再与珠蛋白结合形成血红蛋白。因此，铁是构成血红蛋白必需的原料，严重铁缺乏必然引起小细胞低色素性贫血。人体血红蛋白铁约占机体总铁量的 70%。余下的 30%以铁蛋白及含铁血黄素的形式储存在肝、脾、骨髓等组织称储存铁，当铁供应不足时，储存铁可供造血需要。所以铁缺乏早期无贫血表现。当铁缺乏进一步加重，储存铁耗竭时，才有贫血出现。故缺铁性贫血是缺铁的晚期表现。

对非造血系统的影响，体内许多含铁酶和铁依赖酶，如细胞色素 C、过氧化酶、单胺氧化酶、腺苷脱氨酶等。这些酶控制着体内重要代谢过程。其活性依赖铁的水平。因此，铁与组织呼吸、氧化磷酸化、胶原合成、卟啉代谢、淋巴细胞及粒细胞功能、神经递质的合成与分解、躯体及神经组织的发育都有关系。铁缺乏时因酶活性下降（可开始出现于缺铁的早期），导致一系列非血液学改变。如上皮细胞退变、萎缩、小肠黏膜变薄致吸收功能减退；大脑皮质层、下丘脑 5- 羟色胺、多巴胺等介质堆积引起神经功能紊乱；甲状腺滤泡上皮细胞坏死、T_4 分泌减低；细胞免疫功能及中性粒细胞功能下降引起抗感染能力减低。

3. 病因

（1）先天性储铁不足。早产儿、双胎、胎儿失血、孕母患缺铁性贫血可致胎儿储存铁减少。

（2）铁摄入不足。食物铁供应不足是导致小儿缺铁性贫血的主要原因。单纯牛乳、人乳、谷类等低铁食品未添加含铁丰富的食物喂养婴儿，和年长儿偏食常致缺铁。

（3）生长发育快。婴儿期、青春期的儿童生长发育快，早产儿生长发育更快，其铁需量相对增多，易发生缺铁。

（4）丢失过多和（或）吸收减少正常婴儿每日排铁量比成人多。生后 2 个月的婴儿粪便排出铁比从食物中摄入铁多。用未经加热的鲜牛奶喂养婴儿、肠息肉、膈疝、钩虫病常因慢性小量肠出血，致铁丢失过多。慢性腹泻、反复感染可减少铁的吸收，增加铁消耗，影响铁利用。

4. 临床表现

一般表现：皮肤黏膜逐渐苍白，以口唇、口腔黏膜、甲床较为明显。消化系统：常有食欲减退、消化不良，严重时出现吸收不良综合征。神经精神改变：烦躁不安或精神不振，注意力不集中，理解力下降或智力减退。免疫功能低下常易合并感染。常见体征：口唇、眼结膜、甲床苍白，肝、脾和淋巴结轻度肿大。

二、中医病因病机

本病可属于中医学血虚、萎黄、虚劳、疳证、黄肿等范畴。轻度贫血可无明显症状，中度及以上的贫血，可出现头晕乏力、纳呆、烦躁等症，并有不同程度的面色苍白、指甲口唇和睑结膜苍白。明·孙文胤《丹台玉案·黄胆门·黄肿》：“人有病黄肿者，不可误以为黄胆。盖黄胆者，遍身如金，眼目俱黄，而面无肿状。黄肿之黄，则其色带白，而眼目如故。虽同出脾胃，而病形不同，医当审而治之……而黄肿之症，则湿热未甚，而多虫积食积之为害也。或偶吞硬食过多，碍其脾家道路，经久不消，脾家失运化之权，浊气上腾，故面部黄而且浮，手足皆无血色。有虫者，又吐黄水，毛发直指，皮肤不择，且好食生米茶叶之类是也。”这里所说的黄肿，则是指贫血面容及低蛋白血症的水肿表现，并明确提出是由食积、寄生虫等引起。缺铁性贫血是小儿最常见的一种贫血，尤以 6 个月 ~ 3 岁的婴幼儿发病率高，严重危害小儿健康，是重点防治的小儿常见病之一。

本病病因病机主要与先天禀赋不足，后天喂养不当及他病影响有关。基本病机为脾肾虚弱，精血生化不足。

1. 禀赋不足

孕母体弱，气血不足，或孕期调护不当，摄入不足，或早产、多胎，胎元受损等，均可致孕母气血化生不足，影响胎儿生长发育，导致先天肾精不足、气血匮乏而发生本病。

2. 喂养不当

小儿生长发育迅速，所需营养物质较为迫切，若母乳不足，或未及时添加辅食，或偏食少食，则致精微乏源，无以化生气血，而成贫血。

3. 罹患他病

大病久病之后，气血耗伤，或病后失调，脾胃虚弱，或饮食不洁，感染诸虫，耗伤气血，或外伤失血过多或长期小量失血，皆致精血津液无以化生，而成本病。

总之，本病为血虚之证，病位主要在脾肾、可涉及心肝，脾虚不能化生气血，肾虚不能填精生血，血虚不荣为主要病理基础。

三、按语

张教授关于本案，认为本病的辨证主要以气血阴阳及脏腑辨证为主，而本案以脏腑辨证为主。患儿食少纳呆，体倦乏力，大便不调，其病位主要在脾；由于病程日久，恐伤及肾，故在治疗上补其不足，培其脾肾，化生气血。因次选用六君子汤合六味地黄丸为主方。方用党参气血双补，补脾益气，养血生津；黄芪生津养血，补气生血；白术“脾脏补气健脾第一要药”，甘温补虚，补气健脾；山药“气轻性缓，非堪专任”，本品甘平，益气养阴，补脾肺肾，对慢性久病或病后，虚弱羸瘦，需营养调补而脾运不见者，不失为一味佳品；当归甘温质润，长于补血，为补血圣药，恐其“润肠通便”之功，使大便溏泄，故取法半夏、陈皮辛开苦降、燥湿之性；熟地黄甘温质润，补血滋阴，益精填髓，补阴益精以生血，具有“大补血虚不足”之功；鸡血藤补血活血，养血荣筋，使补而不滞；茯苓、三仙健脾助运。诸药合用，共奏健脾助运，益气养血，补肾填精之功。

张教授强调：小儿肺、脾、肾常不足，本病多见于婴幼儿，尤以6个月～2岁最常见。本病一般预后良好，但长期贫血，脏腑失养，抗病力弱，易生他病。故在发现本病时，应尽早治疗，及时纠正。日常预防护理至关重要。首先，加强孕期、哺乳期母亲的营养和疾病防治，合理膳食，保证婴儿健康；提倡母乳喂养，及时添加营养丰富、富含铁剂的辅食；早产儿、低体重儿宜于1~2个月即给予铁剂预防。其次，孩子需要养成良好的饮食习惯，注意膳食合理搭配；及时治疗各种原发病，谨慎用药。最后，重度贫血患儿要加强护理，卧床休息，减少活动，密切观察病情变化，早期发现虚脱，出血等危证，以及时抢救。

临案举隅 2

乔某，女，7岁。

主诉：头晕、心悸4个月，加重1月。

现病史：患儿4个月前因肺炎于某三甲医院住院治疗，出院后时常出现头晕、心悸等情况。出院时检查血常规提示存在“轻度贫血”，嘱家长注意合理膳食，多食富含铁食物。由于患儿平素挑食、食欲不佳，未能纠正饮食。近1个月患儿频繁自述头晕、心慌，并出现少气懒言、夜寐欠安、活动后多汗等情况。现症见：食欲不振，面色萎黄，气短懒言，体倦乏力，时有头晕、心悸，夜寐不安，注意力涣散。

体格检查：面色萎黄，形体偏瘦，状可，呼吸平，舌淡，脉细弱。

辅助检查：血常规：血红蛋白80g/L，红细胞数目3×10^{12}/L，红细胞体积18%，平均红细胞体积：70FL，平均红细胞血红蛋白含量19pg，余下正常。

西医诊断：营养性缺铁性贫血（中度）。

中医诊断：血虚。

辨证：心神失养，生化乏源。

治则：补脾养心，益气生血。

处方：归脾汤加减，白术10g、当归6g、茯苓10g、黄芪6g、龙眼肉6g、远志6g、酸枣仁6g、木香6g、党参6g、煅牡蛎20g、柏子仁6g、三仙各10g、甘草5g。水煎服，每日1剂，20剂后复诊。

二诊：患儿自述头晕、心悸症状有所缓解，体倦乏力、食欲不振亦有所缓解，仍有活动后汗出，注意力涣散的症状。

体格检查：面色少华，状可，呼吸平，舌淡，脉细。

辅助检查：血常规：血红蛋白 85g/L，红细胞数目 3.5×10^{12}/L，红细胞体积 25%，平均红细胞体积：76FL，平均红细胞血红蛋白含量 24pg，余下正常。

辨证：心神失养，生化乏源。

治则：补脾养心，益气生血。

处方：上方去龙眼肉、木香，加苍术 6g、山药 10g、浮小麦 10g、白芍 6g、熟地黄 6g、升麻 6g。水煎服，每日 1 剂，30 剂后复诊。

三诊：患儿食欲见佳，体倦乏力明显缓解，活动后汗出亦有所缓解，注意力涣散明显改善，头晕、心悸症状基本消失。

体格检查：状可，呼吸平，舌淡红苔白，脉细。

辅助检查：血常规：血红蛋白 102g/L，红细胞数目 3.8×10^{12}/L，余下正常。

辨证：心神失养，生化乏源。

治则：补脾养心，益气生血。

处方：守方加减，予继服 30 剂后复诊。服药后患儿理化检查基本正常，无不良症状，家长对疗效十分满意。予中药膏剂 2 个月量继服，巩固疗效。并嘱家长调整饮食结构，合理膳食，纠正患儿不良饮食习惯。

按语：

张君教授指出，缺铁性贫血是体内铁的储存不能满足正常红细胞生成需要而发生的贫血，铁是合成血红蛋白必需的元素，当铁摄入量不足、吸收量减少、需要量增加、铁利用障碍或丢失过多时，会导致血红蛋白合成减少，形态学表现为小细胞低色素性贫血。儿童时期的孩子生长发育以及新陈代谢很快，加上运动量大，如果不注意饮食调理，极易出现偏食，很容易造成缺铁而贫血。

本案患儿存在长期的食欲不振，偏食的情况，并在生病后未及时护养脾胃，导致情况进一步加重。以脏腑辨证为指导，结合临床症状及患儿体征病位主要在心、脾两脏。故以健脾养心，益气补血为基本治疗原则，以归脾汤为主方临证加减。归脾汤，出自《正体类要》，其功效为益气补血，健脾养心。主治：①心脾气血两虚证，心悸怔忡，健忘失眠，盗汗虚热，神疲倦怠，面色萎黄，舌淡苔薄白，脉细弱。②脾不统血证，便血，皮下紫癜，妇女崩漏，月经超前，量多色淡，或淋漓不止，舌淡，脉细弱。

本案主要为“心脾两虚证”。心藏神而主血，脾主思而统血，思虑过度，必致心脾气血暗耗，脾气亏虚则体倦、食少；心血不足则见惊悸、怔忡、健忘、不寐、盗汗；面色萎黄、舌质淡，苔薄白，脉细弱均属气血不足之象。上述诸症虽属心脾两虚，但以脾虚为核心，气血亏虚为基础。治宜健脾养心与益气补血兼施。方中黄芪甘温，益气补脾，龙眼肉甘平，既补脾气，又养心血以安神。党参、白术补脾益气，助黄芪益气生血；当归补血养心，助龙眼肉养血安神；酸枣仁、远志宁心安神；木香辛香而散，理气醒脾，与大量益气健脾药配伍，补而不滞，滋而不腻。炙甘草补气调中。用法中姜、枣调和脾胃，以资化源。全方共奏益气补血，健脾养心之功，心脾两虚，气血两虚之良方。

本方配伍特点：一是心脾同治，重点在脾，使脾旺则气血生化有源，方名归脾，意在于此；二是气血并补，但重在补气，意即气为血之帅，气旺则自生，血足则心有所养；三是补气养血药中佐以木香理气醒脾，补而不滞。缺铁性贫血若能早发现、早诊断、早治疗，对其预后作用极大。其发病时多会出现皮肤及黏膜苍白，有时会伴有头晕、心悸等症状。因此，当出现症状时应及时到医院进行就诊，进行血象、铁代谢、骨髓象（必要时）等相关检查，并及时与其他贫血进行鉴别。张君教授强调缺铁性贫血是一种慢性疾病，患儿若出现皮肤和黏膜苍白、头晕、心悸时，应及时到医院就诊，明确是否是该疾病，及时治疗。

临案举隅 3

张某某，男，6 岁。

主诉：发现面色苍白 1 个月余。

现病史：患儿 1 个月前因发热、咳嗽就诊于当地医院，医生查体时发现患儿面色苍白，即予血常规检查，结果提示“贫血”，予补血类口服液口服，具体药名不详。口服 1 周后，因患儿不适而自行停药。近 1 周发现患儿面色苍白加重，遂来笔者医院进一步诊查。现症见：面色苍白，食欲不振，易激惹，大便稀溏，食后即便，病来无发热、黑便、鼻衄等。

既往史：患儿近半年时常腹泻。

体格检查：神志清，面色苍白，双眼睑结膜色淡，颈部可触及淋巴结活动度良好无压痛，心肺听诊未闻及异常，腹软，肝脾肋下未触及。舌淡边有齿痕苔白，脉细无力。

辅助检查：血常规：WBC：4.6×10^{7}/L；RBC：3.04×10^{12}/L；HGB：72g/L；PLT：154×10^{5}/L；MCV：74fl；MCH：22pg。便常规：黄色，稀便，余（–）。

西医诊断：营养性缺铁性贫血（中度）。

中医诊断：血虚。

辨证：脾失健运，生化乏源。

治则：益气养血，健脾止泻。

处方：参苓白术散加减，太子参 10g、白术 10g、茯苓 10g、山药 10g、莲子 6g、薏苡仁 6g、砂仁 5g、桔梗 6g、陈皮 6g、白扁豆 6g、黄芪 6g、白芍 6g、生姜 6g、大枣 6g、甘草 5g。水煎服，每日 1 剂，20 剂后复诊。

二诊：患儿食欲见佳，排稀便症状明显缓解，易激惹症状亦有所缓解。

体格检查：神志清，面色少华，双眼睑结膜色淡，心肺听诊未闻及异常，舌淡边有齿痕苔白，脉细。

辅助检查：血常规：WBC：5.6×10^{7}/L；RBC：3.5×10^{12}/L；HGB：80g/L；PLT：200×10^{5}/L；MCV：80fl；MCH：32pg。

辨证：脾失健运，生化乏源。

治则：益气养血，健脾止泻。

处方：上方去砂仁、生姜、大枣、桔梗，加木香 6g、苍术 6g、焦三仙各 10g。水煎服，每日 1 剂，30 剂后复诊。

三诊：患儿症状明显缓解，大便成形，日行 1～2 次。纳可，夜寐安。体重增长正常。

体格检查：神志清，心肺听诊未闻及异常，舌淡苔白，脉细。

辅助检查：血常规：WBC：4.8×10^{7}/L；RBC：3.6×10^{12}/L；HGB：102g/L；PLT：179×10^{5}/L。

辨证：脾失健运，生化乏源。

治则：益气养血，健脾止泻。

处方：守方加减，予继服 30 剂。30 剂后随访，患儿精神状态良好，生长发育正常，家长对疗效十分满意。嘱家长注意患儿饮食搭配，合理膳食。

按语：

张君教授认为本案患儿出现贫血的主要因素是“丢失过多”，次要原因为“摄入不足”，根据脏腑辨证，本证病位主要在脾胃。脾胃乃水谷之海，气血生化之源。脾胃功能受损，功能失调，无力输布精微物质，脏腑失于荣养，则面色苍白，眼睑结膜色淡，生长发育缓慢；脾失健运，运化失职，泄泻频作，水谷精微物质丢失过多，气血生化乏源，则出现血虚诸证。故治疗以益气养血，健脾止泻为基本准则，标本同治。选以参苓白术散为主方临证加减。方中太子参可养阴、健脾，三仙能健胃和中，薏苡仁能和胃理气，砂仁、石菖蒲可化湿开胃，白扁豆能健脾化湿，茯苓能安神、定惊，将以上药物合用，可以湿燥相济、益气健脾、开胃消食等，进而改善小儿营养性缺铁性贫血临床症状，提高治疗效果。

小儿营养性缺铁性贫血属于儿科最常见的一种症状，其易出现缺铁性贫血症，因小儿处于生长发育阶段，机体对营养物质的需求量、代谢量均较大，如机体铁剂摄入出现不足时，会引发缺铁性贫血症，目前，在西医临床治疗小儿营养性缺铁性贫血时，主要以补充铁元素为原则，即多采用硫酸亚铁，或其他铁制剂进行治疗以此来改善临床症状。但通过长期临床实践发现，此类应用药物治疗小儿营养性缺铁性贫血，患儿用药后，多会出现不良反应，如恶心，呕吐、腹痛，食欲不振等，从而影响治疗、预后。因此，寻找其他有效治疗措施是势在必行的。随着中医药的发展，关于本病治疗有着系统的成熟的理论基础支撑，并且各医家在长期的临床实践中也多获良效，故中医药在治疗本病是具有显著优势，且值得临床广泛推广的。

第六章　心肝系疾病

第一节　抽动障碍

临案举隅 1

杨某，男，7 岁。2019 年 8 月 22 日就诊于辽宁中医药大学附属医院国医堂专家门诊。

主诉：眨眼、烦躁易怒、入睡困难 1 年。

现病史：患儿 1 年前无明显诱因出现眨眼、清嗓、脾气暴躁等症状。曾就诊于某三甲医院诊断“多发性抽动障碍”，予菖麻熄风片、妥泰片等（具体用量未提供）口服治疗 1 年。症状略有缓解，入睡困难，紧张时症状加重。现症见：入睡困难，不自主眨眼，烦躁易怒，学习成绩下降，偶有清嗓。纳可，大便干、小便黄。舌质红，苔薄黄，脉弦数。

西医诊断：抽动障碍。

中医诊断：慢惊风。

辨证：肝郁化火，肝风上扰。

治则：治以清肝泻火，息风镇惊。

处方：天麻钩藤饮加减。天麻 10g、钩藤 10g、茯神 10g、夜交藤 10g、石决明 10g、栀子 6g、玄参 8g、白芍 10g、桃仁 10g、炒酸枣仁 8g、龙骨 20g、牡蛎 20g、郁金 10g、甘草 5g。水煎服，每日 1 剂，14 剂后复诊。

二诊：患儿日前上呼吸道感染后，出现眨眼、清嗓频繁，喉间痰鸣，入睡困难症状减轻。纳可，小便黄，大便可，舌红黄腻。脉滑数。

辨证：外感风热，痰凝络阻。

治则：治以疏风通络，豁痰息风。

处方：上方去酸枣仁、茯神、桃仁、栀子、石决明，加僵蚕 8g、全蝎 3g、葛根 10g、石菖蒲 10g、金银花 8g、野菊花 8g。水煎服，每日 1 剂。14 剂后复诊。

三诊：患儿抽动症状较前明显缓解，仍有睡时易醒。纳可，二便正常。舌淡苔白，脉弦细。

辨证：肝阳偏亢，肝风内动。

治则：平肝息风，补益肝肾。

处方：上方去全蝎、金银花、葛根、野菊花，加阿胶 8g、柏子仁 8g、合欢皮 10g、牛膝 8g、远志 8g。水煎服，每日 1 剂，30 剂后复诊。

四诊：患儿病情平稳，紧张时偶有眨眼、清嗓，多可自行缓解，手足心热。舌红苔薄白，脉弦数。

辨证：肝肾阴虚，阳亢。

治则：治以滋水涵木，平抑肝风。

处方：上方去柏子仁、合欢皮、阿胶，加生地黄 8g、菊花 10g、枸杞子 10g、龟板 10g、牡丹皮 6g。水煎服，每日 1 剂。服药 20 剂后患儿病情明显好转，无清嗓，偶有眨眼，睡眠可，纳可。继续服药 3 个月后，学习成绩明显提高，期间因呼吸道感染，抽动症状加重 1 次，服用中药后可迅速缓解。家长对治疗效果十分满意。

一、西医概述

抽动障碍，又称多发性抽（搐）动症。以不自主运动、发声性抽搐为特征，病程中既有运动障碍，又常与强迫、多动等行为以及情绪障碍共存的综合征。曾称抽动－秽语综合征。临床表现为不自主、突发、快速、无节律、方式固定且反复发生的运动和发生。患者自觉抽动无法抗拒，但通过自我意识，可在短时间内克制。常因心理紧张、情绪波动而加重，睡眠时明显减轻，当全神贯注于某项活动时，抽动会随之减少，甚至可完全停止。

运动性抽动是此病早期的主要症状，常由眼部、面部开始，继而逐渐发展至颈、肩、上肢、躯干及下肢，可分为简单运动性抽搐和复合运动性抽搐两种。常见简单运动性抽搐有眨眼、挤眉、缩鼻、噘嘴、努舌、做怪相、摇头、耸肩、甩臂、握拳、搓指、挺胸、扭腰、吸腹、踮脚、抖腿、步态异常等。复合运动性抽搐多为特异形态动作，如跳、蹲、旋转、触摸、模仿他人动作等。发声性抽搐多出现在发病 1 年后，可单独存在，也可与复合运动性抽搐伴随发生。发声部位涉及到喉、鼻、舌等，呈爆破音，如咳声、吼叫声、呼噜声、喷鼻声、气喘声、咂舌声等，还可出现秽语、重复语言、模仿他人语言。此病发病无特定季节，男孩患病率高于女孩，病程持续时间长，可自行缓解或加重。

此病作为一种和神经递质系统紊乱相关的疾病，病因及发病机制尚不明确，一般认为与血浆氨基酸水平、血铅水平、儿童心理个性、家庭养育方式、家庭环境及家族遗传等因素有关。治疗上，目前西药首选氟哌啶醇、硫必利等多巴胺受体阻滞剂，但因易产生椎体外系症状如嗜睡、烦躁、头晕甚至颈项强直、眼球运动不灵活等副作用，选用此类药物治疗时家长多有抵触。近年来中医药在治疗本病方面优势明显。虽无确切的文献记载，但根据其主要临床表现，我们可以找到一些相关的描述。如宋·钱乙《小儿要证直诀·肝有风》记载了“目连劄（见目劄)。”明·王肯堂《证治准绳·幼科·慢惊》:“水生肝木，木为风化，木克脾土，胃为脾之腑，故胃中有风，瘛疭渐生，其瘛疭症状，两肩微耸，两手下垂，时复动摇不已。”这样的症状即为运动性抽搐的表现，并将其归属于瘛疭、慢惊风、肝风等范畴。

二、中医病因病机

《素问·阴阳应象大论》曰:“风盛则动。”任何部位的抽动，皆是风邪为患。“诸风掉眩，皆属于肝”，故本病病位主要在肝，常涉及心、脾、肾等其他脏腑。病机为肝风痰火胶结，属性为本虚标实，病初多实，迁延日久多虚，以肝肾阴虚为本，阳亢风痰鼓动为标。

1. 肝亢风动，疏泄失常

肝藏血，主疏泄，性喜调达，体阴而用阳，为风木之脏，其声为呼，其变动为握。无论何种因素，导致肝的功能失调，均可触动肝风诱发本病。如肝的疏泄功能与人体气机密切相关，肝失疏泄，情志失调，五脏失和，气机不畅，则郁久化火，情志压抑抑郁，甚至烦躁易怒，或感受六淫外邪，从阳化热，热引肝风，风邪上扰，伤及头面，则见掉头摇头、挤眉眨眼、张口歪嘴，怪象丛生。另小儿肝常有余，经筋刚柔未济，性恶静好动，易发惊惕，动风。

2. 痰热扰动

“怪病多由痰作祟”，小儿情志不悦，肝气不畅，肝郁化火，火灼津液为痰；或风盛痰生，痰随风走，流窜经络，上犯清窍，则见挤眉弄眼、摇头耸肩。脾主运化水湿，开窍于口，脾失健运，痰浊内生，则见性情乖戾，口舌蠕动，喉发异声。心主神明，痰气互结，壅塞胸中，蒙蔽心神，神不守舍，则胸闷易怒，秽语、呼叫不能自制。

3. 脾虚肝亢

小儿禀赋不足或病后失养，或饮食不节，损伤脾胃，脾气虚弱，土虚木旺，肝亢乘脾所致的虚风内动，而见抽动无力，时发时止，时轻时重之症。

4. 阴虚风动

先天不足，真阴亏虚，或热病伤阴，或肝病及肾，肾阴虚损，水不涵木，虚风内动，则出现挤眉弄眼，摇头扭腰，抽动无力等症。

总之，多发性抽动障碍的病因病机涉及内伤、外感，关系脏腑、阴阳，其临床症状皆与“风动”有关，故“息风”为主疗本病的主要治疗方法。

三、按语

本例患儿，抽动症状已有 1 年余，且已口服西药及中成药治疗效果不理想。后经人介绍就诊于张君教授。张教授治疗本例患儿，前后近半年余，循序渐进、标本兼顾，取得了较为满意的临床效果。张教授认为“治动先治风，风息则动止”。正如《小儿要证直觉·肝风有甚》曰：“凡病或新或久，皆因肝风，风动而上于头目。目属肝，风入于目，上下左右如风吹，不轻不重，儿不能任，故目连扎。”张教授认为抽动合并脾气乖戾，入睡困难的患儿，病机多为肝郁化火，肝风上扰。肝失疏泄，气机失常，故性情有异，脾气乖戾；郁久化热，引动肝风，故见面部、喉部抽动、难以入眠。本案其标在风，其本在肝肾两脏，张教授治以平肝息风，补益肝肾治法，方用天麻钩藤饮加减。方用天麻、钩藤、石决明等平肝降逆息风，再辅以栀子清肝泄热，并辅夜交藤、茯神、酸枣仁以安神镇静缓解其入睡困难；龙骨、牡蛎定志；郁金、白芍柔肝缓急；再加玄参、桃仁滋阴润肠通便泄热。关于二诊时患儿因呼吸道感染，致使喉间痰鸣，眨眼、清嗓等抽动症状加重。张教授认为“风为百病长”，此属外风引动内风，故加用金银花、野菊花、葛根清热解表，平息肝热，加僵蚕、全蝎、石菖蒲以豁痰息风。张教授指出，肺脏与本病的复发或加重密切相关。部分患儿呼吸道感染后抽动症状可再次加重，故认为在合并外感时，应以“急则治其标”为原则，予疏风解表治法，在表证缓解后再施以“缓治其本”。该患儿属外感后导致症状加重，经治疗后病情及时缓解，未延误病情。

抽动障碍属于儿科常见疑难杂症，近年来由于各种因素导致本病的发病率逐年增长。张教授特别强调本病在治疗时，应医患、家庭、社会共同协作，并且患儿心理健康应引起重视。建议家长避免严厉责骂过度纵容患儿。提倡老师及同学给予患儿关心及爱护，帮助其渡过难关。医务工作者则应提高自身医疗水平，耐心、细心、用心地对待每一位患儿，精准辨证施治，以求获取良效。

临案举隅 2

韩某，女，9 岁，2020 年 1 月 10 日就诊于张君教授名老中医工作室。

主诉：反复眨眼、努嘴 2 年余，清嗓 2 个月。

现病史：患儿 7 岁时无明显诱因出现眨眼、努嘴、清嗓等症状。未予特殊处理，数月后因症状加重，就诊于当地医院，诊断为“多发性抽动障碍”，间断口服中药近 1 年，症状有所好转。2 个月前患急性化脓性扁桃炎后症状加重。现症见：频繁眨眼、挤眉、努嘴、清嗓，性情急躁，多梦易醒，纳可，二便调。

查体：状可，呼吸平，咽无充血，心肺听诊正常，舌红苔黄腻，脉滑数。

西医诊断：抽动障碍。

中医诊断：慢惊风。

辨证：痰热上扰，肝风内动。

治则：豁痰清热，平肝息风。

处方：天麻钩藤饮合黄连温胆汤加减。天麻 10g、钩藤 10g、首乌藤 10g、栀子 6g、郁金 10g、天竺黄 10g、石菖蒲 10g、远志 10g、全蝎 3g、茯苓 10g、法半夏 10g、菊花 10g、白芍 10g。上方水煎服，每日 1 剂，20 剂后复诊。

二诊：服上方后眨眼、挤眉明显减轻，努嘴、清嗓亦有所缓解。患儿自觉喉中不适，有异物感。夜寐不实，性情急躁略缓，时有腹痛，纳可，二便调。

体格检查：咽红，舌质红苔白腻，脉弦滑。

辨证：风痰阻络，肝风上扰。

治则：豁痰息风，平肝镇惊。

处方：上方去首乌藤、栀子、茯苓、法半夏、菊花，加茯神 10g、龙骨 20g、砂仁 5g、神曲 10g。水煎服，每日 1 剂，20 剂后复诊。

三诊：患儿眨眼、挤眉、努嘴症状基本消失，仍有喉中异物感，频繁清嗓，入睡困难，纳可，小便黄，大便干，2～3d 1 行。

体格检查：咽微红，舌红苔黄腻，脉滑数。

处方：上方去砂仁、神曲、远志，加淡竹叶 10g、栀子 6g、蝉蜕 10g、金果榄 10g、胆南星 8g。上方水煎服，每日 1 剂。20 剂后复诊。

四诊：患儿清嗓明显缓解，喉中异物感减轻，其他抽动症状偶有发生，可自行缓解。睡中易惊醒，醒后难以入睡，大便干，2～3d 1 行。纳可，小便可。舌质红苔白，脉弦数。

辨证：肝风内动，痰热上扰。

治则：平肝息风，豁痰清热。

处方：上方去淡竹叶、金果榄、胆南星、全蝎，加丹参 10g、菊花 10g、僵蚕 10g、瓜蒌 10g、细辛 2g。上方水煎服，每日 1 剂。继予 20 剂。

由于疫情（新型冠状病毒肺炎）影响，患儿未能及时复诊。数月后复诊，病情得以控制，抽动症状基本消失，精神紧张或感冒后偶有发作，多可自行缓解。

按语：

抽动障碍根据临床症状和病程长短的不同，可分为以下 3 种类型。

（1）短暂性抽动障碍。病程在 1 年以内，抽动至少持续 2 周以上，可以仅有运动性抽动或发声性抽动，也可两者兼有。

（2）慢性抽动障碍。病程在 1 年以上，只有一种或多种运动性抽动，或只有一种或多种发声性抽动，两者不兼有。

（3）多发性抽动障碍。病程在 1 年以上，必须有一种或多种运动性抽动，兼有一种或多种发声性抽动，但运动性抽动和发声性抽动不一定同时出现。张教授认为本例患儿在疾病初期没有适时医治或者祛除病因，以致病情进一步发展。大多数患儿都存在此类情况，由于本病初期表现仅为面部简单运动性抽动如眨眼、噤鼻或做鬼脸等，常被家长忽略，多因后期发声性抽动或运动性抽动频繁发生才引起重视。

《素问·至真要大论》："诸湿肿满，皆属于脾。"脾位中焦，为后天之本。在人体水液代谢中起着重要的枢纽作用，若脾运化水液功能失常，必然或导致水液在体内停滞，从而产生水湿、痰饮等病理产物。痰既是病理产物，又为致病因素。痰随气行，无处不到，易阻气机使脏腑气机失常。结于咽喉，气道不利，则出现咽中梗阻，如有异物。故本案主要与肝、脾两脏有关，其标为风、痰、火，临证可从脏腑辨证入手。治疗以豁痰息风为基本大法，方用天麻、钩藤、菊花平肝息风；石菖蒲、远志、胆南星、天竺黄、法半夏、郁金祛浊豁痰开窍；僵蚕、全蝎、茯苓解痉化痰，诸药合用，共奏清热祛痰，平肝息风之功。阴阳气顺，抽动则止。张教授指出病程日久，气血瘀滞，经脉不通，故临证时可加用活血化瘀类药物，如鸡血藤、丹参等，可提高临床疗效，缩短疾病病程。另外，抽动障碍患儿，日常调护也是治疗中的重要环节，家长需要引起重视并密切配合。培养儿童良好的生活和学习习惯，教育方法需得当，减少儿童精神压力；及时治疗眼部及鼻部疾病，避免长时间看电视或玩电子游戏等；加强精神调护，耐心讲解病情，给予安慰及鼓励，避免精神刺激；饮食宜清淡，不进食兴奋性和刺激性饮料、食物；增强体质，防止感受外邪而诱发或加重病情。

临案举隅 3

刘某，男，13 岁。2020 年 12 月 27 日就诊于张君教授名老中医工作室。

主诉：清嗓 2 个月余。

现病史：患儿 2 个月前感冒后出现频繁清嗓，后就诊于本市某家三甲医院耳鼻喉门诊，喉镜检查未见明显异常，诊断为"咽炎"，针对性用药 2 周，无明显好转。后就诊于本市另一家三甲医院，诊断为"抽动障碍"，予盐酸硫必利口服，近 1 个月仍有清嗓症状，并且嗜睡。现症见：自觉咽痒，频繁清嗓，眨眼，紧张时症状加重，入睡后可消失，心烦易怒，手足心热，纳可，大便干。

体格检查：状可，呼吸平，咽红，心肺听诊未闻及异常，舌红苔白，脉弦数。

西医诊断：抽动障碍。

中医诊断：慢惊风。

辨证：肝肾阴虚，阳亢风动。

治则：滋水涵木，平抑肝风。

处方：天麻钩藤饮加减，天麻 12g、钩藤 12g、牛膝 10g、石菖蒲 10g、白芍 10g、蝉蜕 10g、僵蚕 6g、玄参 10g、麦冬 10g、生地 10g、北沙参 10g、射干 6g、菊花 15g、薄荷 10g、金果榄 10g。上方，水煎服，每日 1 剂，20 剂后复诊。

西医治疗：硫必利 50mg/ 次，每日 3 次，口服，一周后减至 50mg/ 次，每日 2 次，口服。

二诊：清嗓症状明显减轻，现已无咽痒感觉，心烦、手足心热亦有所缓解，食欲不振。患儿眨眼偶作，善太息。家长担心硫必利副作用，自行停止口服。

体格检查：面色萎黄少华，形体偏瘦，咽无充血，心肺听诊未闻及异常。舌淡苔白，脉弦细。

辨证：脾虚肝旺，肝风内动。

治则：抑木扶土，平肝息风。

处方：上方去金果榄、射干、菊花、薄荷、蝉蜕、麦冬、生地、牛膝，加党参 10g、白术 10g、茯苓 10g、柴胡 8g、瓜蒌 10g、三仙各 12g、龙骨 30g、牡蛎 30g。上方水煎服，每日 1 剂，20 剂后复诊。

三诊：患儿因临近考试，眨眼，清嗓次数渐增。食欲见佳，偶有胸闷不舒，纳可，二便调，夜寐佳。

体格检查：状可，呼吸平，咽无充血，心肺听诊未闻及异常，舌红苔薄白，脉弦细。

处方：上方去牛膝、瓜蒌、柴胡、三仙、僵蚕，加郁金 12g、香附 10g、陈皮 10g、枳壳 10g、全蝎 3g。上方水煎服，每日 1 剂，20 剂后复诊。

四诊：患儿偶有清嗓，眨眼症状基本消失，食欲佳，心情舒畅，夜寐可，二便调。

体格检查：状可，呼吸平，咽无充血，心肺听诊未闻及异常，舌淡红苔薄白，脉细。

处方：守方继服，水煎服，每日 1 剂。15 剂后复诊。

15 剂后患儿抽动症状基本消失，予停药观察。叮嘱患儿适当增加户外运动，至今未见病情反复。

按语：

本案患儿辨证以脾虚肝旺为主，本证多见于平素体质较差，或久病吐泻后，脾气虚弱，土虚木旺，肝亢乘脾所致的虚风内动，症见抽动无力，时发时止，时轻时重；脾虚不能运化水谷精微，气血生化乏源则见面黄形瘦，精神倦怠；脾虚肝亢则性急易怒，夜卧不安；食欲不振，大便不调，舌质淡，苔薄白，均为脾虚之象。张教授认为本证病位主要在肝、脾两脏，从两者的病机特点入手，治疗以健脾平肝为基本原则。

平肝：肝体阴用阳，以血为体，以气为用，故肝的病理变化内在基础是肝气血阴阳失调，基本特点总结为肝气、肝阳常有余，肝阴、肝血常不足。肝阳气失调主要表现为肝气和肝阳的亢盛有余，如肝气郁结，属气机不畅的病理变化。病机特点主要是肝失疏泄、气机失调、瘀滞于肝及其经脉，以及精神情志异常。故治疗常用柴胡、香附、郁金、薄荷、枳壳、陈皮、青皮等疏肝解郁，调畅气机。若肝阳气升发太过，火气上逆，则常有神情志异常、目赤头痛等表现，肝火内灼，易伤阴血可致阴虚阳亢。故常用以栀子、夏枯草、菊花、桑叶、蒺藜、石决明、珍珠母、牡蛎等清泻肝火，平抑肝阳。肝阴血失调，以肝阴、肝血亏虚为特点。阴虚阳亢，下虚上盛，则肝阳上亢；阳亢无制，阴血亏虚，发为肝风内动。如肝阴不足，多由情志不遂，化火伤阴，或肾阴不足，水不涵木；或热病后期，耗伤肝阴所致。其病机特点为阴液亏虚，肝经、头目、筋脉失于濡养，虚热内生。又因“肝肾同源”，故常与肾阴不足并见，从而形成肝肾阴虚。肝阴不足无以制阳，易引致肝阳上亢或虚风内动。常用熟地、麦冬、沙参、玄参、白芍、牛膝、枸杞子等滋水涵木，养血柔肝。肝阳上亢的主要病机特点则为肝肾阴虚、阴虚阳亢，下虚上盛，本虚标实。若肝之阳气升而无制，可亢而化火，则虚火上炎，或亢而化风，出现肝风内动。常用天麻、钩藤、僵蚕、全蝎、蜈蚣等清热平肝，息风止痉。

健脾：内伤脾胃，百病由生。脾为后天之本，气血生化之源，具有运化水谷、水液，主升清，统摄血液运行的作用。其病机特点为，消化吸收功能减退，气血生成不足，血液运化失常，水液代谢失调。本病中脾的病理改变以脾的阳气失调为主，其表现可分为脾气虚损和脾阳虚衰两个方面。脾气虚衰，多因饮食不节，劳倦过度，思虑太过，大病初愈调养不慎，或禀赋不足，素体虚弱等所致。主要病机为消化功能减退，升清降浊功能失司和水谷精微化生减少，脏腑组织失养，同时兼有气虚表现。进一步发展可导致脾阳虚衰。常用白术、茯苓、山药、党参等健脾益气。脾阳虚衰，则多由脾气虚发展而来，或因肾阳不足，命门火衰，脾失温煦；或饮食失宜，过食生冷，服用寒凉药物太过，损伤脾阳所致。病机特点主要是脾虚兼寒，运化功能低下，伴有阳虚之表现。由于脾阳不足，水湿内生，又易感外湿，久必及肾，导致脾肾阳虚。常用干姜、附子、肉桂、吴茱萸、高良姜等温中助阳。《类经·疾病类》有云：“机者，要也、变也，病变所有出也。”总之，病机揭示了疾病的发生、发展、变化及转归的本质特点和基本规律，因此在分析疾病证候的临床表现、诊断辨证、预防治疗的内在根据和理论基础中有着至关重要的地位。

中医将抽动障碍主要归为“肝风证”“瘛疭”“慢惊风”等范畴，病位虽以肝为主，但与其他四脏也有着密切的关联。其病因病机主要为肝气失调，风、痰、火、虚四者相互兼杂为患。在治疗上主要以调整肝之疏泄功能为基本原则，根据“风、痰、火、虚”，结合脏腑辨证论治。现代各医家对抽动障碍也有成熟的五脏辨证、分期辨证、主症辨治、体质辨证等辨证论治的思路方法，以及其他外治法如针刺推拿疗法等，都取得了一定的疗效。中医对小儿抽动障碍辨证论治规律的研究，进一步从整体和宏观角度揭示了抽动障碍的病机变化，对于提高抽动障碍干预效果具有显著优势。

第二节　注意缺陷多动障碍

临案举隅 1

患儿，男，8 岁。

主诉：多语多动，注意力不集中半年。

现病史：患儿平素注意力不集中，近半年来症状加重，老师反映患儿上课时爱说话，影响到周围同学，学习成绩下降，喜欢和同学吵架，冲动任性。

诊查：询问家长，患儿没有固定一样的爱好，常常喜欢一种活动，不久就失去兴趣，睡眠不实，纳差，小便黄，大便干，舌质红苔黄腻，脉滑数。

西医诊断：注意力缺陷多动障碍。

中医诊断：小儿多动障碍（心肝火旺，痰热内扰）。

治则：清肝解郁，化痰宁心。

处方：白芍 10g、天麻 6 克、郁金 10g、栀子 10g、钩藤 10g、僵蚕 10g、龙骨 20g、葛根 15 克、全蝎 3 克、天竺黄 3g。水煎服，每日 1 剂，10 剂后复诊。

二诊：患儿注意力不集中的症状未见缓解，冲动任性的性格有所缓解，睡眠较之前好转，小便正常，大便干，舌红苔黄腻，脉滑数，上方不变继续服用，水煎服，每日 1 剂，10 剂后复诊。

三诊：患儿注意力集中问题无改善，但是老师反映患儿上课时能够安静听讲，不影响周围同学，近期也没有和同学吵架的情况，睡眠改善，纳可，二便正常，舌红苔略黄，脉数。

西医诊断：注意力缺陷多动障碍。

中医诊断：小儿多动障碍（心肝火旺，痰热内扰）。

治则：清肝解郁，化痰宁心。

处方：白芍 10g、天麻 6g、钩藤 10g、僵蚕 10g、龙骨 20g、葛根 15g、天竺黄 3g。水煎服，每日 1 剂，15 剂后复诊。

四诊：患儿能够独立完成作业，上课能够安静听课，学习成绩虽然还是班级中下等，但是有提高，睡眠改善明显，之前睡觉爱翻身，入睡也困难，现在睡眠实，入睡也容易很多，家长表示孩子睡觉好了之后，明显脾气好了很多，纳可，小便正常，大便溏，舌红苔薄黄，脉数。

中医诊断：小儿多动障碍（心肝火旺，痰热内扰）。

治则：清肝解郁，化痰宁心。

处方：白芍 10g、天麻 6g、钩藤 10g、僵蚕 10g、龙骨 20g、葛根 15g。水煎服，每日 1 剂，15 剂后复诊。

患儿之后多动症状明显改善，停药后家长也定时带患儿来复诊调理，现患儿情况稳定。

一、西医概述

多动障碍是儿童期最常见的行为障碍性疾病，有着与年龄不相称的行为表现，例如注意力不集中、多动和冲动行为，对儿童学习成绩、生活质量等造成深远影响。

1. 流行性

我国儿童多动障碍的总体发病率为 5.7%，男童总发病率为 7.5%，女童总发病率为 3.4%，近年来发病率呈逐渐上升趋势，不发达地区发病率更高，小学生发病率高于学龄前儿童。

2. 病因

多动障碍的发病机制不清楚，多数专家认为其主要与遗传、中毒、环境、营养、神经解剖等因素有关。

（1）遗传因素：多动症障碍儿，家族中精神疾病的患病率较其他正常家庭要高。父母小时候患有多动障碍，其子女患病的概率远超同龄人，可见，遗传因素在多动障碍发病中起着重要作用。根据双生子研究表明，ADHD 的遗传度为 75% ~91%，平均为 76%，说明遗传是主要的病因。

（2）中毒：铅中毒是引起儿童多动障碍的主要原因。铅具有神经毒性作用，能引起脑部毛细血管的内皮细胞损伤，增大了血脑屏障的通透性，损伤儿童大脑功能。铅元素进入儿童体内会与部分酶结合抑制蛋白质合成，影响正常的生理功能，干扰神经系统功能，血铅水平过高容易导致儿童出现智力发育迟缓及行为异常的情况。因此，血液中铅的含量正常与否会直接影响儿童的智力发育，当血液中含铅量高于 193μmol/L 时，则会严重损害儿童的神经系统。

（3）环境因素：引发小儿多动障碍的环境因素主要包括家庭环境和教育环境两个大的方面。学龄前期的儿童，通常会与家长在一起，不和谐的家庭环境如父母争吵等，会给孩子心理造成负担，而父母行为反常则会对孩子的行为造成影响。学龄期儿童，除了家庭问题，还涉及教育问题，如今家长对孩子的期望越来越高，孩子的学习压力越来越大，因此出现本病的概率就会大大增加。

（4）营养状况：独生子女在儿童期间，得到家庭多数人的过度关注，尤其是饮食方面，许多家庭的饮食习惯出现片面和单一性，孩子只吃自己喜欢吃的，对于蔬菜类高营养素的食物比较排斥，导致营养失去平衡缺乏，例如维生素和微量元素等，具有预防某些疾病的营养元素。维生素作为辅助神经传导的生物酶，它能够平衡儿童的身体发育。微量元素在机体多系统功能中对于中枢神经系统的影响尤为明显，儿童如果缺锌（Zn），则容易发育迟缓；缺铁（Fe），则容易引发不安、易怒、注意力不集中；缺钙（Ca），则容易引起生长发育迟缓，严重时还会诱发其他疾病，比如说佝偻病等。因此，探索血清微量元素水平与儿童多动障碍的关系是十分必要的。

（5）神经解剖：多动障碍患儿，经过检查发现，其中枢神经系统存在额叶、小脑、基底节及胼胝体等结构受损或者功能发育不良，额 - 颞叶和枕 - 顶叶的纤维联络减少，考虑可能是本病患儿出现计划、启动和执行障碍的原因，提示多动障碍患儿的脑发育迟缓，可以随着年龄增长而好转，另外，本病患儿的胼胝体压部，小脑，右侧大脑半球等区域体积显著缩小，但青少年患者脑体积基本正常化，也契合了患儿症状随年龄改善的临床特点。

3. 发病机制

(1) *多巴胺分泌增加*：儿童多动障碍的形成原因与多巴胺含量及传到有密切关系。多巴胺是一种传导兴奋情绪的化神经物质，存在于大脑额叶皮质中。多巴胺递质的主要效应是抑制和调节情绪，调控运动相关的神经元及回路，因此，多巴胺的含量不足，容易导致患儿活动过度、警觉性、认知异常，人的行为出现反常或者认知迟缓。

(2) *5- 羟色氨*：为神经传导介质，大量分布于人体各个部位，在大脑中的含量最多，含量改变将会打乱正常的活动节律，导致动物部分神经行为障碍，出现多动不安，注意力不集中等表现。

二、中医病因病机

1. 古籍文献

中医古籍中并无注意力缺陷多动障碍的病名，后世医家根据本病的临床表现，将其归于中医学“脏躁”“健忘”以及“失聪”“瘛疭”“慢惊风”“抽搐”等疾病的范畴。《婴童百问·烦躁》：“嗞煎不安是烦，嗞崖不定是躁。”《灵枢·行针》谓：“重阳之人，其神易动，其气易往也……言语善疾，举足善高。”根据其注意力不集中，多言多动、冲动不安的临床特点，最多的是将本病归属于“脏躁”“躁动”证中；又因智能接近正常或完全正常，学习能力、记忆力下降明显，故又与“健忘”“失聪”有关。

2. 病因病机

(1) *痰瘀互结*：“痰”与“瘀”是人体的病理产物，其产生与脏腑功能失调密切相关。儿童处于生长发育期，“三有余，四不足”的生理特点，决定了小儿的水液代谢过程被各种因素干扰而出现各种障碍，或为痰，或为饮，或为湿或为瘀，最终都会导致气机失调，阴阳逆乱，气血不能荣濡，而生多动诸症。其中痰的生成又分为有形之痰和无形之痰，是水液代谢紊乱的病例产物。

“血者，神气也。”是主宰神志活动的物质基础，血液充足，脉络通畅，能够维持人正常的精神思维意识活动。若血行不畅，积于内或溢于外，或未及时消散，或“离经之血”，均为瘀血，瘀血是影响人体功能正常运行的一类很重要的病理产物，会直接导致机体内的气、血、津液代谢失常而发病。事实上，瘀血也是分为有形和无形的，不同于痰的是，无形的瘀血并不真是没有形，而是没有典型瘀血的症状体征，通过实验室检查，又能反映血液具有“黏滞”的倾向，而且使用活血化瘀药物治疗还有效果，我们称之为无形之瘀，其病因病机与有形之瘀相同。“无形之瘀”是有形之瘀的早期表现，由于致病症状隐匿，不容易被发现，日久会逐渐发展为有形之瘀。

痰与瘀均由津血化生，本为一体，两者异形而同源。机体血运失常，脉络阻滞，产生瘀血，积滞不畅，津液失化，酿聚成痰，痰阻气道，气机不畅，复使血滞成瘀，此为痰瘀互化，互为因果。

（2）**阴失内守，阳躁于外**：中医认为儿童多动障碍是由于阴阳失衡，功能失常的情志表现，其根本病机就是“阴失内守，阳躁于外”。《医经溯洄集》曰：“阴阳之在人，均则宁，偏则病。无过不及之谓均，过与不及之谓偏。”阴主静，阳主动，人体阴阳平衡，才能动静协调。《素问·生气通天论篇》曰：“阴平阳秘，精神乃治。”“阴不胜其阳则脉流薄疾并乃狂，阳不胜其阴则五脏气争九窍不通。”《素问·阴阳应象大论篇》曰：“阴在内，阳之守也；阳在外，阴之使也。”阴阳互根互用，若阴阳失调，则产生阴于体内不能固守，阳躁动于外，无所管制的各种情志、动作失常的病变。

阴平阳秘则机体调节有序，开阖有度，动静结合，悲喜有度。阴静不足，难以制阳，阳动有余，动静变化节律失制则多动；好动难静，阳气不足，难以制阴则导致注意力缺陷。阴阳失调在脏腑功能失常的表现中，又具体表现为心肝、脾、肾四脏功能的失调。小额多动障碍本质为虚证，多因心脾气阴两虚、肝肾阴血不足而发病。国内大样本研究显示儿童多动障碍，初期以心肝火旺证为主，后期以肝肾阴虚证多见，说明儿童多动障碍疾病初期实多虚少，后期虚多实少，存在由心肝火旺证向肝肾阴虚证转变的趋势，其病机复杂，多虚实交错，概论其核心病机特点为“阳动有余、阴静不足、阴虚阳亢，病久气阴两虚”，任何导致五脏功能失调的因素皆可影响本病的发生与发展。

（3）**脏腑功能轴**：现代专家认为本病核心病机为肾虚肝旺，其根本在肾虚，致病之枢在肝旺，提出了“心－肝－肾－脑轴”病机假说，同时指出物质基础是精血，认为补益精血、滋肾调肝是治疗大法。

三、按语

《素问·病机十九条》：“诸躁狂越，皆属于火”，多动障碍患儿的行为表现即为多度的狂躁，属于火的病变机制。张君教授认为，本病患儿火气的来源，一是肝火，二是痰火。不论是哪种火邪，最终引起心火旺盛，影响神志、情绪，导致行为异常。

心主神明，《素问·灵兰秘典论》曰：“心者，君主之官也，神明出焉。”其主神明的能力是通过心阳类体现。心阳的作用就是推动和鼓舞人的精神情志活动，使神志清晰，思维敏捷。儿童多动障碍心主神明紊乱主要表现在两个方面：一是学龄前的儿童，这个年龄段的小儿，其纯阳之体的表现明显血脉充盈，生机旺盛，心阳旺盛，容易动火而表现为行为冲动；二是学龄期儿童，学习压力大“心怵惕思虑则伤神”，心神失所养，易出现神思涣散、反应迟钝、健忘等

肝为风木之脏，主疏泄，喜条达，善调情志，为将军之官，肝气气机畅通疏泄有序，张弛有度，则决断果敢，谋虑出焉。然而，现今社会，家长对孩子过分的关爱，养成了

孩子娇惯的性格，一有不顺心就急躁发怒；或者是学龄期因为家长、学校、成绩的压力，情志不得抒发，气郁化火，火极生风，渐耗真阴，阴亏血少不能滋养肝经，或阴不制阳，肝阳偏亢以至虚风内动，肝之谋虑决断功能失司，可出现多动多语，坐立不安任性冲动，无法集中注意力等症状，

痰火来源有二：一是脾虚生痰，痰与肝火胶结，而成无形之痰火；二是恣食肥甘厚味，痰与食火相结而成有形之痰火。火为阳邪，其行向上，痰火上行夹肝阳上亢之气，滋扰清窍。张锡纯为中医名家，擅长中西医结合疗法，《医学衷中参西录》曰："脑中为元神，心中为识神，元神者，藏于脑，无思无虑，自然虚灵也。识神者，发于心，有思有虑，灵而不虚也。"指出人的思想活动是由心和脑共同完成的，心脑之间的功能息息相关，心神失养则脑失清明。多动障碍患儿由开始的注意力不集中，多动好动，不能控制，到后来冲动任性，甚至打人骂人的异常举动，均是清窍被扰所引起的。

小儿体质有"三有余"的生理特点，即"阳常有余、心常有余、肝常有余"，心为君主之官，肝乃将军之官，为刚脏，而小儿阳常有余，更助肝之刚烈之性心之炎上之势。临床上病火之因的疾病，很容易引动肝风或助燃心火，加之火邪易耗伤津液，炼液为痰，痰火互结，阻于清窍，则可以表现为行为异常的表现，即所谓的"怪病皆由痰作祟"。

张君教授根据小儿多动障碍的病因病机，自拟宁动方：白芍 10g、天麻 6 克、郁金 10g、栀子 10g、钩藤 10g、僵蚕 10g、龙骨 20g、葛根 15g、全蝎 3g、天竺黄 3g。方中，天麻钩藤饮为君药：治风剂，以肝阳上亢，肝风上扰为主，张君教授选取其中三味药，天麻、钩藤为平肝息风之要药，栀子以清泻肝火为主用龙骨代替了石决明，起到平肝潜阳，安神之功效，全蝎增强天麻、钩藤平息肝火之力，主治肝风内动之证。

臣药：一组是白芍、郁金，清泻肝火的作用。白芍柔肝，润肝燥，肝体柔软，其用自然通畅，肝气调达，气机得舒，肝火迎刃而解。郁金味辛、苦，性凉，归肝、胆、心、肺经，其功效是行气解郁，活血止痛，清心凉血，与白芍共用增加去肝火的功能，更利于白芍柔肝之效。另一组是天竺黄、僵蚕，清化痰热的作用。

佐药：葛根，《本经》曰："消渴，身大热，呕吐，诸痹，起阴气，解诸毒。"张君教授治疗多动障碍患儿，用葛根可以说是用心良苦。本经云：葛根可起阴气，还需要从葛根生长环境及其根部特点理解。葛根是葛藤的根，最长可以长达十几米，最粗可以长到成年人大腿那么粗，其强大的根系，能够源源不断地吸取地下四面八方的水气，同时供养葛藤的蔓长。因为葛根这种强大的升散力，使津液向外向上布散的升腾作用，故称其为"起阴气"，多动障碍患儿体内火旺，势必会导致体内津液不足，不能濡养心肝，虽然用了天麻、钩藤之品来去除肝风；栀子、郁金来清泻肝火，白芍来柔肝养肝，天竺黄来清化热痰，但是没有充足的水分来促进以上药物疗效的发挥，即使是平息了肝风，清化了痰热，症状也会反复出现，加用了葛根，利用其"起阴气"的能力，将肾水上调到心肝心火得肾水浇灌而灭，肝火得肾水滋养而降，痰火得肾水而化，因此葛根在本方中起到了佐着君、臣二药的作用。

小儿多动障碍，表现为一派风象之证，与肝火有最大关系。肝火灼伤肝血，肝失所养，内生肝风。儿童自身就有脾常不足的生理特点，脾虚易生湿生痰，若此时体质偏于肝火旺，则肝火与痰浊相结合，形成痰火。心于上焦，中焦有肝火和痰火熏蒸，自然心火旺盛，最终变现为心肝火旺，痰火内扰的证候。张君教授基于此病机，用天麻钩藤饮的治疗思路来镇肝息风，郁金清泻肝火，天竺黄、僵蚕去痰火，葛根起阴气，提供源源不断的水液。起到清肝解郁，化痰宁心的功效。临证时，张君教授会根据患儿的临床表现而调整各个药物的用量每每奏效。

第三节　汗证

临案举隅 1

于某，女，8 岁。2019 年 6 月 10 日初诊。

主诉：自汗 3 个月余。

现病史：患儿近 3 个月来汗出较多，以白天及入睡时为主，恶风，面白少华，体型偏瘦，纳少，二便调，舌质淡红、苔薄白，脉浮缓。

中医诊断：汗证（营卫不和证）。

治则：治以调和营卫，固表止汗。

处方：方选桂枝加龙骨牡蛎汤。炙桂枝 6g、炒白芍 10g、炙甘草 5g、煅龙骨 30g（先煎）、煅牡蛎 30g（先煎）、大枣 6 枚、生姜 2 片。7 剂，水煎 200mL，分 3 次温服，每日 1 剂。

二诊：患儿白天汗出减少，睡前仍汗出较多，面色少华，纳少，山根青筋显露，舌质淡红、苔薄白，脉浮缓。考虑患儿营卫失和，脾胃虚弱，仍宗原方加减。

处方：炙桂枝 6g、炒白芍 10g、炙甘草 5g、煅龙骨 30g（先煎）、煅牡蛎 30g（先煎）、党参 10g、炒白术 10g、茯苓 10g、炒山药 10g、大枣 6 枚、生姜 2 片。7 剂，水煎 200mL，分 3 次温服，每日 1 剂。

三诊：患儿汗出症状基本消失，日常活动无明显汗出，面色红润，饮食恢复，舌质红、苔薄，脉和缓，停药，嘱家长注意患儿日常饮食调护，适当增加活动锻炼。

一、西医概述

汗证，是指由于阴阳失调，腠理不固，而致汗液外泄失常的病证，也可解释为汗出异常的证候，是一种临床常见的病证。本病在西医中常见于甲状腺功能亢进、自主神经功能紊乱、低血糖、心功能不全、呼吸衰竭和结核病等。

临床诊断

（1）小儿在安静状态下，正常环境中，全身或局部出汗过多，甚则大汗淋漓。

（2）寐则汗出，醒时汗止者称盗汗；不分寤寐而出汗者称自汗。

（3）排除维生素 D 缺乏性佝偻病、结核感染、风湿热、传染病等引起的出汗。

二、中医病因病机

关于汗证的原因，中医认为是有疾病后的体虚或者是表虚受风，以及思虑、烦劳过度或者情志不舒，以及与饮食辛辣这些因素都有关系。关于引起汗证的病机，中医认为是可以分为两个方面：一方面，就是因为这个肺气不足或者营卫不和，导致卫外的功能失调而出汗。另一方面，病机就是因为阴虚火旺或者邪热蕴蒸，导致追使汗液外泄的病机，总体来说中医的汗证主要包括自汗和盗汗这两大类型。

汗证与生理性出汗不同。人体为适应外界环境自身调节体温而汗出，为正常的生理现象，如天气炎热、穿衣过厚、渴饮热汤、情绪激动、运动等出汗。若人体患病时，或在正常生活工作中，汗液异常外泄并伴有或不伴有其他症状的，则为病理性出汗。汗证的病因病机主要是营卫不和。卫气有固护体表，使津液不致妄泄的作用，由于体内阴阳的偏盛、偏衰，或表虚之人感受风邪，均可导致营卫不和，卫外失司，而致汗液外泄失常；此外，还有因素体虚弱，病后体虚，或久患咳喘，耗伤肺气，因肺与皮毛有着表里相合的关系，肺气不足之人，肌表疏松，表卫不固，毛窍开泄而汗出；或因外感风寒入里化热，或感受风温、暑热之邪，邪入于内，肺胃热盛，蒸发津液而汗出；或因饮食不节、外感湿邪，损伤脾胃，脾失于运化，湿邪中阻，蕴久化热，湿热熏蒸肌表而为自汗；或因湿热熏蒸于肝胆，胆汁随汗液外溢肌肤而为黄汗；或因亡血失精，以致血虚精亏，虚火内生，扰津液外泄；或因久病重病，阳气虚衰，不能敛阴，卫外不固而汗液外泄；或因急性热病中，正邪相争，以致战栗而汗出。

中医学对汗液的认识最早可追溯到《黄帝内经》。《素问·宣明五气论》曰："五脏化液，心为汗。"故后世医家均有"汗为心液"的说法。目前有医者提出"汗非独关乎心、肺与汗相关"的理论，在临床诊疗过程中，汗证从肺论治也为临床提供了一个良好的诊疗思路，在小儿保健中"无令汗出"也成为养护肺卫之气的前提。

中医临床汗证中，辨证以虚证多见，例如久病或者攻伐太过（抗生素、化疗药、手术后等），出现阳虚、气虚为主者；或者女性更年期出现阴虚为主，如属实证，多为肝火、湿热，如有虚实夹杂，当兼顾治疗。汗证中医治疗方面：虚证当根据证候的不同而治以益气、养阴、补血、调和营卫，实证当清肝泄热，化湿和营，虚实夹杂者则根据虚实的主次而适当兼顾。此外，由于自汗、盗汗均以腠理不固、津液外泄为共同病变，故可酌加麻黄根、浮小麦、糯稻根、五味子、牡蛎等固涩敛汗之品，以增强止汗的功能。

历代医家对小儿汗证的认识是一个不断发展、不断完善的过程。近年来，在不断发展和继承的基础上，对汗证的病因病机认识有了更深、更广的研究。近代著名儿科医家徐小圃法宗仲景伤寒的重阳温补学术理论，逐渐形成小儿"温阳益阴"的理论，强调阳气在人体中的重要性，尤其对于小儿而言，阳气在生理状态下是全身的动力，在病理状态下是抗病的主力，认为本病多为气阳不足、无以卫外所致。另有医家认为本病与心关系最为密切，自汗属心肺气虚或心阳虚不能外固，津耗液脱；盗汗属心阴虚不能内守，阴液外泄。也有医者认为本病与五脏均密切相关，并以小儿“三有余、四不足”的生理特点为依据，对各型小儿汗证的病因病机进行了论述。有医者提出小儿多汗证不仅有虚证，也有实证的观点，其病机为里热蒸腾，心肝火积，湿热内羁，迫液外泄。有医者认为小儿汗证以虚证为多，发病多由肺脾气虚，卫外不固，卫阳不足，营阴失敛，腠理开阖失司，津液外泄所致。

虽然《黄帝内经》提出：“汗为心之液。”但我们可以依据《素问·咳论》中“五脏六腑皆令人咳，非独肺也。”之说推断并得到“汗非独关乎心”的结论。通过查阅文献，结合“肺主皮毛”理论，将肺、皮毛、汗孔（玄府）紧密联系在一起，肺宣发卫气于肌表，司汗孔之开阖，故掌控着汗液的排泄，即“肺与汗相关”。生理上，“肺朝百脉”使皮毛得气血津液的滋养而固表御邪、排汗润肤，肺不受邪侵，而玄府理论将肺络与玄府紧密相连，肺络通过玄府调畅气机布散津液，玄府也依赖肺络滋养而通达，调节汗液的排泄；病理上，肺受邪侵后除有肺系病证表现外多伴有汗出异常，肺气郁闭的病证多通过汗法来宣发气机，驱散邪气。在临床诊疗过程中，通过辨汗出诊断肺卫病证的虚实，汗证从肺论治也为临床提供了一个良好的诊疗思路，在小儿保健中“无令汗出”也成为养护肺卫之气的前提，在药物应用方面，同归肺经的麻黄与麻黄根对于汗出的过与不及具有不同的作用。

三、按语

汗证是指由于阴阳失调、腠理不固导致的汗液失常的一种疾病，汗为心之液，精气之所化，不可过泄，病久则可见气阴两虚、阴阳两虚及虚实错杂之证。汗证的病因病机，一是久病体虚，气、血、阴、阳亏损，气虚卫外失固，阳虚腠理不密，或者阴血不足，虚热内扰，两者均可导致津液外泄为汗；二是邪热偏盛，邪热郁蒸，津液外泄为汗。汗证分为自汗和盗汗两个类型，自汗指的是出汗不受环境外界因素的影响，白天不停出汗，活动以后出汗比较明显这一类称之为自汗。而盗汗是指睡着以后出汗，醒来就不出汗，这属于盗汗。汗出异常的证候，见于《医学正传》。由于病情不同，又有阴汗、阳汗之分，及战汗、狂汗、红汗、漏汗、阴盛格阳汗、亡阳汗、绝汗、头汗、额汗、心汗、腋汗、手足汗、无汗、偏沮等多种。

小儿汗证的发生多由素体体虚所致，多与先天禀赋不足、后天调护失宜等因素相关。《小儿卫生总微论方》云：“小儿有遍身喜汗出者，此荣卫虚也。”小儿为纯阳之体，且背为阳，头为诸阳之会，阳加于阴谓之汗，故以头部、背部汗出明显；再者头部、背部汗出后，易感受外邪而导致营卫失和，加重汗出。桂枝加龙骨牡蛎汤出自张仲景《金匮要略》，原为治疗阴阳两虚所致男子失精、女子梦交所创，其病机为久病津虚，营卫不和。在临床中只要紧扣阴阳两虚之病机，可用于多种疾病的治疗。张君教授临证喜用该方治疗小儿汗证、遗尿、神经性尿频等疾病。本案患儿体型偏瘦，汗出较多，恶风明显，面色少华，为“桂枝体质”，营卫失和，卫气不能外固，营阴不能内守，津液无以固敛，故汗出较多、恶风，初诊以桂枝加龙骨牡蛎汤原方，取桂枝汤调和营卫，龙骨、牡蛎固涩止汗。二诊时汗出较前好转，面色少华，纳少，山根青筋显露，为肺脾两虚之证，加用四君子汤以调和营卫，益气健脾。全方共奏调和阴阳、健脾扶胃之功，使营卫和，腠理密，脾气健，气血化生有源而汗自止。汗证案中患儿因营卫失和，卫气不能外固，营阴不能内守，治以桂枝加龙骨牡蛎汤使营卫和，腠理密，脾气健，气血化生有源。《金匮要略心典》云：“桂枝汤，外证得之，能解肌去邪气；内证得之，能补虚调阴阳。”临证中应谨守病机，灵活选方，体现中医辨证论治、异病同治之精髓。

临案举隅 2

王某某，女，35 岁，2019 年 1 月 6 日初诊。

主诉：反复腋下、手足心汗出如水 3 年余。

现病史：患者 3 年来反复腋下、手足心汗出如水，进餐及受热后加重，平时易外感，口干夜间明显，晨起口苦，时有牙龈肿，上腹胀，乏力，烦躁，平素怕热较明显，冬季怕冷，大便略不成形。舌淡舌苔白腻，脉细。既往长期服用清热、化湿、养阴、敛汗药物，汗出未改善。

中医诊断：汗证（肝郁脾虚）。

治则：治以舒肝解郁，健脾和营。

处方：黄芪建中汤加减。处方：黄芪 60g、石膏 50g、麦冬 30g、山药 30g、建曲 15g、柴胡 30g、生晒参 10g、白芍 15g、肉桂 15g、甘草 15g、大枣 30g、干姜 15g、砂仁 20g、麦芽 20g、苍术 20g、枳壳 15g、黄连 5g、粳米 20g。7 剂，水煎服，每日 1 剂，每日 3 次，每次 150～200mL。

二诊：患者诉服药 4 剂后汗出明显好转，仅腋下、手心汗出少许，怕热、口干口苦稍减，乏力仍在，7 剂已，自觉手心仍有汗出，腋下汗减，不需垫毛巾，腹胀已不明显，四肢烦热减轻。舌苔较前变薄，脉细。减石膏为 30g，去柴胡、枳壳、黄连。嘱患者适当运动，忌生冷、油腻，若汗减可间断服药。

三诊：患者又服药 5 剂，1 个月后随访，无明显发热异常出汗之症，乏力、烦躁等症状减轻。已生活调节，停药。

按语：

本案为脾虚肝旺，食积化热，营卫失和。现汗证的认识中，大多医家见其热而未见其虚与寒，见其阴不足而未见其为积热所致，或是见苔垢腻以湿热治之，故清热养阴、化湿为多，而本案例患者汗出身热，疲乏烦躁，易以内热、湿热清之，而实为脾胃内损，阴火伤元为主，又因久服凉药，故甘温升阳，透热消积，法以轻灵，二诊口苦、腹胀、烦躁减，考虑患者本虚，故去柴胡、黄连、枳壳。

张君教授认为，汗证作为疾病的外在表现，其病机多属虚实夹杂，治疗上不能单纯就汗象而论，需寻求内在病机，在门诊多用温脾消积，升阳散火之法治疗该病，疗效显著。《黄帝内经·阴阳别论》曰："阳加于阴谓之汗。"以此为理论基础，梁超教授认为与汗相关的阴阳，在大的方面则是气化运动之阴阳，即阳动、阴化，汗出是人寻求内在阴阳平衡或是与外界接触后阴阳调节的过程，正如《黄帝内经·五癃津液别》曰："天热衣厚则为汗。"《黄帝内经·经脉别论》曰："凡人之惊恐恚劳动静，皆为变也……饮食饱甚，汗出于胃。"如果阴阳失于调和则发为汗证。而与汗出有直接关系的一面，阴阳在具体物质、功能上的表现即是营卫关系，营卫作为汗出的直接因素，如果阳亢阴躁，或者阳虚卫阳不固，皆可使营气内迫外泄为汗，中医理论中所讲述针对汗证的治法即调和营卫，实质上亦是针对营卫这一外在病象环节，故在该病的诊治上，更多的是要寻求内在病机。汗出直接相关于营卫，受制于五脏，尤重脾胃，所以张君教授多以"太阴虚寒，阳明积热"为病机对此进行概括。太阴、阳明所体现的并非完全是疾病所在的阶段或是脏腑、经络，更多的是体现疾病所涉及的内在气化、运动系统，太阴温升、布化、调动水谷精气奉养生身，阳明通降、运化，调和气机，正如《黄帝内经·太阴阳明论》曰："足太阴者三阴也，其脉贯胃，属脾，络溢，故太阴为之行气于三阴。阳明者表也，五脏六腑之海也，亦为之行气于三阳。"故在汗证的诊疗中，究其根本，汗之生成与输布、调节皆源于中焦即太阴、阳明系统。《灵枢·营卫生会》曰："中焦亦并胃中，出上焦之后。此所受气者，泌糟粕，蒸津液，化其精微，上注于肺脉乃化为血，以奉生身，莫贵于此。"《灵枢·本脏篇》曰："卫气者，所以温分肉，充皮肤，肥腠理，司开合者也。"因此，张君教授认为太阴系统不温、健，阳明系统不通、导，气机升降失调，胃肠内损，运化输布之力弱，营卫气弱，腠理松懈，甚者食积不化，内成积热，躁动津气，外致营卫失和即可致使该病，因其发病所涉及的环节甚多，梁超教授认为该病多为复杂病机，虚实夹杂，仍不离太阴系统的虚、寒，阳明系统的积、热。治法上，张君教授强调标本同治，方法以温脾消积、升阳散火，根据虚寒与积热的程度，斟酌予以清热、养津等，多用黄芪建中汤合石膏、柴胡、葛根加减，方中甘温消导共用，方选《金匮要略·血痹虚劳病脉证并治第六》篇中治"虚劳里急，诸不足"的黄芪建中汤为基础，合尤怡所讲："求阴阳之和者，必于中气，求中气之立者，必以建中也。"张君教授改方中缓中补虚之饴糖为补虚培元的人参，以和脾胃充营卫、固腠理；石膏为阳明经热病要药，具有辛凉透热、解肌降气之功，粳米甘淡而宜脾胃与石膏同煮减轻石膏肃降、伤中阳之弊，柴胡、葛根升阳解肌，取李东垣"升阳散火"之法，《脏腑寒热标本用药式》曰："解标热、解肌。"苍术为足阳明经药，气味辛烈，强胃健脾，发谷之气，能径入诸药，疏泄阳明之湿，通行敛涩；麦芽、砂仁、茯苓化浊消导，正《素问·六元正纪大论》"土郁夺之"之意。据虚寒与积热程度之不同，热重者可直接合用竹叶石膏汤，汗出肢冷可合用四逆汤，因石膏辛重寒凉，需中病而止。

临案举隅 3

患者，男，54 岁，2017 年 6 月 23 日初诊。

主诉：盗汗 5 年余。

现病史：患者 5 年前无明显诱因出现盗汗伴乏力，自觉手脚心热，伴时有五心烦热，下午头晕、胸闷、心悸，眠差梦多，纳可，大便每日 1 次，小便刺痛，舌质暗红，苔薄黄，脉细。

中医诊断：汗证（阴虚内热）。

治则：治以清热凉血，和营止汗。

处方：桑叶 20g、桑白皮 10g、地骨皮 15g、琥珀 3g（另吞服）、地龙 10g、怀牛膝 10g、炒白扁豆 10g、黄连 3g、浮小麦 30g、煅牡蛎 30g（先煎）。10 剂，水煎服，每日 1 剂，分早晚 2 次，饭后温服。

二诊：服药 10 剂后夜间盗汗明显减轻，脚凉亦改善。现症见：眠差，入睡困难，梦多，近期未再出现胸闷、心慌，纳可，大便每日 2～3 次，成形，小便正常，舌质暗淡，苔黄腻，舌下瘀络，脉细。

处方：桑叶 20g、竹茹 10g、丝瓜络 10g、浮小麦 30g、炒白扁豆 10g、黄连 3g、煅牡蛎 30g（先煎）、车前子 10g（包煎）、生甘草 3g。12 剂。

三诊：患者无明显异常出汗之症，乏力、烦躁等症状减轻。上方去黄连，患者又服药 7 剂，后停药已生活调节。3 个月后随访，自觉身体恢复如常，无明显汗出等不适症状。

按语：

患者以盗汗，乏力，眠差多梦，胸闷心悸，小便刺痛为主要见症，结合舌脉，证属热郁在内，迫津外泄，故以清热凉血、养心安神、通利小便为法。张君教授处方中桑叶、桑白皮清肺火而止汗。地骨皮凉血而清虚热，善治骨蒸盗汗。琥珀利小便而清肺，正如《珍珠囊》言：“利小便，清肺。”地龙有解热利尿之功。牛膝引火下行。炒白扁豆健脾化湿而善治脾虚泄泻。黄连清心火而坚肠止利。浮小麦敛汗，养心安神助眠。煅牡蛎止汗而重镇安神。二诊：服上方 10 剂后夜间盗汗明显减轻。患者目前主要是眠差梦多和大便不成形，综合全身症状及舌、脉，张君教授辨证为心肺有热，脾虚湿盛，以三青汤（桑叶、竹茹、丝瓜络）加味治疗。方中桑叶、竹茹皆性凉，得秋金之气，可平肝气，行肺气而转胆枢。丝瓜络也为清凉降火之品。《素问·阴阳别论篇》曰：“阳加于阴谓之汗。”《素问·宣明五气篇》又曰：“五脏化液：心为汗。”故加灯芯草、黄连清心降火，既有利于止汗，又能除烦安神。诸药相配，心肺脾同治，患者诸症皆有改善。

第四节　癫痫

临案举隅 1

赵某某，女，5 岁，于 2018 年 5 月 6 日来院就医。

主诉：四肢抽搐、口吐涎沫反复发作 2 年余。

现病史：患儿于两岁半时，突然两眼上翻、口唇青紫、四肢抽动、口吐涎沫，历时半分钟左右自行缓解，以后相隔半个月又有一次发作，症状如前，去市儿童医院检查脑电图有尖波、棘－慢波出现，查 CT 未见异常，给予德巴金糖浆治疗，在以后 3 个月中症状控制，3 个月后，症状复发，又服用妥泰，以后每隔半个月左右仍有一次相同症状发作。来诊时患儿消瘦，面色苍白，但行走自如，智商尚好，查脑电地形图为异常脑电图，CT 未见异常。舌淡苔薄白，脉滑。

诊断：癫痫（风痰闭阻）。

治则：祛痰、镇惊兼活血。

处方：予以抗癫痫散口服，每次 3g，每日 3 次口服。服药 1 个月后症状基本控制，在此基础上，之后逐渐减停西药妥泰。治疗半年后，曾有 1 次失神小发作，持续数秒恢复，之后病情平稳无癫痫发作，亦无其他不适反应，查 24h 动态脑电图未见异常，逐渐减停德巴金糖浆，从服药 12 个月逐渐减服抗癫痫散，服药 2 年零 6 个月后停药，停药后病情平稳，随访至今未见痫性发作。

一、西医概述

癫痫是慢性反复发作性短暂性脑功能失调综合征，是多种原因导致的脑部神经元过度异常放电引起脑功能失调的临床综合征，具有反复性、发作性、短暂性等特征，临床表现多种多样，其病程较长，缠绵难愈。癫痫发作可引起脑部神经元的坏朽或病理性凋亡导致脑部持久性改变，并引起认知和社会功能障碍等多方面的后果，是一种危害较大的神经系统常见病，患病率仅次于脑卒中。

流行病学调查显示：目前全球约有 5000 万癫痫患者，其中发展中国家占 80%，我国有 900 多万的癫痫患者，每年新发病的癫痫患者超过 45 万，目前约 650 万活动性病例。其中约 25% 的患者属于难治性癫痫。癫痫的发病率与年龄有关，一般认为 1 岁以内患病率最高，其次为 1 ~ 10 岁以后逐渐降低。我国男女患病比为 1.15 ∶ 1 ~ 1.7 ∶ 1，种族患病率无明显差异。临床上一般以突然仆倒，昏不知人，口吐涎沫，两目上视，肢体抽搐，或口中作猪羊叫声等为主要表现，由于癫痫临床表现多种多样，自古就属疑难杂证。

根据临床发作类型癫痫分为以下几个类型：

（1）全身强直－阵挛发作（大发作）：突然意识丧失，继之先强直后阵挛性痉挛，常伴尖叫，面色青紫，尿失禁，舌咬伤，口吐白沫或血沫，瞳孔散大，持续数十秒或数分钟后痉挛发作自然停止，进入昏睡状态，醒后有短时间的头昏、烦躁、疲乏，对发作过程不能回忆，若发作持续不断，时间超过 30min，一直处于昏迷状态者称癫痫大发作持续状态，常危及生命。

（2）失神发作（小发作）：突发性精神活动中断，意识丧失，可伴肌阵挛或自动症，一次发作数秒至 10 余秒，脑电图出现 3 次 /s 棘慢或尖慢波综合。

（3）单纯部分性发作：某一局部或一侧肢体的强直，阵挛性发作，或感觉异常发作，历时短暂，意识清楚，若发作范围沿运动区扩及其他肢体或全身时可伴意识丧失，称杰克森发作（Jack），发作后患肢可有暂时性瘫痪，称 Todd 麻痹。

（4）复杂部分性发作（精神运动性发作）：精神感觉性，精神运动性及混合性发作，多有不同程度的意识障碍及明显的思维、知觉、情感和精神运动障碍，可有神游症、夜游症等自动症表现，有时在幻觉、妄想的支配下可发生伤人、自伤等暴力行为。

（5）自主神经性发作（间脑性）：可有头痛型、腹痛型、肢痛型、晕厥型或心血管性发作。

（6）无明确病因者为原发性癫痫，继发于颅内肿瘤、外伤、感染、寄生虫病、脑血管病、全身代谢病等引起者为继发性癫痫。

癫痫的诊断原则主要是：

①至少一次以上的痫性发作病史，有可靠目击者提供的发作过程和表现的详细描述，符合不同癫痫发作类型的临床表现。②发作具有癫痫发作的共性，发作性、重复性、刻板性。③脑电图有痫样放电，可见棘慢或尖慢波。临床诊断必须符合以上①②，伴或者不伴③，同时除外其他非痫性发作性疾病的可诊断为癫痫。

癫痫的西医治疗主要分为病因治疗、药物治疗、非药物治疗等。

1. 病因治疗

首先根据病因进行分析，明确癫痫发作病因的患者首先行病因治疗。如神经纤维瘤患者可手术治疗，小儿发高热性疾病可予以降温治疗等。

2. 药物治疗

当无明确病因或有明确病因但不能根除者可考虑药物治疗。药物治疗应根据癫痫发作类型选用抗癫痫药物，一旦找到可以完全控制发作的药物和使用剂量，就应不间断地应用。用药宜从小剂量开始，然后逐渐增量，以既能控制发作，又不产生毒性反应的最小有效剂量为佳。换药应采取加用新药及递减旧药的原则，不能骤然停药。一般应于发作完全控制后，如无不良反应再继续服用 3~5 年，方可考虑停药。目前多主张用一种药物，确认单药治疗失败后，方可加用第二种药物。尽量选择无相互作用或相互作用及副作用小、治疗指数高、作用机制不同的药物。如强直阵挛性发作无法用单药控制者，可合用苯妥英钠和扑米酮。对混合型癫痫可以根据发作类型联合用药，但以不超过三种药物为宜。

3. 非药物治疗

(1) *手术治疗*。手术治疗癫痫是通过手术切除致痫灶，分为根治性手术和姑息性手术。手术方式选择主要依据癫痫临床类型和致痫灶部位。

(2) *立体定向放射治疗*。通过立体定向毁损深部结构或者照射致痫灶而实现抗癫痫作用。如立体定向射频海马杏仁核毁损（SAHE）治疗单侧颞叶癫痫技术已十分成熟。

(3) *脑深部刺激术*。脑深部刺激术是一种在脑深部特定部位埋置电极和脉冲发生器，然后通过体外调控刺激的电压、频率、脉宽等参数，通过神经网络对刺激的识别、扩大及传导，影响整个大脑皮层的兴奋性，达到对癫痫进行治疗的目的。

(4) *迷走神经刺激术*（VNS）。VNS 是采用脉冲对患者的迷走神经进行刺激，以控制癫痫的发作，主要治疗方式是在患者的前胸皮下植入一个微型脉冲器，并将脉冲器的电极与患者的迷走神经相连，以间歇性的脉冲刺激对患者进行治疗。

(5) *重复经颅磁刺激术*（rTMS）。rTMS 是将脉冲磁场作用于大脑皮层，对大脑的生物电活动、脑血流及代谢进行调谐，从而调节脑功能状态；通过降低大脑皮质的兴奋状态，来降低癫痫发作的频率，改善大脑神经元的异常放电，对癫痫所致的脑部损伤有修复作用，一般可以作为癫痫的辅助治疗。

(6) *生酮饮食治疗*。给予患者脂肪比例高、蛋白质和碳水化合物比例低的饮食配方，通过饥饿时体内脂肪分解代谢的中间产物酮体（丙酮、乙酰乙酸和 β－羟丁酸）来治疗癫痫。同时，生酮饮食还可以对神经起到保护的作用。主要适用于难治性癫痫的治疗以及不能耐受抗癫痫药物治疗的患者。

(7) *冷却疗法*。冷却疗法是近几年发展较快的一种治疗方法，且冷却疗法还具有潜在的保护患者脑神经的作用。主要的治疗方法为表面冷却、血管内冷却或者大脑直接冷却。通过有效的冷却治疗，可以有效减少或停止癫痫发作。目前冷却疗法仍然处在研究阶段，其具体的临床效果还需要进一步临床试验进行证实。

(8) *细胞基因治疗*。通过把可以产生抗癫痫物质的细胞植入到脑部特定区域或者植入基因使身体自身产生抗癫痫物质来治疗癫痫。目前干细胞移植治疗癫痫的研究方兴未艾，取得了可喜的效果。有研究结果显示，在动物难治性癫痫模型的治疗中，可以改善动物的癫痫状态。因此，神经干细胞移植是难治性癫痫治疗的有效方法之一。

二、中医病因病机

癫痫属中医“痫证”范畴，其病因病机十分复杂，早在《素问》中指出：“人生而有癫疾者……此得之在母腹中时，其母有所大惊，气上而不下，精气并居，故令子发为癫痫。”《医学正传》：“痫病主乎痰，因火动之作也。”《丹溪心法》也提出癫痫“无非痰涎壅塞，迷闷孔窍而成。”故一般认为，癫痫大多由于七情失调、先天因素、脑部受损等，造成脏腑失调、痰浊阻滞、气机逆乱、风阳内动、风阳痰浊、蒙蔽心窍、流窜经络所致。现代医家把传统理论与临床实践相结合，对癫痫病的认识也不断深入。古有“怪病多痰”“百病兼痰”之说，痰浊既是机体水湿津液代谢异常的病理产物，又可作为新的致病因素。瘀血是癫痫发病的又一个重要因素，癫痫病久必伤其正气，正气虚则血行无力，停滞而成瘀，痰瘀互结，互为因果，致使癫痫症状反复发作，病情缠绵难愈。在急性发作期以痰扰心窍为关键，非急性发作期多为脏气虚弱、气血失和，正虚涉及脾肾等多脏腑功能的衰退，尤以肾虚是癫痫发病之根。正虚与瘀滞互为因果致病，影响癫痫的发生、发展及预后转归。在癫痫发生发展过程中表现以热为主证的一类癫痫证型，其病位在肝、胃和大肠。或因其热性体质，或感受热邪，或气郁化火，郁久化热，热盛则酿生痰热、引动肝风而致癫痫。

癫痫发病之病因复杂，病机交错，病位主要责之于心、肝、脾、肾。病理性质属本虚标实，以精气虚损为本，痰瘀阻滞为标，终致脑络瘀塞、髓海失养、灵机失用。癫痫病机复杂，总体概括有痰、热、惊、风、虚、瘀等致病因素，造成脏腑功能失调，痰浊阻滞，气机逆乱。根据癫痫发病时喉中痰鸣，口吐涎沫及四肢抽搐的症状，可知癫痫的发病与肝风挟痰关系最为密切。根据癫痫的发病机制，中医在治疗上宜分清标本缓急，发作时宜先治标，缓解期则以治本为主，常采用定癫息风，豁痰开窍，活血化瘀等治疗原则，辨证论治。

三、按语

癫痫是由痰热、惊风、虚瘀等致病因素造成的脏腑功能失调，气机逆乱，痰浊阻滞，气滞血瘀，肝风内动，风热痰瘀互结，闭阻窍络所致。痰邪是导致痫病的关键环节，强调“痰邪”在癫痫发病中的作用，认为“痰邪上犯”是本病主要的发病机制。整个病程一直由痰邪贯彻始终，脾气虚弱，则不能运化水湿是生痰的主要源头，因而有“痫由痰制，痰自脾生，脾虚痰伏”之说。痰浊聚散决定了痫病的发作，因痰浊聚散时时无常，导致痫病发无定时，故而出现有一日数发，数日一发或多日多发者不等。

痰为津液聚集所化，凝结日深，故胶固难化，因而癫痫病人久发难愈。故随着风气而聚散和胶着难化即是癫痫之痰的特性。热盛风搏，五志过极，郁滞不得泄，故郁而化热，《医学正传》记载：“痫病之痰，因火动所作。”即“无火不动痰”也。说明痫证与郁火的内在联系，痰与郁火相结合而痫证生也。肝火旺盛，灼烧津液，凝结成痰，火动则生风，风动则痰升，痰蕴日久，必郁而化热，故痰热之邪壅滞于体内，随风上犯清窍，因而出现神明无主，神志失常，遂发痫病。临床上病人先有口苦而干，急躁易怒，心胸烦闷之征兆，继而发作时可见面色红赤，舌红脉弦数，则说明存在郁火。在痫病发作过程中，肝风内动，触动伏痰，风痰上扰亦是本病发作的重要因素，病人发作时肢体抽搐，两目上视即是明证。

本例患者属风痰闭阻所致，张君教授采用抗癫痫散治疗以活血、镇惊、祛痰，疗效显著，朱丹溪所著《丹溪心法·痫》认为癫痫“无非痰涎壅塞，迷闭孔窍。”龚廷贤在《寿世保元·痫证》云：“盖痫之原，……必因惊恐致疾。……肝虚则生风，脾虚则生痰，蓄极而通，其发也暴，故令风痰上涌，而痫作矣。”元·曾世荣的《活幼口议·痫疾证候》曰：“风痫有热生痰，食痫因食而致惊，……生痰致风，由风成痫。”方中丹参、红花、川芎活血化瘀，天麻、石决明、全蝎、蝉蜕镇惊息风安神，清半夏祛痰开窍，诸药合治，共凑定痫之效。

临案举隅 2

金某某，女，16 岁，2018 年 9 月 20 日来诊。

主诉：发作性神昏伴抽搐发作半年。

现病史：半年前常先有眩晕、胸闷乏力、喜伸欠之后出现神昏、口中怪叫、牙关紧闭、两目上视、四肢抽搐、口吐涎沫等症状，每次症状持续数秒至 1min 不等，醒后自觉疲乏，无其他不适，家属诉共发作 3～4 次，因醒后基本完全恢复正常，故未予检查及治疗，今日晨起突然跌倒再发，神志不清，抽搐吐涎沫，伴尖叫，二便失禁，症状持续近 1min 后缓解，目前患者自觉胸闷不适，乏力倦怠，头晕昏蒙，舌质红，苔黄腻，脉弦数。

诊断：痫病（风痰闭阻）。

治法：涤痰息风，开窍定痫。

处方：给予黄连解毒汤送服定痫丸加减，黄芩 9g、黄连 9g、黄柏 6g、栀子 9g。水煎 7 剂，每日 1 剂，早晚温服，每服送定痫丸 9 颗。

二诊：一周后，患者未发作，情绪急躁，咳痰不爽，心烦失眠，头痛目赤，口苦咽干，大便秘结，舌质红，苔黄腻，脉弦滑。

诊断：痫病（痰火内盛）。

治法：清肝泻火、化痰开窍。

处方：给予龙胆泻肝汤合竹沥达痰丸加减，龙胆草（酒炒）6g、黄芩（酒炒）9g、山栀子（酒炒）9g、泽泻 12g、木通 9g、车前子 9g、当归（酒炒）8g、生地黄 18g、柴胡 9g、生甘草 6g。15 剂水煎，每日 1 剂，早晚分温服，每服送服竹沥达痰丸 6g、全蝎 0.5g、蜈蚣 0.5g。研末冲服，2 次 /d。

三诊：患者未再发作，时有头晕目眩，心悸健忘，腰膝酸软，神疲乏力，舌红，苔薄，脉细弱。

诊断：痫病（心肾亏虚）。

治法：补益心肾，健脾化痰。

处方：给予大补元煎汤加减，人参 9g、山药 6g、熟地黄 6g、杜仲 6g、当归 6g、山萸肉 3g、枸杞子 6g、炙甘草 3g。15 剂水煎，每日 1 剂，早晚分温服。全蝎 0.5g、蜈蚣 0.5g，研末冲服，1d 2 次。连服 3 个月后患者病情平稳，诸症均消，嘱河车大造丸 1 次 6g，1d 2 次，继服用半年，巩固疗效，以收全功。

按语：痫证久发不愈，必致脏腑愈虚，痰浊愈结愈深，而成顽痰。痰浊不除，则痫证复发，乃成痼疾，所以早治为妙。发作期宜结合针刺疗法，恢复期宜补益心脾肝肾。久病必有瘀，加入活血化瘀之品，如川芎、丹参、郁金等，疗效卓著。

临案举隅 3

李某某，男，21 岁，2018 年 10 月 8 日初诊。

主诉：突然昏仆伴四肢抽搐反复发作 3 个月。

现病史：自诉 3 个月前因严重受惊吓后，经常出现羊叫声，突然跌倒，四肢抽搐，口吐痰沫或血沫，曾将门牙咬断，每月发作 3～5 次，严重时 1d 发作 2 次。曾在多家医院求治，见效甚微。经人介绍前来诊治，在本院作脑电图符合癫痫诊断。平时头晕脑涨，大便不畅，痰多而黄，有时呈铁锈色，舌红，苔薄滑根腻，脉象弦滑。

诊断：癫痫（痰火闭窍）。

治法：清肝泻火、豁痰开窍。

处方：龙齿 30g、珍珠母 20g、胆南星 6g、瓜蒌 12g、白矾 2g（吞服）、远志 10g、陈皮 10g、半夏 10g、炒白术 10g、郁金 10g、杏仁 10g、浙贝母 10g。7 剂水煎服分 3 次服用。

二诊：服药期间癫痫轻微发作 1 次，痰沫减少，原方去胆南星加菖蒲 12g、何首乌 10g、茯苓 10g，10 剂水煎分 2 次服用。

三诊：癫痫未发作，家人述其偶有神识呆滞、头晕疲乏、夜寐不安，症见舌尖红绛、舌苔薄腻略黄、脉弦细。效不更方，守前方酌加清肝泄火之品续服：龙齿 20g、珍珠母 20g，远志 10g、白术 10g、陈皮 10g、杏仁 10g、制首乌 10g，地龙 6g、黄连 4g、竹叶 3g、青黛 1.5g（冲服）。15 剂水煎分 2 次服用。

四诊：服药后停药 6d 癫痫未发，神智呆滞等症消失。精神好转，夜寐安宁，间断头痛，双肋隐隐胀痛，遇天阴雨湿、周身关节酸痛，苔腻脉弦滑。前方加防风 10g、全蝎 4g（研末吞服）、蜈蚣 2 条（研末吞服）。15 剂水煎分 2 次服用。

五诊：服药后有意停药 1 个月，病再未发，头轻微痛。药已中病，基本治愈。为防复发，前方加西洋参 10g、天麻 10g。10 剂粉末冲服，每次 3g，每日服 2 次以巩固疗效。1 年后前来告知病已痊愈。

按语：本例患者痰湿素重，复以惊扰郁思、肝郁太甚，以致风阳鼓动、挟痰浊上扰神明发为痫证，故张君教授重用镇肝化痰之法以治之。方中珍珠母、龙齿镇肝安神，陈皮、半夏、胆南星、远志、杏仁、栝楼、白矾、郁金、浙贝母化痰开窍，白术健脾化痰。

脾为生痰之源，痰由肝郁风动、气火内炽熬成，所以色黄褐如铁锈。三诊所见舌红而绛、苔微黄，说明心肝二经有火，故加入黄连、青黛、竹叶以清泄心肝之火；地龙、全蝎、蜈蚣、防风清热祛风、镇痉潜阳通络。痫转缓解之后，邪去正伤，则加补益肝肾之品何首乌，因痫证之发其本必虚，尤以肝肾不足最多见。发作频繁之初，先治其标，缓解后则必兼顾其本，用散剂加西洋参以善其后。

目前针对癫痫的临床治疗，西医西药疗效确切，特别是对于癫痫的急性发作及抢救是首选；中医中药其性状温和，有调理的作用，且对肝肾功能的影响较小。故两者合用有协同的治疗效果。大量的临床工作亦证明，中西医联合治疗癫痫的效果明显优于单用西医西药或者中医中药。在临床治疗癫痫患者过程中，首先采用西药控制频发症状，再采用中药分期、分型辨证治疗，临床往往可以收到满意疗效。

第七章　肾系疾病

第一节　遗尿

临案举隅 1

王某，男，6 岁，2018 年 1 月 14 日就诊。

主诉：反复尿床 3 个月。

现病史：患儿近 3 个月，每日夜间尿床 2～3 次，醒后方觉。

诊查：患儿乏力，面白，形寒肢冷，大便可，小便清长频数，纳寐可，舌淡苔薄，脉细无力。

辅助检查：查尿常规正常。

西医诊断：遗尿症。

中医诊断：遗尿。

辨证：脾肾不足，下焦虚寒。

治则：补益脾肾，温阳固涩。

处方：补中益气汤合缩泉丸加减。党参 8g、白术 8g、黄芪 6g、补骨脂 8g、山萸肉 8g、桑螵蛸 6g、炙甘草 5g、益智仁 8g、山药 8g、乌药 6g。水煎服，每日 1 剂，6 剂后复诊。

配合针灸治疗：百会穴、肾俞穴、遗尿穴、膀胱俞穴。

二诊上方再服 6 剂。

一、西医概述

遗尿症俗称尿床，指 5 岁以上小儿入睡后仍有不自主排尿，遗尿频率≥ 2 次 / 月，7 岁及以上儿童每月至少尿床 1 次，且连续 3 个月以上，没有明显精神和神经异常。患儿除夜间尿床外，日间常有尿频、尿急或排尿困难、尿流细等症状。

西医对于小儿遗尿的病因病机及治疗的研究取得了一定的进展，但由于药物治疗疗效不稳定，复发率较高。中医在治疗该病常中药配合针灸治疗，疗效确切。

二、中医病因病机

1. 肺脾肾不足

小儿脏腑娇嫩，行气未充，处于“肺脾肾”不足的生理状态。肾，封藏之本，主水液，司二便；膀胱为州都之官，津液藏焉，于肾相表里。小儿肾常不足，亦或病后失于调摄，导致肾气不足，固摄失权，膀胱失于温煦，气化失司，出现遗尿。脾肺气虚，三焦气化不利，膀胱失约，故出现遗尿。

2. 心肾失交

心主神明，内寄君火，肾主水液，内藏相火，心火下炎以温肾水，肾水升腾以济君火，水火既济则心有所主，肾有所藏。若因教养不当，或睡眠较深，不易唤醒，失去对排尿的警觉，这与心主神明功能失调有关，心神不宁，水火不济，故夜梦纷纭，梦中遗尿，或欲醒而不能，小便自遗。

3. 督脉失畅

督脉为阳脉之海，总督一身之阳气，若督脉失畅，则阳气不得通达于下，膀胱失约，出现遗尿。中医认为，脊柱为督脉循行所过之处，如小儿患有隐性脊柱裂多考虑督脉失畅。

总之，遗尿除要考虑传统的肾虚不固、膀胱失约的病机，要认识到肺、脾、肾三脏失调的因素。

三、按语

张君教授常用补中益气汤缩泉丸治疗小儿遗尿。遗尿其本在肾，其标在膀胱，患儿多属脾肾两虚与下元虚寒并见，且皆为虚寒体质，治疗上注意固护先天不足，因此在治疗上提出“升气壮阳”的治疗思路。

在本次病例中，乏力，面白，形寒肢冷，大便可，小便清长频数，纳寐可，舌淡苔薄，脉细无力。一派脾肾两虚，下焦虚寒症状。治补益脾肾，温阳固涩。其中桑螵蛸、黄芪、补骨脂为君药，具有补肾助阳、固精缩尿的功效；山药、山萸肉、白术、党参为臣药，补脾益气缩尿；以乌药、益智仁为辅药，以加强温肾固精缩尿的功效。诸药合用，具有补肾固本、补脾益气、温阳缩尿的功效。

临案举隅 2

韩某，女，9岁，初诊：2020年8月27日初诊。

主诉：梦中惊叫，磨牙3个月，间歇遗尿2年。

现病史：患者平时性情急躁，偏嗜香燥之品。诊察：形体偏瘦，面色萎黄，唇红，夜寐不宁，梦中惊叫、磨牙频频，偶有睡中坐起，背部及头部汗出淋漓，遗尿时做且气味腥臭，大便隔日1行，便干难出。舌红、苔薄黄，脉弦滑。

辅助检查：腰骶骨片、尿检、泌尿系B超检查均未见异常。

西医诊断：遗尿。

中医诊断：遗尿、夜惊。

辨证：心肾失交证。

治则：清宣郁热、除烦宁神。

处方：栀子10g、淡豆豉10g、芦根6g、淡竹叶6g、玄参6g、薄荷6g、龙齿10g、龙骨20g、牡蛎20g、蜜麻黄6g、石菖蒲10g、柏子仁10g、浮小麦10g。7剂，每日1剂，水煎，分2次温服。

二诊：面色明显改善，汗出减少，已无梦中惊叫，磨牙亦已大减，尿床仅1次，大便转润。上方继服7剂，用法同上。

按语：

患儿心火盛，心神不宁，心火亢盛不能向下温肾水，下元虚寒遂发生遗尿。《伤寒论》云："发汗吐下后，虚烦不得眠，若剧者，必反复颠倒，心中懊侬，栀子豉汤主之。"栀子豉汤清宣胸中郁热，擅治"虚烦不得眠"。方中栀子、玄参泻火解毒，淡豆豉宣发郁热，芦根、淡竹叶清热除烦，薄荷清利头目、疏肝行气，石菖蒲开窍醒神，龙齿、龙骨、牡蛎镇静安神、收敛固涩，柏子仁润肠通便，浮小麦固表止汗。

第二节　尿频

临案举隅 1

患者王某，女，5岁，2019年3月8日初诊。

主诉：反复发作性尿频数3个月。

现病史：患儿3个月前无明显诱因出现反复发作性尿频数，就诊于当地医院，未予明确诊断，考虑为神经性尿频，未予药物治疗。后于当地中医院口服中药1个月，患儿尿频症状较前略有好转。为求进一步治疗来诊，刻诊见：尿频每日白天小便约20次，排尿无不适，小便量可，大便干，2d 1次，夜寐可，纳差。

查体：面色少华，舌淡红，苔薄黄略腻，脉细数。

理化检查回报：尿常规示：未见异常。肾脏超声未见异常。

西医诊断：神经性尿频。

中医诊断：尿频。

辨证：湿热下注证。

治则：清热利湿兼运脾胃。

处方：金银花 6g、蒲公英 9g、紫花地丁 6g、车前草 9g、白花蛇舌草 9g、石韦 9g、半夏 9g、砂仁 6g、陈皮 9g、甘草 6g。7 剂，水煎服，2d 1 剂，配合耳穴压籽，取耳穴肾、膀胱、三焦。

二诊：患儿尿频明显好转，每日白天小便 10 次左右，小便时无明显不适，尿常规未见异常，大便仍干，舌尖略红。

辨证：湿热下注证。

治则：清热利湿兼运脾胃。

处方：原方加玄参 9g、莱菔子 12g、炒栀子 6g。2d 1 剂。嘱家长不在患儿面前谈论疾病，多陪患者进行感兴趣活动，分散注意力。

三诊：已无尿频，又服二诊方药 7 剂。

一、西医概述

尿频在西医临床中分为两类，即泌尿道感染与神经性尿频。本章涉及的“尿频”主要指神经性尿频（neurogenicurination)。由于小儿大脑皮质发育不完善，高级中枢对脊髓排尿中枢的抑制能力差，加之焦虑、紧张、受惊吓等精神因素致使膀胱神经功能失调而诱发出现小儿神经性尿频。小儿神经性尿频是指非感染性的尿频、尿急，多发生在学龄前儿童，患儿年龄集中在 2～11 岁，排尿次数增加而无相关解剖结构或神经系统病理性改变的一类儿童时期常见的泌尿系统疾病，正常学龄儿童每天排尿次数在 6～7 次。临床表现以尿频为主，可伴尿急，不伴有尿痛、遗尿、排尿困难、发热、水肿等。现代研究认为患儿可能存在骨盆器官“交叉致敏”现象，即邻近骨盆器官的病理变化可触发膀胱感觉改变和排尿异常。Malykhina 等研究认为，下消化道和泌尿道之间的日常生理活动和内脏反射均受自主神经和中枢神经系统的控制，即邻近盆腔器官的病理变化可导致膀胱感觉改变和排尿异常，这一发现为骨盆器官“交叉致敏”现象提供依据。这一现象可以引起尿频这一症状，但是其具体的发病机制尚未完全阐明，有待深入研究。

西医在本病的治疗主要包括药物治疗、物理治疗、心理行为治疗等，常用西药包括胆碱能 M 受体拮抗剂山莨菪碱、谷维素等药物。但上述药物都存在不同程度副作用，临床使用受限，且较易复发，远期疗效不明确。

二、中医病因病机

尿频属于淋证的范畴，《灵枢》曰：“中气不足，溲便为之变。”中气为全身气机之主司、升降出入之枢纽，而中气主要指脾之阳气。脾阳亏虚，则运化失职，精微清气上升无能，水津不能四布而过多下输膀胱，以致小便频数甚至失禁。水属阴，气为阳，气不制水由于阳不制阴产生。肾气、脾气不能约束膀胱水道，主要在于阳气不足不能收摄阴液。《丹溪心法·淋》云：“淋者，小便淋漓，欲去不去，不去又来，皆属于热也。”巢元方《诸病源候论·小儿杂病诸候》：“小便数者，膀胱与肾俱有客热乘之故也，肾与膀胱为表里，俱主水，肾气下通于阴，此二经既受客热，则水行涩，故小便不快而起数也。”到了明代，对本病的病因病机的认识已经较为明确，如戴思恭《证治要诀》所说：“小便多，乃下元虚冷，肾不摄水，以致渗泄。”到了清代，罗国纲所著《罗氏会约医镜》中说：“小儿之多之便，由阳气尚微，不能约束，宜于温补。”又云：“但凡治小便频数，切勿以热拟，热必赤涩而痛。”明确指出了小儿排尿次数之多的原因，是因为部分小儿阳气虚弱所导致的，不能以热来论治，他提出凡是有热，则必有一些感到赤涩疼痛的症状。因此本病主要部位在肾与膀胱。肾主水，与膀胱相表里，膀胱的气化主要为肾脏阳气主司。肾气不足、阳失温煦，则能使膀胱气化失司，不能固摄缩尿，尿频乃生。其肾虚的形成原因主要为小儿先天禀赋不足，或后天营养失调，或病久失于调治，损伤脏气，诸虚终致及肾，肾脏阳气不足，以致膀胱气化失常，约束无力而造成小便频数，难以自制。除肾与膀胱因虚而功能失常之外，尿频的发生与脾的关系也必须重视。本病发生，除病位主要在肾、脾、膀胱之外，与心、肺也有一定关系。心主神明，患儿心情紧张不能自主而尿频，常因心阴不足，或心火内亢，因而神明失主，情志失控，小肠热迫膀胱而致小便失摄。肺气肃降，通调水道，下输膀胱，若是肺经郁热，下移膀胱，也能使膀胱失约，致小便频数。由以上分析可知，尿频症状表现在膀胱，产生原因则有虚、实两端。其虚在肾、脾，以阳虚为主；实在心、肺，以阳热为主。临证所见，本病以虚证居多，单纯实证少见，治疗多以益气固摄为原则，多从脾、肾二脏论治。病程日久或反复发作者，多为本虚标实、虚实夹杂之证，治疗要标本兼顾，攻补兼施。若兼有湿热下注者，佐以清利湿热；若兼有肝气郁滞者，佐以疏肝理气。

临床治疗中本病的关键是在于肾和膀胱功能失调，肾阳、肾气不足，不能温煦和约束膀胱，不能推动膀胱气化，从而引起膀胱失于固摄，引起小便频数，肾虚一直贯穿在本病的始终，但同时在肾虚基础上，小便次数增多与各脏腑功能失调都具有关联性，包括肝气郁滞、心失所主、肺失肃降、胃中火盛等。

血管问题、皮肤问题以及神经精神症状等。除此以外，糖皮质激素性骨质疏松是最常见的继发性骨质疏松症，有研究表明，在使用糖皮质激素治疗6个月以上的慢性疾病人群，最终会有30%～50%进展为骨质疏松症；对于儿童患者，糖皮质激素的剂量和疗程还会影响其骨强度、骨生长速度以及成年后的骨骼总量；在长期系统性应用糖皮质激素的患者中，骨折的发生率可高达30%～50%；糖皮质激素长期超量使用还会对机体内成骨细胞、破骨细胞及骨细胞水平产生较强影响，抑制钙吸收和成骨细胞的增殖、分化功能，诱导破骨细胞的形成，加速骨吸收，并通过干预内分泌代谢中甲状旁腺激素、性激素、降钙素、生长激素等的分泌来调节骨代谢。糖皮质激素对免疫系统的影响与其剂量有关，相关研究表明，短期或隔日使用糖皮质激素不会增加患者的感染风险。但NS患儿需长期应用糖皮质激素和免疫抑制剂，治疗过程中会因药物对机体免疫力的影响而使合并感染的概率明显上升。有研究表明，长期大剂量使用糖皮质激素可使患儿更易受到病毒、细菌、真菌和寄生虫等的感染，并会增加潜在感染菌（如结核杆菌）重新被激活的风险，其机制可能与长期使用糖皮质激素会抑制细胞介导的免疫应答有关。另有研究表明，该机制可能是由于长期受到大剂量外源性糖皮质激素刺激，从而通过负反馈抑制下丘脑促肾上腺皮质激素释放，进而抑制垂体促肾上腺皮质激素分泌，导致机体内肾上腺自身分泌糖皮质激素减少，最终导致下丘脑－垂体－肾上腺轴被抑制，进而出现下丘脑促肾上腺皮质激素释放激素神经元减少、肾上腺皮质细胞凋亡、肾上腺萎缩；此外，糖皮质激素还可通过抑制淋巴细胞活化和促进淋巴细胞凋亡来调节适应性免疫，诱发免疫抑制。中医在治疗小儿肾病综合征方面有独特的认识，且在临床运用中取得了良好的疗效，所以中西医结合治疗是儿童肾病综合征最好的选择。

二、中医病因病机

小儿禀赋不足，久病体虚，外邪入里致肺、脾、肾三脏亏虚是发生本病的主要因素。而肺、脾、肾三脏腑功能虚弱，气化、运化功能失常，封藏失职，精微外泄，水液停聚则是本病的主要发病机制。

1. 肺、脾、肾脏亏虚

人体水液的正常代谢，水谷精微的输布、封藏，均依赖于肺的通调、脾的传输、肾的开阖及三焦、膀胱的气化来完成，若肺、脾、肾三脏虚弱，功能失常，必然导致“水精四布”失调。水液输布失常，泛溢肌肤则发水肿；精微不能输布、封藏，而下泄则出现蛋白尿。正如《景岳全书肿胀》说：“凡水肿等证，乃肺、脾、肾三脏相干之病。盖水为至阴，故其本在肾；水化于气，故其标在肺；水惟畏土，故其制在脾。今肺虚则气不化精而化水，脾虚则土不制水而反克，肾虚则水无所主而妄行。”可见肾病的病本在肾与脾，其标在肺。

2. 诸邪交互为患

外感、水湿、湿热、瘀血及湿浊是促进肾病发展的病理环节，与肺、脾、肾脏虚弱之间互为因果关系。若肺、脾、肾三脏气虚，卫外不固则易感受外邪，外邪进一步伤及肺、脾、肾，从而使水液代谢障碍加重，病情反复。水湿是贯穿于病程始终的病理产物，可以阻碍气机运行，又可伤阳、化热，使瘀血形成。水湿内停，郁久化热可成湿热；若长期过量用扶阳辛热之品而助火生热，并易招致外邪热毒入侵，致邪热与水湿互结，酿成湿热。湿热久结，难辨难分，从而使病情反复迁延难愈。肾病精不化气而化水，水停则气滞，气滞则血瘀，《金匮要略·水气病脉症并治》云："血不利则为水。"血瘀又加重气滞，气化不利而故加重水肿。水肿日久不愈，气机壅塞，水道不利，则至湿浊不化，水毒潴留。

《景岳全书·肿胀》云："凡欲辨水气异者，在欲辨其阴阳耳。"肾病的病情演变，多以肺肾气虚、脾肾阳虚为主，病久不愈或反复发作或长期使用激素者，可阳损及阴，肝失滋养，出现肝肾阴虚或气阴两虚之证。

总之，肾病的病因病机涉及内伤、外感，关系脏腑、气血、阴阳，均以正气虚弱为本，邪实蕴郁为标，属本虚标实、虚实夹杂的病证。

三、按语

张君教授善用六味地黄汤加减治疗小儿难治性肾病，六味地黄汤出自宋·钱乙《小儿药证直诀》一书，该方由汉·张仲景的金匮肾气丸加减而成，由熟地，山茱萸、山药、泽泻、牡丹皮、茯苓组成，具有滋阴补肾之功效。中医认为，激素为"助阳化热之品"，久用易损真阴、抑真阳，而六味地黄汤可有效拮抗外源性激素对下丘脑－垂体－肾上腺皮质轴的抑制，从而调节机体内源性激素的分泌，对保护肾上腺皮质功能具有良好效果，能显著降低激素所带来的副作用。激素联合应用六味地黄汤在肾病综合征中相得益彰，具有增效减毒之功效。

扶正：主要是解决患儿当前就诊最主要的原因或最明显的症状或（和）体征。张君教授在以六味地黄汤为底方基础上配伍使用清热解毒、活血止血、补气养阴、具有免疫抑制作用的中药，在改善患儿目前主要的症状或体征的同时，兼顾调节肺、脾二脏在肾病综合征中的发病机制，以助增强患儿机体抵御外邪能力，减少并发症，使病情平稳趋向康复，防止外感、劳累及其他感染性疾病造成的病情反复，从而减少激素使用量，减轻激素依赖性，从而缩短病程。补肾：大量蛋白尿，是肾病综合征的临床表现之一，蛋白质作为构成人体的基础物质，与精气、精微的概念类似，《素问·六节藏象论》云："肾者，主蛰，封藏之本，精之处也。"祖国医学认为，肾为先天之本，肾气不固，封藏失司，因水谷精微不得封藏而外流，精关不固，精微下泄则形成蛋白尿；肾阳不足，虚寒内生，因肾阳为全身阳气之本，能够促进精、血、津液的化生与运行，在虚寒性肾脏疾病中，血遇寒凝，寒凝气滞，损伤脉络，致使精微不固，形成蛋白尿；肾阴不足，内生虚火，因肾阴为一身阴气之源，具有凉泻、抑制机体由于虚火扰动而造成的肾络损伤、逼精外泄而形成的蛋白尿；故张君教授在以六味地黄汤为底方的基础上辨证使用补肾药物不仅可以缓解肾病综合征的临床症状，又从疾病根本上调节肾脏的生理功能，标本兼治，从而减少小儿常复发性肾病的复发率。

在本次病例中，患儿因上呼吸道感染，导致肾病综合征复发，西医治疗予糖皮质激素。中医辨证为脾肾亏虚，肾络瘀阻。治以健脾补肾，化瘀通络。治疗初期患儿因大量使用激素药物，出现阴虚火旺症状，加用滋阴清热药玄参、麦冬、金银花等。随着激素药物的减量，滋阴清热药物的使用也随之减少，同时增加益气固表药预防外感，防止、减少复发频率。病情平稳期予温补脾肾治疗。停服激素后继服健脾补肾、活血通络药巩固治疗。随访 6 个月，病情无复发。

临案举隅 2

韩某，女，4 岁 5 个月，初诊：2015 年 6 月 7 日。

主诉：反复水肿 2 个月。

现病史：患者 2 个月前外感后出现全身水肿，在当地医院系统检查后，诊断“肾病综合征”收入院治疗予甲强龙输注 7d（具体计量家长未提供），全身水肿未见明显缓解。后改予泼尼松 20mg/ 次，每日 1 次口服。出院后就诊于张教授专家诊，症见：倦怠乏力，易出汗，水肿，腹胀，饮食可，睡眠差，大便不成形，小便有泡沫，尿量正常。

辅助检查：T 36.6℃，P 114 次 /min，BP 90/65mmHg，抱入诊室，面色萎黄，全身水肿，腹胀如鼓，肌肤甲错。舌淡红有瘀斑，苔白腻，脉细数。血常规：白细胞计数 12.1×10^9/L，中性粒细胞百分比 56.4%，淋巴细胞百分比 24.3%，血红蛋白 80g/L，血小板计数 202×10^9/L。尿常规：蛋白 3+。24h 尿蛋白定量：4.2g/24h。血生化：总蛋白 50.27g/L，白蛋白 33.45g/L，血尿素氮 48.34mmol/L，肌酐 45.6μmol/L，总胆固醇 6.59mmol/L，甘油三酯 3.05mmol/L，高密度脂蛋白 3.28mmol/L。

西医诊断：肾病综合征。

中医诊断：水肿。

辨证：脾虚湿盛，瘀血阻滞。

治则：燥湿健脾，活血祛瘀。

处方：六味地黄汤加减。熟地 6g、山茱萸 6g、山药 6g、泽泻 6g、牡丹皮 6g、生黄芪 10g、猪苓 6g、茯苓 6g、泽兰 6g、甘草 5g、川芎 5g、西洋参 6g。水煎服，每日 1 剂，14 剂后复诊。

西医治疗：①泼尼松口服量不更改。②碳酸钙 D_3 颗粒，1 袋 / 次，每日 1 次，口服。

二诊：患儿乏力症状较前稍缓解，腹胀较前稍减轻，饮食可，睡眠正常，大便正常，小便正常。查体：面色淡黄，皮肤较前光滑，舌淡红有瘀斑，苔白腻，脉细数。

辨证：脾虚湿盛，瘀血阻滞。

治则：健脾利湿，活血化瘀。

处方：上方加红花，当归，红景天，太子参。水煎服，每日 1 剂，14 剂后复诊。

西医治疗：①泼尼松口服量不更改。②碳酸钙 D_3 颗粒，1 袋 / 次，每日 1 次，口服。

三诊：患者腹胀较前明显消失，饮食可，睡眠正常，二便正常。查体：精神状态较前明显好转，查舌淡红苔白腻，脉滑数。

辨证：脾肾两虚，湿浊中阻。

治则：补肾益气，健脾利湿。

处方：上方加益智仁、山萸肉、芡实、淫羊藿。水煎服，每日 1 剂，14 剂后复诊。

西医治疗：①泼尼松口服量每半个月减 5mg。②碳酸钙 D_3 颗粒，1 袋 / 次，每日 1 次，口服。

四诊：患儿乏力症状较前明显缓解，腹胀消失，饮食可，睡眠正常，二便正常。查体：精神状态正常，查舌淡红苔薄白，脉细数。血常规：白细胞计数 9.1×10^9/L，中性粒细胞百分比 50.3%，淋巴细胞百分比 25.6%，血红蛋白 101g/L，血小板计数 268×10^9/L。尿常规：蛋白 –。血生化：总蛋白 62.31g/L，白蛋白 35.24g/L，血尿素氮 3.76mmol/L，肌酐 55.3μmol/L，总胆固醇 3.25mmol/L，甘油三酯 1.08mmol/L，高密度脂蛋白 1.00mmol/L。

辨证：脾肾两虚，湿浊中阻。

治则：补肾益气，健脾利湿。

处方：上方不变。水煎服，每日 1 剂，14 剂后复诊。

西医治疗：①泼尼松改予 15mg/ 次，每日 1 次，口服。②碳酸钙 D_3 颗粒，1 袋 / 次，每日 1 次，口服。

五诊：患儿复诊，未见异常。查舌淡红苔白，脉滑，查尿常规正常。继续予上方口服，水煎服，每日 1 剂，14 剂后复诊。激素未停药前，仍需每半个月复诊 1 次，复查尿常规、24h 尿蛋白定量，根据情况调整方药，激素停药 1 个月后，复查各项指标正常，可停服中药。

按语：

在《素问 · 经脉别论》论述："饮入于胃，游溢精气，上输于脾，脾气散精，上归于肺，通调水道……揆度以为常也。"《素问 · 灵兰秘典论》说："三焦者，决渎之官，水道出焉。"《黄帝内经》中系统地阐述了津液的生成依赖于脾胃的运化，其转运依靠脾的"散精"和肺的"通调水道"功能，而且津液的升降出入需要在肾的气化蒸腾作用下，以三焦为通道，布散于全身而环流不息。当肺、脾、肾、三焦的生理功能失常时，均可引起水液代谢的障碍，出现水液停滞积聚的病理状态，充分认识到水肿与"肺、脾、肾、三焦"关系最为密切。同时由于小儿具有"脏腑娇嫩，形气未充、生机蓬勃，发育迅速"的生理特点，其机体和功能均较脆弱，对外界环境的适应力差，自我防御和疾病的抵抗能力低，表

第五节　IgA 肾病

临案举隅 1

吴某某，男，12 岁，2021 年 6 月 7 日就诊于笔者医院普通门诊。

主诉：反复肉眼血尿 2 个月。

现病史：患儿于 2 个月前无明显诱因出现血尿，曾于某三甲医院治疗，并于该院行肾穿刺术，病理诊断"IgA 肾病"，予糖皮质激素治疗（具体药物及用量不详），1 周前患者病情反复，于笔者医院门诊就诊。

诊查：患儿乏力，尿少，洗肉水样小便，大便可，纳寐可，舌淡胖苔薄腻，脉沉细无力。

辅助检查：

肾活检报告单：19 个肾小球。少数区域系膜细胞及系膜基质轻度增生，局灶节段性管内增生。可见球囊粘连，未见新月体形成。可见肾小管上皮细胞颗粒变性。肾间质略水肿，未见明显纤维化，未见明显单个核细胞浸润。

免疫荧光：IgA（3+）、C3（2+）、k（2+）团块状积于系膜区 IgM（+）、Fib（–）、lgG（–）、C1q（–）、C4（–）。

病理学诊断：系膜增生性肾小球肾炎。

免疫病理学诊断：IgA 肾病 Lee 分级Ⅱ（牛津分型 M0E1S1T0–C0）。

尿微量白蛋白 133.00mg/L，尿转铁蛋白测定 7.23mg/L，尿液 lgG 测定 21.50mg/L。

血脂正常，肌酐测定 51μmol/L，铁测定 9.1μmol/L。

尿红细胞位相：异常形态红细胞 80%。

尿常规：尿蛋白 1+，潜血 3+，尿常规示比重 1.028。

西医诊断：IgA 肾病。

中医诊断：尿血。

辨证：气虚血瘀，湿毒内蕴。

治则：治以益气、解毒、化瘀。

处方：芪蓟肾康方，丹参 10g、生地 10g、黄芪 15g、白茅根 10g、重楼 6g、山萸肉 10g、小蓟 10g、墨旱莲 10g、仙鹤草 10g、白花蛇舌草 10g、老头草 10g、牡丹皮 10g、海风藤 10g、炒蒺藜 10g、郁金 10g、甘草片 6g。水煎服，每日 1 剂，14 剂后复诊。

二诊：乏力、尿液颜色较前变淡，纳寐可，大便 2 ~ 3d 一次，舌淡红，苔白腻，脉沉细。

辨证：脾虚运化失调证。

治则：益气、解毒、化瘀、润肠通便。

处方：上方加火麻仁 10g、熟大黄 10g。水煎服，每日 1 剂，14 剂后复诊。

三诊：乏力、尿液颜色明显好转，纳寐可，大便未见明显异常，舌暗，苔白，脉弦。

辨证：肾气亏虚。

治则：温补肾阳，强筋健骨。

处方：在首方去重楼、白花蛇舌草，加桑寄生 10g、杜仲 10g。水煎服，每日 1 剂，14 剂后复诊。

四诊：患儿尿常规示：尿潜血（+-），24h 尿蛋白 0.5g/2.4L。患儿乏力症状明显减轻，二便正常，纳寐可，舌淡红苔薄白，脉细。

治则：嘱患儿家属密切关注患儿情况，避免感冒、泌尿系感染等，定期进行尿常规检查。

一、西医概述

IgA 肾病是世界范围内最常见的原发性肾小球疾病之一，也是儿童常见的肾脏病，20% ~40% 的患儿可进展至终末期肾病。研究显示这种进展从儿童即开始，因此成为儿童肾脏病研究者关注的焦点。

IgA 肾病诊断依赖于肾脏病理活检，特点为肾小球系膜区和（或）毛细血管袢区出现以 IgA 或以 IgA 为主的免疫球蛋白沉积，其发病机制仍未完全阐明，导致临床上无法更加精确预防与治疗。IgA 肾病的临床表现存在明显异质性，可表现为镜下或发作肉眼血尿、微量或肾病综合征水平蛋白尿，严重者甚至可出现急进性肾功能下降。但多说病例早期无症状，只有出现高血压或估算肾小球滤过率下降或蛋白尿后才被诊断出来。单纯的西医治疗虽可快速控制病情，但也特别容易出现病情的反复。所以加入中医治疗是很好的一个选择。

二、中医病因病机

小儿 IgA 肾病发病的根本原因系小儿正气虚损、不能抵御外邪、内虚外邪合而发病。正气亏虚为内因，外感邪气是疾病发生的首要因素，而伏邪为患则是导致病情缠绵难愈的主要原因。

1. 外感风湿热，风邪扰肾为关键

小儿 IgA 肾病患者以往多有风、湿、热邪侵袭肺胃病史。风为百病之长，亦为百病之始，常夹湿、夹热为患。风系阳邪，其性开泄，善行数变，与热相合，热亦动血，伤津耗气，风热袭肺，下扰于肾，灼伤肾络出现血尿，病情进展迅速与风“善行数变”特性相符；风邪与重浊黏腻的湿邪相合，易于化热，热邪易去但风湿余邪难以尽除，继而趁虚

内扰于肾，风湿之邪干扰肾的封藏职能，导致或加重精微下泄出现蛋白尿、泡沫尿，且风湿相合往往使患者的病程呈慢性兼进展性。故风邪扰肾是发病的首要环节，急性期见上呼吸道感染或扁桃体炎兼见血尿者多为风热袭咽；患者多有过敏体质，见泡沫尿、蛋白尿兼血尿多为风湿扰肾。

2. 诸邪交互为患

伏邪是指感染病邪后伏藏于里、过时而发的病邪。慢性肾脏病一般起病隐匿，部分患者即使出现比较严重的肾功能损伤，但仍无明显的临床症状可查，究其原因与伏邪致病密不可分。现代医家从“伏邪”阐释 IgA 肾病，认为其发病前多有上呼吸道感染、泌尿系感染史等，继而出现突发性血尿，多与外感伏邪密切相关。伏毒、痰湿及瘀血等多为内伤伏邪，新感之邪与伏邪同气相求、共同为患，是 IgA 肾病缠绵难愈的主要病因。

综上所述，IgA 肾病发生的主要原因是正气亏虚，外邪侵入，病机总数本虚标实证，而本虚主要与疾病发病及后期慢性迁延阶段密切相关。在疾病发展过程中，正虚为本始终存在，外邪为诱因，感受风湿热等外邪。此外，又因虚致实，则生湿热瘀毒等实邪交织为患，三焦气滞。湿热瘀毒既是病理产物，又是使病情恶化加重的病理因素，此时，新感之邪与伏邪同气相求，本虚标识相兼为患，血尿反复发作，最终成迁延病变。

三、按语

张君教授善用芪蓟肾康汤加减治疗小儿 IgA 肾病，芪蓟肾康汤是张君教授在多年临床经验的基础上，基于活血通络法自创而成，运用于临床，疗效显著，并且进行了体内与体外的实验研究，获得多项专利。其由丹参、黄芪、重楼、仙鹤草、白花蛇舌草、老头草、牡丹皮组成，具有益气、活血、解毒的功效。中医认为激素为“助阳化热之品”，久用易损真阴、抑真阳，而芪蓟肾康汤具有与激素类似的功效且不具有激素相关的副作用。

扶正祛邪：张君教授在以芪蓟肾康方为底方基础上配伍使用解毒、活血止血、补气养阴、及具有免疫抑制作用的中药，减少患儿的血尿和蛋白尿。方中以黄芪、丹参为君药。黄芪，甘、温，补气健脾，升阳举陷，益气固表，利尿消肿，托毒生肌；现代药理研究表明，黄芪有明显的利尿作用，能消除肾炎蛋白尿。丹参，苦、微寒，活血调经，祛瘀止痛，凉血消痈，除烦安神；现代药理研究表明丹参能够改善血液流变性，降低血液黏度，抑制血小板聚集和凝血功能，激活纤溶，对抗血栓形成；具有改善肾功能、保护缺血性肾损伤的作用。二药相合，益气活血化瘀，加用海风藤，辛、苦，祛风湿、通络止痛，通络入肾络，助黄芪推动血行，亦助丹参化瘀，清除肾络之瘀“免疫复合物”，组方以益气活血通络为要义。

在本次病例中，患儿无明显诱因出现水肿、血尿，西医治疗予糖皮质激素。中医辨证为气虚血瘀，湿毒内蕴。治以益气、解毒、化瘀。治疗初期患儿因血尿症状，加用生地黄、白茅根、小蓟等。随着病程进展，患儿出现便秘，加用润肠通便的火麻仁、大黄，原方不变，防止、减少复发频率。病情平稳期予温补脾肾治疗。定期随访，观察病情有无复发。

临案举隅 2

韩某，女，10 岁。2014 年 8 月 20 日就诊于笔者医院普通门诊。

主诉：镜下血尿 1 年，肉眼血尿 2d。

现病史：患儿 1 年前发热于当地医院就诊，查尿常规示 RBC 60/HP，抗感染治疗后，发热外感症状消失，镜下血尿持续存在，后于当地三甲医院儿科进行肾脏穿刺，病理结果显示："IgA 肾病"，经中西医结合治疗，镜下血尿缓解。患儿 2d 前外出感受风热，现症见：肉眼血尿，排尿灼热，咽痛，乏力，纳差，大便干，尿液呈洗肉水样，偶见泡沫，舌红苔黄，脉弦。

辅助检查：T 36.9 ℃ P82 次 /min，BP 90/65mmHg。血常规：白细胞计数 9.1×10^9/L，中性粒细胞百分比 56.4%，淋巴细胞百分比 24.3%，血红蛋白 80g/L，血小板计数 202×10^9/L。尿常规：蛋白 1+，红细胞 3+，异型红细胞畸形率 89%。24h 尿蛋白定量：0.97g/24h。肝肾功未见异常。

西医诊断：IgA 肾病。

中医诊断：尿血。

辨证：外感风热，湿毒内蕴。

治则：疏风清热，化湿解毒，凉血止血。

处方：芪蓟肾康加减。丹参、黄芪、重楼、仙鹤草、白花蛇舌草、老头草、牡丹皮、金银花、连翘、桔梗、白茅根、侧柏叶。水煎服，每日 1 剂，14 剂后复诊。

二诊：患儿肉眼血尿消失，咽痛、排尿不适减轻，大便正常，仍有乏力、纳差。查体：面色淡黄，舌淡红，苔黄白，脉略弦。

辨证：湿热蕴结。

治则：健脾利湿，凉血止血。

处方：上方去桔梗，加栀子、知母强清利下焦。水煎服，每日 1 剂，14 剂后复诊。

三诊：患者症状较前明显好转，自觉腰部酸软不适，纳寐可，二便正常。

辨证：脾肾两虚，湿浊中阻。

治则：补肾益气，健脾利湿。

处方：首方去金银花、连翘、桔梗，加益智仁，山萸肉，当归，牛膝。水煎服，每日 1 剂，14 剂后复诊。

四诊：患儿无明显不适，饮食可，睡眠正常，二便正常。

查体：精神状态正常，查舌淡红苔薄白，脉细数。

血常规：白细胞计数 8.1×10^9/L，中性粒细胞百分比 50.0%，淋巴细胞百分比 23.2%，

血红蛋白 10^9g/L，血小板计数 302×10^9/L。尿常规：蛋白 -，潜血 +-。

辨证：脾肾两虚，湿浊中阻。

治则：补肾益气，健脾利湿。

处方：上方不变。水煎服，每日 1 剂，14 剂后复诊。

五诊：患儿体健，无不适，纳寐可，尿液未见异常，大便可，舌红苔白脉细，停止口服中药，嘱患儿平素切勿劳累，防止感染，定期到门诊复查尿常规。

按语：

根据 IgA 肾病的临床表现，可归属于中医学的“水肿”“尿血”“腰痛”“虚劳”等范畴，现代中医将其命名为“肾风”，是中医的治疗优势病种。其病因错综复杂，不可控因素较多，各学派医家将其归结于本虚标实，病位在肾，以阴虚、气虚为主，涉及肺脾肝。

患儿外出受寒后出现肉眼血尿，排尿灼热，咽痛，乏力，纳差，大便干，尿液呈洗肉水样，偶见泡沫症状，查舌红苔黄，脉弦。张君教授认为，此为 IgA 肾病的急性发作期，风热邪气侵袭，继而乘虚下沿经络入肾，干扰肾脏封藏的功能，出现镜下血尿、泡沫尿等风湿扰肾的症状。小儿脏腑娇嫩，病情变化迅速，治疗当中，应兼顾“扶正”“补肾”两大原则。方中予黄芪、丹参等健脾利湿药物。予白茅根、侧柏叶、仙鹤草、白花蛇舌草凉血止血，予金银花、连翘等疏散风热。随着血尿症状的缓解，加栀子、知母强清利下焦。随着患儿病情的稳定，予益智仁、山萸肉、当归、牛膝，温补脾肾，稳定病情，巩固治疗。

该病属于非常常见的一种肾病，发病率极高，导致这一病情发病率的主要原因是大众没有对该病引起重视，没有将预防工作做好，因此，必须高度重视日常的预防工作。首先保证充足的睡眠，不要做剧烈的刺激运动，但是如果病情比较稳定，建议适量运动。其次为增加抗击病魔的能力，以免出现着凉的情况，降低感染的发生率，如果有不同的感染现象出现，必须运用强有力的抗生素，尽早对感染现象进行控制。注重饮食问题，以清淡为主，多吃新鲜水果、蔬菜，禁烟酒、刺激、生冷等食物。

临案举隅 3

患儿，张某，女，9 岁，2015 年 3 月 14 日初诊。

主诉：反复双下肢水肿 1 年，加重 1 周。

现病史：患儿 1 年前无明显诱因出现双下肢水肿，在外院肾穿后诊断为“IgA 肾病”，肾功能未见异常，经规律口服激素治疗后，患儿双下肢水肿消失，尿蛋白转阴，后时有复发。患儿 1 周前因受寒，出现水肿，乏力困倦，腰膝酸软，为求系统中医治疗遂来张教授门诊。现症见：双下肢水肿，尿少，神疲乏力，面色无华，腰细酸软，纳差，大便正常。

辅助检查：T 36.5℃，P 82 次 /min，BP 110/70mmHg，步入诊室，双下肢水肿。舌暗有齿痕，苔白腻，脉沉。查尿常规：尿蛋白 3+，红细胞 1+，24h 尿蛋白定量 4.2g，白蛋白 30g/L，肾功能、血常规未见异常。

西医诊断：IgA 肾病。

中医诊断：水肿。

辨证：脾肾两虚，瘀浊内蕴。

治则：健脾补肾，活血通络，化浊。

处方：芪蓟肾康加减。丹参、黄芪、茯苓、白术、车前子、陈皮、半夏、杜仲、牛膝、小蓟、白花蛇舌草、牡丹皮、海风藤。水煎服，每日 1 剂，14 剂后复诊。

二诊：患儿双下肢水肿减轻，神疲乏力，腰细酸软，纳差较前缓解，大便正常。舌暗，苔白，脉沉。尿蛋白 2+，红细胞 +-。

辨证：瘀浊内蕴证。

治则：祛瘀化浊通络。

处方：上方去茯苓、白术。水煎服，每日 1 剂，14 剂后复诊。

三诊：患儿双下肢水肿消退，偶有乏力、腰细酸软，舌淡红，苔薄白，脉沉细。查尿常规：尿蛋白 1+，红细胞 +-。

治则：祛瘀通络养血。

处方：上方去杜仲、牛膝，加生地、当归。水煎服，每日 1 剂，14 剂后复诊。

四诊：患儿服药期间病情平稳，无明显不适，血压正常，舌淡红，苔薄白，脉细。尿常规：蛋白阴性、潜血阴性。完善生化检查，结果均正常。复上方，巩固病情，14d 后复诊。

五诊：患儿双下肢水肿症状消失，未见神疲乏力，无不适，纳寐可，大小便正常，舌红苔白脉细，停止口服中药，防止感染，定期到门诊复查尿常规。

按语：

祖国医学早在《素问》就有“胞移热于膀胱则癃溺血”，《金匮要略》亦有“热在下焦则尿血”。小儿机体柔弱，脏腑娇嫩，形气未充，感邪后每易病逝急，多出现实证，凡热邪在表，不从汗解，化热入里，入营入血，又未及时清热，邪无处宣泄，上则鼻衄，下则移热于膀胱则癃溺血。又因小儿为“稚阴稚阳”之体，感邪之后，极易化热。故患儿在受寒后，数日即易化热，加之小儿饮食不节，饥饱无度。脾胃易为湿热壅滞，因此临床常多见湿热型 IgA 肾病患儿。由于血尿持续不消，“血去伤阴”，加之清热利湿，耗气伤阴，致气阴两伤，脾肾两虚。“气为血之帅”，小儿“脾常不足”。脾气虚弱则不能统血。阴虚生内热，余热蓄于肾与膀胱，热伤血络则尿血，故临床 IgA 肾病患儿多有血尿症状。

第六节　感染后肾炎

临案举隅 1

李某，男，14 岁，2015 年 6 月 9 日就诊于笔者医院普通门诊。

主诉：肢体水肿 2 个月。

现病史：患儿2个月前因左小腿部皮肤擦伤破溃，经外科应用抗生素及局部外敷无效，继则出现肢体水肿，尿常规示：尿蛋白3+，红细胞2+，于当地医院诊断为急性肾炎，并收入院治疗。期间予青霉素、激素静点后改为口服治疗，治疗2个月未明显改善。为求系统中医治疗来张教授门诊就诊。

诊查：患儿激素面容，左小腿部皮肤破溃未愈合，乏力，心慌烦闷，纳可，寐差，尿少，大便正常。舌红苔黄脉弦。

辅助检查：查尿常规：蛋白3+，红细胞3+。

西医诊断：感染后肾炎。

中医诊断：水肿。

辨证：阳证疮疡初起。

治则：治以清热解毒，活血止痛。

处方：仙方活命饮加减。赤芍、皂角刺、乳香、没药、贝母、穿山甲、防风、白芷、当归、天花粉、金银花、车前草、白通草、生甘草。水煎服，每日1剂，7剂后复诊。

二诊：患儿左小腿部皮肤破溃处结痂愈合，心胸烦闷不适，舌红、苔黄、脉略弦，查尿常规示：尿蛋白3+，红细胞2+。

辨证：心经热盛证。

治则：清热养阴、利尿。

处方：上方加生地、竹叶、甘草梢、首乌。水煎服，每日1剂。7剂后复诊。

三诊：患儿心烦偶发，饮食睡眠可，二便正常，舌淡红，苔薄白，脉细。尿常规：蛋白1+、红细胞（+-）。

辨证：脾肾两虚。

治则：补脾益肾。

处方：上方加黄芪、白术、菟丝子、黄精。水煎服，每日1剂，14剂后复诊。舌红苔白脉细，尿检未见异常，定期复诊，无复发。

一、西医概述

感染相关性肾小球肾炎根据感染源的不同主要分为3大类。即细菌感染，病毒感染，真菌及原虫感染所导致的肾小球病。细菌感染可分为链球菌感染后肾炎，感染性心内膜炎相关性肾小球肾炎，分流性肾炎。儿童和青少年好发链球菌感染后肾炎，继发于咽部或皮肤（脓疱病）的链球菌菌株感染，临床多表现为急性肾炎综合征，预后良好。儿童典型的急性链球菌感染后肾炎多在数周内自发缓解而在免疫受损的成年患者感染后肾小球肾炎的预后欠佳。有不到4%的儿童链球菌感染后肾炎表现为大量蛋白尿，偶见新月体形成的急进性肾功能不全。针对链球菌感染，目前的治疗仍是首选青霉素，以清除病菌减少免疫复合物的形成预防链球菌在亲属和接触者之间的传播。当链球菌感染后形成的免疫复合物已经导致肾小球损伤抗生素的应用对于肾炎本身几乎没有帮助，临床表现为高血压，充血性心力衰竭的患者（主要为成人）需要住院治疗，经利尿对症治疗后高血压及水肿多可好转。对于表现，为急进性和新月体肾炎的治疗，虽然没有随机对照研究的证据，可考虑使用静脉甲泼尼龙的冲击治疗。病毒感染分为乙型、丙型感染相关性肾炎，人免疫缺陷病毒感染相关性肾炎，EB 病毒、巨细胞病毒、水痘病毒、流感病毒也可导致肾小球肾炎的发生。真菌及原虫感染所导致的肾小球病，包括血吸虫、丝虫、疟原虫感染。

二、中医病因病机

本病属中医水肿病的阳水范畴，主要由于外感风邪湿热，从口鼻、皮毛而入，首先犯肺、肺失宣降、不能通调水道，下输膀胱，或湿热疮毒由皮毛肌肤而入，内归肺脾，肺失通调，脾失健运。同时湿与热合下注膀胱，损伤血络而发病。正如《医宗金鉴·幼科杂病心法要诀》所说："小儿水肿、皆因水停肺脾二经。"因小儿存在"脾常不足""肾常虚"的病理特点，水湿和湿热邪毒浸淫每易伤脾，热毒伤肾或脾病及肾，随着病理演变，恢复期则以脾肾两虚为主要病机，急性期过后，虽部分病儿无明显症状，但其蛋白尿或镜下血尿存在也当属于肾虚失其封藏、脾虚失其统摄的本质，另从观察中，又通常见于湿热余邪未尽者，考虑与湿热浊滞有关。根据急性期的不同症候，分为风水相搏型，湿热疮毒型，分别用以疏风清热、宣肺利水和清热解毒、利湿消肿、兼顾健脾的治疗原则；恢复期以其不论原来何种症候，都出现脾肾两虚，且易湿热留恋，故以健脾补肾，兼去余邪为治疗原则。此外，急性肾炎都存在"水瘀互换"，采用活血化瘀治疗小儿肾小球肾炎取得更好效果。

西医认为本病属自限性疾病。至今，西医治疗本病主要方法是包括卧床休息和使用抗生素、利尿剂及降压药物，这些方法对已造成的免疫损伤和炎症本身作用不大，属非特效治疗法，因此中西医结合治疗有益于本病的康复。

三、按语

仙方活命饮出自《校注妇人良方》一书："治一切疮疡，未成者即散，已成者即溃，又止痛消毒之良剂也。"该方由金银花、防风、白芷、赤芍、生归尾、天花粉、贝母、乳香、没药、皂角刺、穿山甲、陈皮、皂角刺组成，具有清热解毒、消肿溃坚、活血止痛之功效。中医认为，小儿属纯阳之体，阴不足而阳有余，邪气郁而不解，循经入里累及膀胱与肾，热结膀胱伤及血络，血随尿出，故发为血尿症状。早期急性链球菌感染患儿经皮毛或口鼻感染风寒、风热邪气侵入，以致肺部冷热失衡，通调失司，风遏水阻，风水相搏，故伴有咳嗽、发热、口渴、咽痛、舌红、水肿尿少等症状。

在本次病例中，患儿左小腿部破溃感染，导致出现急性肾炎，中医辨证为阳证疮疡初起，治以清热解毒，活血止痛，患儿用药后心经热盛症状较为明显，加用导赤散缓解病情，后续症状平稳，加用补脾益肾的治疗。随访6个月，病情无复发。

临案举隅2

王某，女，11岁，初诊：2014年9月21日。

主诉：水肿2d。

现病史：患者2d前外感后出现眼睑水肿，继而全身水肿，未口服药物治疗，为求系统中医治疗，就诊于张教授专家诊，症见：咽喉红赤、肿痛、咳嗽、周身水肿，腰以下肿势重，饮食可，睡眠差，大小便正常。舌质红，苔薄黄，脉浮。

辅助检查：T 36.6 ℃，P 114次/min，BP 102/75mmHg。血常规：白细胞计数13.0×10^9/L，中性粒细胞百分比76%，淋巴细胞百分比20%。尿常规：蛋白2+，红细胞1+。肝肾功、血脂未见异常。

西医诊断：感染后肾炎。

中医诊断：水肿。

辨证：风水相搏证。

治则：疏散风热、宣肺利水。

处方：浮萍10g、连翘10g、桑白皮10g、桔梗10g、茯苓10g、猪苓10g、泽泻10g、小蓟10g、金银花10g、鱼腥草10g、丹参10g、益母草10g、大腹皮10g。水煎服，每日1剂，14剂后复诊。

西医治疗：给予阿奇霉素片25mg/d，每日1次口服，治疗5d，后复查血常规，未见明显异常，停用阿奇霉素。

二诊：患儿水肿症状较前稍缓解，偶有肢体乏力，腰细酸软，无咽喉红赤、肿痛、咳嗽、饮食可，睡眠正常，大便正常，小便正常。查体：舌淡红，苔黄腻，脉沉。尿常规：尿蛋白1+，红细胞-。

辨证：脾肾两虚证。

治则：健脾补肾，兼去余邪。

处方：黄芪15g、白术10g、茯苓10g、山药10g、山萸肉10g、菟丝子10g、墨旱莲10g、益母草10g、蒲公英10g、黄柏10g。水煎服，每日1剂，14剂后复诊。

西医治疗：无。

三诊：患儿水肿，乏力、酸软消失，查尿常规正常，上方去蒲公英、益母草、黄柏，加丹参10g、生地黄10g、生甘草6g,余不变，继续14剂巩固治疗。随诊6个月，患儿病情未复发。

按语：

水肿为小儿时期常见病证，以头面、眼睑、四肢，甚至全身水肿及小便短少为特征，有阳水、阴水之分。一般来说，阳水病程短，预后较好；阴水病程长，且反复发作，预后差。感染后肾炎以 3～12 岁常见，2 岁以下少见。本病病因包括外因和内因，外因为感受风邪、水湿或疮毒浸淫，内因主要示禀赋不足，久病劳倦，肺脾肾三脏功能失调。病机关键为外邪诱发肺脾肾功能失调，气化失常，水液内停，泛滥肌肤。

此患儿辨证为风水相搏证，急性期治疗选清热解毒的通用要药银花、连翘，都具有抗溶血性链球菌作用；用于利水消肿的要药猪苓能抑制免疫，减少抗体产生，减轻抗原抗体反应；用于活血化瘀，消除水瘀互患的益母草、丹参等药物可使抗原——抗体复合物的生成以及在基底膜的沉积减少，从而使肾小球毛细血管内皮细胞及基底膜损伤减轻。在恢复期治疗中用以益气健脾的重点药物生黄芪具有减轻蛋白尿的作用，用于补肾的旱莲草能降低肾小球毛细血管的通透性，可减轻血尿症状，由此可见，张君教授中药辨证治疗小儿感染后肾炎，既按传统的中医理论辨证论治，又符合现代医学治疗要求，能整体治疗，又可随症加减，具有标本兼治的优势，能减轻肾小球的病变，并有利于这些病变组织的修复。

临案举隅 3

韩某，女，13 岁，初诊：2017 年 8 月 30 日。

主诉：水肿 2 周。

现病史：患者 2 周前湿疹后出现全身水肿，尿少口渴，在当地医院系统检查后，诊断为“感染后肾炎”收入院治疗，予静点青霉素 7d（具体剂量家长未提供），全身水肿未见明显缓解。出院后就诊于张教授专家诊，症见：全身水肿，尿少口渴，头身困重，纳食不振，舌质红，苔黄腻，脉滑数。

辅助检查：T 36.5℃，P 105 次 /min，BP 135/84mmHg，面色萎黄，全身水肿，舌质红，苔黄腻，脉滑数。查：尿常规蛋白 3+，红细胞 2+。血常规、肝肾功、血脂未见异常。

西医诊断：感染后肾炎。

中医诊断：水肿。

辨证：湿热疮毒型。

治则：清热解毒，利湿消肿，兼顾健脾。

处方：金银花、野菊花、蒲公英、地丁、连翘、鱼腥草、茯苓、猪苓、泽泻、白术、小蓟、丹参、益母草、钩藤、夏枯草。水煎服，每日 1 剂，14 剂后复诊。

二诊：患儿水肿、尿少减轻，偶有头身困重，纳食不振，查：舌淡红有瘀斑，苔白腻，脉细数，血压：105/73mmHg。查：尿常规蛋白 2+，红细胞 1+。

辨证：脾虚湿盛，瘀血阻滞。

治则：健脾利湿，活血化瘀。

处方：上方加当归、红花、太子参。水煎服，每日 1 剂，14 剂后复诊。

三诊：患者水肿消失，无乏力不适，饮食、睡眠正常，二便正常。查体：精神状态较前明显好转，查舌淡红苔白，脉滑。

治疗：方用丹参、黄芪、生地黄、白茅根、重楼、山萸肉、小蓟、墨旱莲、仙鹤草、白花蛇舌草、老头草、牡丹皮、海风藤、炒蒺藜、甘草片。14 剂后复查，尿常规未见异常，6 个月内随诊，未复发。

按语：

此患儿先患有湿疹，风毒内归于肺，湿热之毒内归于脾。肺失通调，脾失健运，脾虚不能制肾，则肾失开阖，水气与邪毒并走于内，泛于肌肤，而引发水肿。患儿初期血压略高，故张君教授在应用清热解毒，利湿消肿药物基础上加用钩藤、夏枯草来改善血压情况，同时予患儿降压药共同治疗。二诊时水湿停聚，湿热内蕴，阻滞气机，血行不畅而可致血瘀，故采用活血化瘀之法，加用当归、红花等来改善患儿水肿不易治愈的情况。

第八章　其他疾病

第一节　过敏性紫癜

临案举隅 1

胡某，男，6 岁，2019 年 3 月 5 日就诊。

主诉：双下肢皮肤瘀点 3d。

现病史：患儿 3d 前无明显诱因出现双下肢皮肤散在瘀点，色鲜红，活动后加重，无发热、腹痛、关节肿痛，饮食、睡眠、二便正常。舌红苔白，脉细略数。

诊查：患儿面色尚可，呼吸平，咽红，双下肢散在瘀点，色鲜红，不高出皮肤，压之不褪色，心肺及腹部检查未见异常。

辅助检查：血常规：正常；尿常规：正常；免疫功能：IgA：1.83g/L ↑，补体 C_3：0.79g/L ↓。

西医诊断：过敏性紫癜。

中医诊断：紫癜。

辨证：血热妄行证。

治则：凉血清热，解毒化瘀。

处方：紫草 10g、生地 6g、黄芪 10g、丹皮 6g、白鲜皮 10g、茯苓 6g、白芍 6g、白芨 6g、牛膝 10g、甘草 5g、法半夏 6g、重楼 5g、旱莲草 10g。7 剂，水煎服，早晚各 1 次。

一、西医概述

紫癜亦称紫斑，是小儿时期常见的出血性疾病之一，是指红细胞由毛细血管外渗，在皮肤及黏膜引起瘀点的出血性疾病。紫癜主要病因与遗传、血管退化、免疫、感染、药物、慢性疾病、血小板减少、血小板功能异常、凝血功能障碍等因素有关。主要临床症状为皮肤黏膜出血，压之不褪色为特征，常伴有尿血、呕血、便血、腹痛、游走性大关节肿痛等症状。目前主要是根据病因选择药物等对症治疗，预后与病因有关。

二、中医病因病机

张君教授从事治疗过敏性紫癜临床研究30余年，提出其发病主要与人、毒、瘀3个因素关系密切。

病初多由外感邪毒或食异物所致。外感风寒、风热、湿热或时行邪毒，蕴而化热，热伏于血分，与血搏结，血分热盛，灼伤血络，迫血妄行。“阳络伤则血溢脉外”，渗于皮下则皮肤出现紫斑。血热内盛，灼烁津液，血稠而成瘀。瘀血内阻，血不循常道，外溢肌肤而成紫癜。可见病之初期多为热毒与瘀血互见。因邪瘀互结则凝滞难祛，病程常迁延。小儿为稚阴稚阳之体，“肺常不足”“脾常不足”“肾常虚”，而热毒偏盛极易耗伤人之正气，故表现为肺脾气虚之征。气虚不能摄血归经，血液妄行，形成离经之血，“离经之血为瘀血”。另外，病在血分，血溢脉外则离经之血难复故道而成瘀，且气虚无力推动血运，血流缓慢易成瘀。

1. 热邪

本病的发病有内、外因之分。内因为素体有热，这是由小儿的体质决定的。外因为感受风、热、湿、毒之邪扰动人体血络，或食用鱼、虾、蟹等动风之品，以致风热互结，热毒乘虚而入，灼伤血络，迫血妄行，外溢肌肤孔窍，内破肠胃，流注关节，甚则及肾而发为本病。

2. 毒邪

中医学素有“邪盛谓之毒”的观点，《金匮要略·心典》曰：“毒，邪气蕴结不解之谓。”我们认为，一般有害机体的致病因素都可称为“邪”，而邪之盛者或邪积不解者则可称为“毒邪”。

对于本病而言，毒邪既是导致本病的重要病因病机，也是疾病发生发展过程中产生的病理产物。外感六淫之毒蕴结皮肤腠理之间，毒邪与气血相搏，灼伤血络，迫血妄行，因阳络在表，故此时最易伤络，闭阻肾络，致使肾封藏失职，开阖失司，精微外泄，表现为便血、尿血。内毒生则影响气、血、精的正常运行，产生更多的病理产物。如此外毒、内毒相互影响，相互作用，形成恶性闭环，导致疾病加重或迁延难愈。

3. 瘀血

《黄帝内经》云：“病久入深，营卫之行涩。”又云：“营气者，泌其津液，注之于脉，化以为血。”离经之血即为瘀血。瘀血滞留，滞血行障碍，血不归经，可使出血加重或反复出血。病程中阴虚致脉道失于濡养，僵硬涩滞，易于损伤；气为血之帅，血为气之母，气虚无力推动血液运行，使血行障碍。以上两种因素可致血瘀长期存在，贯穿于疾病的全过程。所以，“瘀”是紫癜反复发作的病因，也是疾病过程中产生的病理产物。瘀血不散，血不归经，进一步损伤脉络而造成疾病反复不愈，故瘀血阻滞是导致本病反复发作或久治不愈的关键因素。

三、按语

患儿处于发病初期，主要以热为主，舌红脉数，说明血分有热，以紫草、牡丹皮凉血清热。恐其热久成毒，伤阴，故加生地、白芍、旱莲草养阴不助热。瘀点双下肢为主，故加牛膝引药下行，活动后加重，故加黄芪益气摄血。

临案举隅 2

赵某，女，5 岁，2018 年 4 月 12 日初诊。

主诉：双下肢皮肤瘀点瘀斑 3d。

现病史：患者 3d 前感冒后出现双下肢皮肤瘀点瘀斑，色鲜红，初起时量少，后瘀斑瘀点渐多，无腹痛、关节痛，家长自予感冒药口服，维生素 C 口服，疗效不显著，遂来诊。

诊查：面色尚可，咽部红肿，扁桃体Ⅰ度肿大，舌红，苔黄厚，脉数。呼吸平。腹平腹软，无压痛。下肢皮肤瘀点瘀斑，色鲜红，不高出皮肤，压之不褪色，有痒感。

辅助检查：血常规：白细胞计数 $16.69\times10^9/L$，中性粒细胞百分比 58.8%，淋巴细胞百分比 35.3%，血小板计数 $360\times10^9/L$。尿常规：正常。

西医诊断：过敏性紫癜。

中医诊断：紫癜。

辨证：血热妄行证。

治则：清热解毒，凉血止血。

处方：紫草 10g、生地 6g、玄参 6g、连翘 6g、金银花 6g、丹皮 6g、白鲜皮 10g、白芍 6g、牛膝 6g、茜草 10g、甘草 5g。7 剂，水煎服，早晚各 1 次。

二诊：2018 年 4 月 26 日，紫癜好转，双下肢散在瘀点瘀斑。

处方：玄参 6g、太子参 10g、生地 6g、黄芪 10g、牛膝 6g、旱莲草 6g、丹皮 6g、白鲜皮 8g、茯苓 8g。服法同前。

按语：

过敏性紫癜西医认为多与感染有关，张君教授认为紫癜的病因为热、毒，容易造成络脉损伤，“阳络伤则血外溢，血外溢则衄血；阴络伤则血内溢，血内溢则后血”，治疗紫癜，除了要解阳络之热毒，还要注意阴络损伤的问题。

病程初期，以邪实为主，治疗上兼顾清热解毒，故除用紫草、茜草、生地、玄参、牡丹皮清热凉血，还运用连翘、金银花清热解毒；因为有痒感，加白鲜皮、白芍；牛膝则引血下行，发挥引经药作用。复诊时，疾病明显好转，处于末期，因热毒伤气，预防气不摄血的发生，所以用玄参、太子参、黄芪补气摄血；生地、旱莲草、牡丹皮清余热，断病因。

第二节　免疫性血小板减少症

临案举隅 1

患者王某，男性，9 岁，2019 年 5 月 19 日初诊。

主诉：双下肢瘀点、瘀斑 1 个月余。

现病史：2019 年 3 月，患儿运动后汗出，第二日晨起发现双下肢出现散在出血点，就诊于当地医院查血常规示 PLT：22×10^9/L，经骨穿等检查诊断为血小板减少性紫癜，给予丙种球蛋白注射治疗后血小板增至 78×10^9/L，1 周后复查血小板下降至 36×10^9/L，后口服甲强龙片治疗 1 个半月无效，患儿家长为求中西医结合治疗来诊。刻下见：四肢散在瘀点、瘀斑，以双下肢为重，咽略痛，纳佳，寐可，小便稍黄，大便调。

查体：四肢散在瘀点、瘀斑，以双下肢为重，色暗红，压之褪色，咽部充血，舌质略红，苔略黄，脉浮数。

理化检查回报：血常规示：血小板 40×10^9/L。

西医诊断：免疫性血小板减少症。

中医诊断：紫癜病。

辨证：风盛血热证。

治则：疏风解毒，凉血止血。

处方：金银花 12g、连翘 12g、女贞子 12g、墨旱莲 12g、生地榆 12g、牡丹皮 9g、茜草 12g、紫草 12g、当归 12g、山豆根 9g、马勃 9g、桔梗 12g、白花蛇舌草 15g、火麻仁 20g。水煎服，每日 2 次，口服 2 周。

二诊：2019 年 6 月 12 日，刻诊见：周身皮肤无明显瘀点、瘀斑，咽略痛，纳可，寐安，二便调，舌红，苔白，脉数。

理化检查回报：PLT：50×10^9/L。

西医诊断：免疫性血小板减少症。

中医诊断：紫癜病。

辨证：风盛血热证。

治则：疏风解毒，凉血止血。

处方：原方加黄芪 20g、鸡血藤 20g、太子参 12g。水煎服，每日 2 次，口服。

三诊：2019 年 6 月 28 日，刻诊见：周身皮肤无明显瘀点、瘀斑，无咽痛，略乏力，纳可，二便调，寐佳，舌红，苔白，脉数。理化检查回报：PLT：78×10^9/L。

西医诊断：免疫性血小板减少症。

中医诊断：紫癜病。

辨证：风盛血热证。

治则：疏风解毒，凉血止血。

处方：原方加川芎 12g、牛膝 12g。水煎服，每日 2 次，口服 2 周。

一、西医概述

原发免疫性血小板减少症（primary immune thrombocytopenia，ITP），是一种获得性自身免疫性、以血小板生成减少和清除增多为特点的儿童最常见的出血性疾病，多见于 4～6 岁儿童，在儿童中的发病率约为 8.4/10 万人，男女发病率无明显差异。常有 2～4 周前的前驱感染或疫苗接种史，临床表现以皮肤黏膜出血为主，严重者可有内脏出血，甚至颅内出血。部分患儿仅有血小板减少，没有出血症状。儿童 ITP 是一个良性自限性疾病，80% 的病例在诊断后 12 个月内血小板计数可恢复正常，仅约 20% 的患儿病程持续 1 年以上。由于个体差异，每个患者的发病机制也不尽相同，其中首选的治疗处理方法是应用一线治疗药物，主要为糖皮质激素、丙种球蛋白。应用糖皮质激素时，注意监测血压、眼压、血糖的变化，预防感染，预防骨质疏松、保护胃黏膜。如长期应用糖皮质激素治疗部分患儿，可出现骨质疏松、股骨头坏死，及时进行检查并给予二磷酸盐预防治疗。另外 HBV-DNA 复制水平较高的患者慎用糖皮质激素。对于一线治疗无效的持续性、慢性 ITP 患儿由于药物毒副作用的因素，效果不佳，年龄越小可选用的治疗方法有限。

ITP 主要发病机制尚未明确，主要以 ITP 患者 T 、B 淋巴细胞的异常、自身抗体介导的血小板破坏是经典的 ITP 发病机制。儿童 ITP 的发病机制涉及的免疫机制复杂，血小板抗原的暴露与机体免疫失耐受共同作用导致 ITP 的发生发展。炎症或其他诱因导致血小板抗原暴露后，由于免疫耐受的丧失，机体自身免疫亢进，通过抗体或 CTL 细胞等杀伤血小板和骨髓巨核细胞，导致血小板数量降低。与其他大多数自身免疫性疾病一样，ITP 具体发病机制涉及多方面的调控，近几年针对其发病机制虽取得了较大进展，但有许多机制不明的内容仍有待进一步研究。儿童 ITP 的诊断标准：ITP 的诊断是临床排除性诊断，其诊断要点如下：①至少 2 次化验血常规检查显示血小板计数减少，血细胞形态无异常。②脾脏一般不增大。③骨髓检查：巨核细胞数增多或正常、有成熟障碍。④须排除其他继发性血小板减少症。

疾病的分期：①新诊断的 ITP：指确诊后 3 个月以内的 ITP 患儿。②持续性 ITP：指确诊后 3～12 个月血小板持续减少的 ITP 患者。包括没有自发缓解的患儿或和停止治疗后不能维持完全缓解的患儿。③慢性 ITP：指血小板减少持续超过 12 个月的 ITP 患儿。④重症 ITP：指血小板＜ 10×10^9/L，且就诊时存在需要治疗的出血症状或常规治疗中发生了新的出血症状，且需要用其他升高血小板药物治疗或增加现有治疗药物的剂量。⑤难治性 ITP：指满足以下所有三个条件的患者：脾切除后无效或者复发；仍需要治疗以降低出血的危险；除外了其他引起血小板减少症的原因确诊为 ITP。

二、中医病因病机

中医学认为“紫癜病”的病因可归结为六淫邪气、情志郁结、饮食劳倦和久病内伤四类。如《外科正宗》所云：“感受四时不正之气，郁于皮肤不散，结成大小青紫斑点，色若葡萄……邪毒传胃，牙根出血。”此外饮食劳倦、情志郁结，皆可化热化火而成为动血之因。初病多属热毒炽盛，为实证，日久迁延不愈，多转为虚证。阴虚则虚火内动，迫血妄行而出血。阳虚则气虚不摄，血不循经亦可出血。继而见气虚血瘀、气滞血瘀、出血留瘀，血脉受阻，血行不畅，血不循经而反复出血。由此可见，“紫癜病”属本虚标实之证，病机不外热、虚、瘀，以虚为本，以热、火、瘀为标。

现代中医临床对本病发病病机研究认为慢性和难治性 ITP 存在病程长，表现以“气伤”为特点。气摄血、脾统血，故脾虚气弱为基本病机，从中医理论“穷必及肾”“虚久必瘀”及脾之健运有赖于肾之温煦，而气血的生成与脾肾两脏的关系最为密切。病初以血热妄行证与阴虚火旺证多见，病久以气不摄血证与气阴两虚证多见，瘀血也在本病的发生发展中起着重要作用，血瘀证贯穿病之始终，兼夹湿热与表证是其重要特点。且认为血分毒热贯穿本病的始终。

本病中医治疗原则以止血为主，要针对出血主症，血热、血虚、血瘀的不同病机分别论治。实热者宜清热凉血止血，虚损者宜补气摄血、滋阴凉血。急性型首要祛风清热、解毒凉血，使血络安宁；慢性型主要补益脾肾，使血有所化，髓有所生；兼有瘀血者，配合活血化瘀法，止血而不留瘀；久病伤阴者，治以滋阴清热。

三、按语

患儿初次就诊可见散在瘀点、瘀斑，伴有咽痛，为急性期，故予疏风散邪与解毒凉血止血之治法。方中金银花、连翘疏风清热，金银花和连翘是常用清热药对，二者配伍相须为用，可以增强清热解毒、疏散风热的功效，是温病治疗中常用药对之一，代表性方剂当属《温病条辨》所载的银翘散。西医研究其具有抗炎、解热、镇痛、抗过敏等作用。患儿已服用激素超过 1 个月余，恐其伤阴，加入女贞子、墨旱莲，并应将滋肝肾之阴贯穿整个治疗过程；辅以地榆、牡丹皮凉血止血。紫草入肝经血分，为凉血之要药，无论实热、虚热皆可配伍应用。二诊时，紫癜已消，但仍有咽喉部症状，舌红仍有热邪留恋，脉弱提示疾病已伤及正气，故用大剂量黄芪辅以白术补气健脾，当归、熟地黄、白芍、玄参养血活血。三诊时，咽喉部症状已消，新增乏力之证，血小板数目还未达标，此时邪毒已清，进入慢性期。故应专注于补脾肾兼以活血。方中黄芪、白术辅以党参、太子参补气健脾，鸡血藤、熟地黄、当归、白芍、川芎补血活血，恐其补药过甚。在本病治疗过程中“活血化瘀”之法贯穿始终。而“瘀”主要是指瘀血，包括体内的离经之血，又包括阻滞于经脉及脏腑的运行不畅的血液。它既是病理产物，又是致病因素。《血证论》中云：“经遂之中，既有瘀血踞住，则新血不能安行无恙，终必妄走。”“凡事物有根者逢时必发，失血何根，瘀血即成根也，故反复发者，其中多伏瘀血。”故体内瘀血的存在成为出血的宿根。即“败血”“恶血”久留体内，克伐正气，致阳气虚乏，推动无力，血行滞缓，则新血无以生，瘀血由此成。紫癜病与瘀血存在互为因果的关系，各种致病原因造成患儿体内瘀血，但同时瘀血会加重临床的病情。中医有“久病入络”“离经之血便是瘀”之说，紫癜病存在“瘀血阻络”的病理变化，血液离经或血液运行缓慢，导致瘀血停滞于各脉络之中。“离经之血，虽清血、鲜血，亦是瘀血”。离经之血便为瘀血，且瘀血阻络，影响气血运行，新血不能归经而溢于脉外，渗于肌肤致瘀，新血不循常道，复又引起新的出血，导致出血与瘀血反复出现，形成恶性循环。本病在治疗过程中可根据病情进行加减：皮肤瘙痒者，加浮萍、蝉蜕、地肤子；尿血者，加小蓟、白茅根、藕节炭。本病可加用耳穴压豆疗法，取心、肝、脾、肾等穴压豆，并每日手按压 3 次，每次 20 ~ 30min。

临案举隅 2

李某，女，6 岁，2019 年 2 月 6 日初诊。

主诉：双下肢瘀点、瘀斑 1 个月余。

现病史：患儿 1 个月前患“上呼吸道感染”后，双下肢皮肤反复出现瘀点、瘀斑，就诊于当地医院，确诊为血小板减少性紫癜，予“丙种球蛋白、甲泼尼注射液”治疗。患者病情时有反复，为求中西医结合治疗来诊。刻下见：患儿下肢见少量散在暗红色瘀点、瘀斑，手足心热，纳佳，寐可，二便调。查体：舌红、苔薄，脉细数。理化检查回报：血常规 PLT 25×10^9/L。

西医诊断：免疫性血小板减少症。

中医诊断：紫癜病。

辨证：阴虚火旺证。

治则：滋阴凉血，养血宁络。

处方：熟地黄 12g、女贞子 12g、旱莲草 12g、山萸肉 9g、牡丹皮 9g、仙鹤草 12g、茜草 12g、玄参 10g、肿节风 12g、地榆 12g、甘草 9g。水煎服，每日 2 次，口服 2 周。

二诊：患儿复查血常规 PLT 90×10^9/L，刻下见：周身皮肤无明显瘀点、瘀斑，手足心热，口干，纳佳，寐可，二便调。查体：舌淡红，脉细数。辨证为气阴亏虚，虚火伤络。予当归补血汤合六味地黄丸化裁，以补气养血，滋阴降火。原方加黄芪 15g、当归 12g、生地黄 12g。水煎服，每日 2 次，口服 2 周。

按语：患儿急性起病，脉证结合为阴虚血热之证。方中熟地黄、女贞子、旱莲草补肾填精，滋阴凉血，牡丹皮、仙鹤草、地榆、茜草共奏凉血止血之功，肿节风性苦、辛、平，归心、肝经，功善清热凉血，活血消斑。二诊时患儿症状较前明显好转，与当归补血汤合六味地黄丸化裁以善其后，原方加黄芪、当归补血生血，生地滋阴凉血止血。黄芪，其用量五倍于当归，用意有二：一是滋阴补血固里不及，阳气外亡，故重用黄芪补气而专固肌表；一是有形之血生于无形之气，故用黄芪大补脾肺之气，以资化源，使气旺血生。配以少量当归养血和营，则浮阳秘敛，阳生阴长，气旺血生，虚热自退。张君教授在本类证型临证中经常根据小儿体质从三个方面加减用药，一是滋养阴津，清血中虚热，多加用水牛角清热凉血；生地黄入肾经而滋阴降火，养阴津而泄伏热；赤芍清泄血分郁热，而奏凉血止血之功；牡丹皮入血分，善于清透阴分伏热。二是凉血止血，止血不留瘀，多用紫草凉血活血，清热解毒；茜草善走血分，既能凉血止血，又能活血行血；仙鹤草药性平和，有止血作用，用于各种出血证；墨旱莲补益肝肾之阴，凉血止血；小蓟善清血分之热而凉血止血；蒲黄长于活血行瘀止血，有止血不留瘀的特点；鸡血藤具有和血之功，既活血又补血，药性和缓，能够防治因失血而导致血虚证；卷柏能活血止血；牡丹皮亦兼具活血祛瘀之功；虎杖清热凉血，活血散瘀。应用的止血药物多具有较为和缓的活血化瘀之功，使止血而不留瘀，其目的是为了避免瘀血不祛，阻碍血行，引起新的出血，致使疾病迁延难愈。三是治疗兼证，常用紫草、虎杖能够泻热通便，改善患者便秘的症状，使邪有出处。临床中可随证加减：齿衄、鼻衄者，加栀子、白茅根、仙鹤草；低热者，加青蒿、银柴胡；盗汗者，加五味子、煅龙骨（先煎）、煅牡蛎（先煎）。

临案举隅 3

孙某，男，11 岁，2017 年 10 月 9 日初诊。

现病史：患儿全身皮肤反复出现瘀点、瘀斑，伴鼻腔出血 2 年余。反复就诊于当地医院，血小板最少时为 8×10^9/L，骨髓诊断为免疫性血小板减少性紫癜。先后多次应用丙种球蛋白、糖皮质激素及输血小板等治疗，病情时有反复。目前美卓乐剂量为 8mg/d，血小板数维持在 $40 \times 10^9 \sim 50 \times 10^9$/L。刻下见：双下肢散见瘀点、瘀斑，色淡红，时有乏力，纳差，寐可，二便可，舌淡苔白，脉细无力。

西医诊断：免疫性血小板减少症。

中医诊断：紫癜病。

辨证：气不摄血证。

治则：调肝扶脾，和血宁络。

方药：柴胡 9g、黄芩 9g、白芍 9g、制半夏 9g、生地 9g、黄芪 20g、仙鹤草 12g、熟地 12g、白术 12g、茜草 12g、紫草 12g、三仙各 10g、甘草 6g。水煎服，每日 2 次，口服 2 周。

二诊：刻下见：皮肤紫癜基本消失，乏力较前略好转，纳可，寐可，二便调，舌淡苔白，脉细无力。理化检查回报：血小板 $45\times10^9/L$。患儿临床症状较前好转，原方加肿节风 12g，余同前。水煎服，每日 2 次，口服 2 周。2 周后患者复查血常规血小板 $65\times10^9/L$。

按语：患儿久病体虚，损及脾阳，脾弱气虚，而发本病，病久气血虚弱，阴虚致瘀，故意柴胡疏肝理气，调畅气机；黄芪益气摄血；半夏、白术健脾生阳，健脾益气；仙鹤草、茜草、紫草凉血止血；三仙消积化滞。二诊患儿症状好转，加肿节风以活血消斑。西医药理研究肿节风总黄酮能够促进巨核细胞的增殖和巨核系祖细胞集落的形成，认为肿节风总黄酮对巨核系细胞的扩增作用可能是肿节风总黄酮升高血小板的机制之一，临床中肿节风广泛应用紫癜性疾病治疗中。反复出血，耗伤气阴，当从脾胃治之，以滋后天之本。脾为阴土，主升而喜燥；胃为阳土，主降而喜润。肝主疏泄，具有调畅中焦气机升降之功，中焦气机通畅则脾胃功能恢复，脾之统血功能恢复则血出自止；脾胃乃气血生化之源，慢性病反复发作耗伤气血，脾胃健则气血生化有源，其病自愈。本病治疗中遵循肝、脾、胃三者的生理特点和关系，三者同调。治疗上则主张分清缓急，分期治疗，急则止血为主，益气滋阴为辅，缓则益气滋阴为主，止血为辅。临床随证加减：出血不止者，加云南白药粉（水调服）、白及、蒲黄炭（包煎）；纳呆便溏者，去酸枣仁、龙眼肉，加焦山楂、炒谷芽、陈皮、山药；神疲肢冷、畏寒恶风、腰膝酸软、面色苍白者，加鹿茸（研末冲服）、肉苁蓉、巴戟天。临床中常加用艾灸足三里提高机体免疫力。

第三节　湿疹

临案举隅

患儿，女，5 岁，就诊时间 2021 年 5 月 21 日。

主诉：全身皮肤出现丘疹样皮疹，部分疱疹，破溃处有黄色结痂 1d。

现病史：患儿昨天进食芒果后全身皮肤出现丘疹样皮疹，部分疱疹，破溃处有黄色结痂，皮疹色红，有痒感，受热后加重，见凉后减轻，部分皮疹破溃流黄色液体，夜间瘙痒时影响睡眠，纳差，平时不喜欢活动，容易感冒，汗多，小便正常，大便溏。

诊查：全身皮肤出现丘疹样皮疹，部分疱疹，破溃处有黄色结痂，皮疹色红，疹间皮肤正常，部分皮疹破溃，舌质色淡，苔白，脉浮数，沉取细。

西医诊断：湿疹。

中医诊断：湿疹（脾虚生风）。

治则：健脾益气，祛风止痒。

处方：黄芪 6g，白术 6g，防风 6g，茯苓 6g，甘草 5g，生地 6g 牡丹皮 6g，白鲜皮

6g，地肤子 6g，炒蒺藜 5g，牛膝 5g，穿山龙 5g。

上方水煎服，每日 1 剂，每日 2 次，口服 1 周。

调护：注意不要进食容易引起患儿过敏的食物，家里被褥定期除螨。

二诊：患儿症状改善，没有新出皮疹，破溃皮肤结痂，仍有瘙痒感，但较初诊时明显减轻，睡眠尚可，食欲差，二便正常，诊查皮疹较初诊时减轻，疹间皮肤正常，皮疹破溃处结痂，疱疹部分吸收。家长述患儿大便较之前成形，汗出的也比之前少，舌质色淡苔白，脉沉细数。

治则：健脾益气，祛风止痒。

处方：黄芪 6g、白术 6g、防风 6g、茯苓 6g、甘草 5g、生地 6g、牡丹皮 6g、白鲜皮 6g、地肤子 6g、牛膝 5g。

上方水煎服，每日 1 剂，每日 2 次，口服 1 周。

三诊：皮疹出汗多时会出现，平时正常，偶尔会有局部瘙痒，进食较以前有改善，汗出减少，小便正常，大便正常，舌质略红苔薄白，脉细。

治则：健脾益气。

处方：黄芪 6g、白术 6g、防风 6g、茯苓 6g、甘草 5g、生地 6g、白鲜皮 6g。

上方水煎服，每日 1 剂，每日 2 次，口服 1 周。

四诊：未再出现皮疹，家长很高兴，患儿精神状态明显好于之前，活泼很多，平时休息时也不出汗了，纳可，二便正常，舌质略红，苔少，脉细。

治则：健脾益气。

处方：太子参 6g、白术 6g、茯苓 6g、甘草 5g、莲子 5g、山药 6g、沙参 6g、生地 6g。

后期以调理脾胃功能为主，未再出现湿疹。

一、西医概述

随着人们生活水平不断提高，饮食习惯的改变，居住条件、周边环境的改善，湿疹发病率反而越来越高。小儿湿疹是儿童时期常见的皮肤病，好发于小婴儿，多发生于生后 1～3 个月，1 岁半以后大多逐渐自愈，部分患儿延至儿童期，其中一部分发展为特应性皮炎。反复发作的皮肤损害、瘙痒和继发感染严重损害了孩子的生活质量。

1. 临床表现

临床上，将湿疹按皮损表现可分为急性、亚急性、慢性 3 种。

（1）急性湿疹：症状表现为全身性或局部的红斑丘疹，丘疹形状多样，无明显边界，呈对称性分布。

（2）亚急性湿疹：为急性湿疹症状减轻后，疾病持续存在，此时丘疹的渗液减少，以鳞屑和结痂为主。

（3）慢性湿疹症状表现为局部浸润性增厚，且存在暗褐色色素沉着，病程缓慢但仍存在急性发作的可能性。

2. 病因

小儿湿疹首发症状常常以发红的皮肤开始，随后出现皮疹，粗糙且有时伴脱屑。皮损特点为多形性、对称性，有瘙痒感，并且反复发作，得不到有效治疗逐渐发展为慢性湿疹。本病的发生，多是由于在免疫反应途径的基础上，受内在遗传因素和外在环境因素的影响。在外部因素中，年龄较小的湿疹患儿，食物过敏原是最常见的，食物变态反应是食物变应原进入机体引起患儿致敏后，使之对食物变应原产生异常的免疫反应，继而产生一连串的临床表现，例如湿疹等，随着年龄增长，吸入性变应原就取代食入性变应原成为年龄较大的湿疹儿童最主要的致敏原，如户尘螨、猫毛、狗毛等。不论是食物致敏还是吸入变应原，它们大都是 IgE 介导的变态反应。内在遗传因素中，调查研究发现，有家族性遗传过敏史的婴幼儿湿疹患者占 70% 左右，无此家族史的约占 30%。

（1）*食物致敏*：食物过敏是导致儿童湿疹最常见的外部要素，可能是他们的消化系统尚未发育完善的缘故，部分蛋白质如果未完全消化进入体内，就会引发变态反应。对于年龄较小的湿疹患者，牛奶、羊肉、鸡蛋白和牛肉的阳性过敏率较高，可能是这些食物中含有的Ⅳ型胶原纤维和糖蛋白等增加了 $CD4^+T$ 淋巴细胞激活导致的自身免疫性损伤，进而加剧皮肤黏膜损伤，并可通过促进局部皮肤黏膜局部的细胞炎症反应，进而导致湿疹的复发。

现今，越来越多的学者认为双变应原暴露假说，更能说明湿疹与食物过敏二者之间的因果关系。早发性或重度湿疹，皮肤屏障功能减退的婴儿，皮肤暴露对于食物致敏的风险会增加。皮肤屏障受损特别是湿疹，启动了过敏进程，为过敏反应进程提供了易于识别的窗口，提示了潜在的上皮屏障功能障碍，存在自身疾病进展和过敏性疾病的风险，因而通过受损的皮肤致使全身致敏，促进食物过敏和气道过敏等的发生发展。因此，双变应原暴露假说也提醒医生，要预防或治疗食物过敏所引发的相关疾病，要认真询问病情，若有婴幼儿湿疹病史，就要保护皮肤屏障或积极有效治疗湿疹导致的受损皮肤，从皮肤这一途径阻断食物过敏原接触人体，从而远离食物过敏。

（2）*吸入性过敏原*：通过多地变应原 IgE 抗体检测发现，尘螨、霉菌、蟑螂致敏性最高。

（3）*遗传因素*：患儿父母，若是有过敏性病病史，或者有家族过敏性病史，那么患儿患有湿疹的可能性比较正常儿童要高。因为遗传了过敏体质，如果过多的食用了牛奶、鸡蛋、鱼、虾等食物，就极可能引发湿疹。

3. 发病机制

（1）*病原微生物定植与细菌超抗原学说*：发病机制为细菌直接与专职抗原递呈细胞

(APC) 上分子结合，亦可与细胞因子诱导的非专职抗原递呈细胞上的 HLA-DR 结合，激活的 T 淋巴细胞和 HLA-DR 细胞，系统性或局部释放炎症介质和细胞因子，诱发病理效应。在湿疹患者皮损区以及邻近外观正常皮肤表面，pH 由弱酸性转为碱性，抑制皮肤抗微生物肽表达，有利于细菌的生长及定植，产生超抗原，诱导 IgE 产生以及 T 淋巴细胞表皮浸润和嗜碱粒细胞释放组胺，引起湿疹样变及皮肤免疫炎症。湿疹与免疫抗原的相互作用形成了闭环的不良循环。患者因抗原肽水平低下、天然免疫异常，易被病原微生物所定植，发病概率亦可增加。而感染病原体产生的代谢产物或抗原，导致表皮免疫反应异常、皮肤屏障缺陷，引发湿疹。

(2) *皮肤屏障损害*：皮肤屏障功能中最重要的部分是皮肤的物理结构，也是人体体表最基础的保护结构。它是由角质细胞和脂质双分子层组成，桥粒蛋白将二者连接，三者构成了坚实的“砖 – 墙结构”。结构中的内披蛋白、兜甲蛋白等多种成分交叉连接，形成角化包膜。婴幼儿皮肤薄嫩，角质层薄，角质细胞小，肌表皮肤自出生后至少需要 12 个月的时间，其结构及屏障功能才能达到成人的水平，因此儿童较成人更易发生各种皮肤病。

丝聚合蛋白（FLG）是皮肤屏障的另一个重要成分，它是由角质形成细胞所分泌。研究发现，湿疹患者皮肤含有的丝聚合蛋白表达明显减少，皮肤弹性，保水锁水能力及机械性能均有所降低，屏障功能减退，而这些功能的损伤却可以为各种抗原或者微生物进入体内提供了便利途径。

(3) *IgE 介导的免疫反应*：一般认为，湿疹的发生是在遗传因素的基础上，变应原进入以及微生物定植，导致了皮肤的异常免疫、炎症反应，此现象会涉及如朗格汉斯细胞和皮肤树突细胞对变应原的提呈、Th2 为主的异常免疫反应、调节性 T 细胞功能障碍、免疫球蛋白 E（IgE）过度产生和嗜酸粒细胞增高等多个环节。调查发现，约有 80% 的湿疹患者测得血清 IgE 水平升高，其血中含量与湿疹的病程进展、严重程度及转归密切相关。

二、中医病因病机

1. 古籍文献

中医古籍文献中对小儿湿疹的描述，多以“浸淫疮、脐疮、乳头风、奶癣、干癣、湿癣”等。

《素问 · 至真要大论》曰：“诸痛痒疮，皆属于心。”隋 · 巢元方《诸病源候论 · 浸淫疮候》曰：“浸淫疮是心家有风热，发于肌肤。”《保婴易知录 · 卷之下》详述了本病：“奶癣初起可见皮肤泛红，皮疹，瘙痒，渗出黄水，继则皮肤变粗糙，结痂，也可兼见发热，烦躁，小便黄。”《医宗金鉴 · 外科心法要诀 · 婴儿部》记载：“敛疮始发头眉间。胎中血热受风缠，干痒白屑湿淫水，热极红晕类火丹。”

2. 病因病机

古代医家认为湿疹由外邪入侵，造成脏腑功能失调，或因内虚招致外邪侵袭，外内合邪而致病。近代医家则强调湿疹的发生是脏腑阴阳气血失调的结果，重视脾胃在湿疹发生发展过程中的作用，脾脏作为一个顺时而变的自稳调节系统，对自身脾胃系统和其他四脏均具有重要的调控作用，因此治疗上也更加注重脾胃功能的恢复。

（1）风邪：《灵枢·刺节真邪》说："邪气之中人也，其入深，搏于皮肤之间，其气外发，腠里开，毫毛摇，气往来行，则为痒。"指出邪气先深入皮肤内，折返要外发到腠理、汗毛之时，发生瘙痒；《素问·风论》也说："风气与太阳俱入，诸脉俞，散于分肉之间，与卫气相干，其道不利，故使肌肉愤而有疡。"由此可见，瘙痒病症和风邪密切相关。无风不作痒，风胜则痒剧。

（2）湿热：湿为阴邪，易损伤阳气，阻遏气机，困阻中焦，导致脾失健运，气血津液运化不畅。脾主四肢肌肉，故躯干及四肢尤其关节处可见渗出、浸渍等皮损表现。湿邪流连，临床特点表现为反复发作，病程缠绵。除去后天感受湿热之邪，患儿从母体中秉承的湿毒之邪也会诱发本病的发生，尤其是婴儿的发病概率会大大增加。《外科正宗》曰："奶癣，因儿在胎中，母食五辛，父餐炙煿，遗热于儿，生后头面遍身发为奶癣，流滋成片，睡卧不安，瘙痒不绝。"提示婴儿出现湿疹与孕母在怀孕期间进食过多肥甘厚味有关，受到湿毒之邪的损伤。

（3）子病及母：湿疹在现代医学上又称为特应性皮炎，研究表明湿疹的发生与过敏性哮喘密切相关。外邪如风、热、湿、毒等首先犯肺，肺气失宣，肺还有通调水道的功能，若肺气不宣，肃降无能，水液不得通调，则发之。肺在体合皮，其华在毛，其宣发功能将水谷精微和津液外输布于皮毛，发挥着濡养、滋润皮毛的作用。若湿热蕴肺，肺气失于宣发，闭塞腠理，子病及母则发为湿疹；又因肺津亏虚，皮肤失养而见枯槁不泽，则见皮肤干燥呈苔藓样改变的干性湿疹。

（4）阴虚生风：肝藏血，肾藏精，肝肾同源，湿疹反复发作，耗伤肝肾阴血，阴血虚，肌肤失养，而生内风。若此时，外风引动内风，两者相会于肌肤腠理之间，就会出现皮肤干燥、肥厚、脱屑、皲裂等干性湿疹。

（5）体质学说："正气存内，邪不可干"，机体对某些疾病的易感性和亲和性，对于患病后病变的倾向性起关键作用。《灵枢·寿夭刚柔论》："人之生也，有刚有柔，有弱有强，有短有长，有阴有阳"，指出先天禀赋之不同，就决定了人体所处健康状态、疾病状态及预后。研究发现，湿疹患者中医体质与其中医证候类型存在密切联系：湿热浸淫、脾虚湿蕴证型多出现于湿疹的急性与亚急性期，而患者多为湿热体质；慢性湿疹多为血虚风燥证型，常表现为气郁或阴虚体质；小儿湿疹的体质类型为肺热阳盛质。因此，临床需重视体质类型的辨识，从而指导湿疹的辨证相关性，对于指导防治湿疹具有重要作用。

三、按语

湿疹表现为红色丘疹性皮疹，部分患儿还会出现疱疹，多是由于风湿热邪郁在肌肤、蕴结不解，拨动于血，血热妄行，则皮肤出现丘疹，红斑；湿盛则溃破，黄水淋漓，若进食容易过敏的食物，可使病情加重或诱发，因此多数医家治疗湿疹多是治以清热解毒，利湿止痒为原则，用金银花、蒲公英之类清热之品。但是本患儿发病前纳差，不喜欢活动，容易感冒，汗多，小便正常，大便溏，舌质色淡苔白，脉浮沉取无力，典型的脾虚体质表现，若仍用苦寒清热之品，恐会伤及患儿脾胃，加重病情。

张君教授望闻问切，辨证用药，认为本患儿纳差，平时不喜欢活动，容易感冒，汗多，小便正常，大便溏，脾虚为本，进食过敏食物芒果后出现皮疹，更加说明患儿脾虚程度比较重，切脉后发现脉有小浮，且皮肤瘙痒，说明有风邪作祟，但此风邪非外感之风邪，而是脾虚生的“虚风之邪”，由进食芒果后引起，因此治疗以健脾益气，祛风止痒为原则，方用玉屏风散为基础，黄芪、白术、防风，固护肌表正气，加强腠理致密性，减少皮疹外发；患儿皮肤有瘙痒，脉浮数，说明血中还是有小热的，加入生地、牡丹皮清营凉血，体现“治风先治血，血行风自灭”的思想，其中生地专于凉血滋阴，可以外润皮肤荣泽，牡丹皮凉血行血，使本方凉血而不瘀遏，避免了清热解毒之品进一步损伤脾胃之气；皮疹处有疱疹，破溃，用茯苓以淡渗利湿；加用白鲜皮、地肤子、牛膝等皮肤引经药，使药效直达病处；炒蒺藜虽有小毒，但止痒效果奇好，张君教授应用炒蒺藜时会佐以甘草，减灭其小毒之性，发挥止痒之效；张君教授认为小儿湿疹中的“风邪”来源于脾气虚弱，肌肉皮肤不实，腠理开泄，邪气容易散于肌表而出现皮疹，就是“虚风之邪”，穿山龙外形如龙，细长形，具有较好的除风祛湿之效，与防风通用加强内搜风邪之力，与茯苓共用增加本方祛湿之效。本方以玉屏风散为君药，从根本上解决脾气不足，强壮肌腠，达到“实脾以灭风”的目的；茯苓、穿山龙为臣药，加强君药除风祛湿之力；白鲜皮、地肤子、牛膝、炒蒺藜为佐药，引药品之性直达肌肤，加强药效同时又有止痒之功；生地、牡丹皮为使药，清解肌表腠理小热之毒，甘草既加强君药的补中之力，又有调和诸药，减少部分药物的小毒之性。

脾胃是机体化生气血之所，也是滋养营卫之气之脏，脾胃功能正常，营卫有所养，营卫荣和，肌表腠理密实，不易被风邪所袭。若脾胃虚弱，既可以直接影响皮表肌肉，又可以使营卫失和，从而导致腠理开泄，易被风侵，外透于肌表而发为湿疹。因此，张君教授在治疗小儿湿疹时，以调理脾胃功能为主，方中君臣佐使的比例会根据患儿病情变化而有所加减：若患儿脾胃功能差为主要表现，则加大补益脾胃的药物剂量，增强脾胃功能；若患儿以皮肤瘙痒为主要表现，则增加祛风止痒功效之品，例如白鲜皮、地肤子、炒蒺藜；若患儿以皮疹重，并且有液体流出，则多加入祛湿之品。但是不论哪种情况，注意辨证的准确性，湿疹本身就具有免疫反应性，是耗伤正气的一类疾病，若用药不准确反而会加重病情，需时刻注意。

第九章　疑难杂病

第一节　系统性红斑狼疮性肾炎

临案举隅 1

王某，女，13 岁，2019 年 6 月 15 日就诊于笔者医院普通门诊。

主诉：面部红斑 3 年，伴蛋白尿 2 年。

现病史：患儿 3 年前无明显诱因出现面部对称性盘状红斑，于外院诊为系统性红斑狼疮，两年前复查见尿蛋白阳性，予醋酸泼尼松治疗，病情反复，现为求系统中医诊治来诊。现症见：面部对称性盘状红斑，自觉乏力，睡眠差，食欲差，二便尚可。舌暗苔白、脉细涩。

辅助检查：抗核抗体（1+），抗双链脱氧核糖核酸抗体（1+），抗 SM 抗体阳性，尿常规示：尿蛋白（2+），24h 尿蛋白定量 0.43g/24h。

西医诊断：系统性红斑狼疮，狼疮性肾炎。

中医诊断：风湿痹病。

辨证：脾肾亏虚证。

治则：补脾益肾、化瘀通络。

处方：炙黄芪 30g、太子参 15g、老头草 10g、白花蛇舌草 15g、茯苓 15g、山药 15g、生地 20g、山萸肉 15g、牛膝 10g、知母 10g、牡丹皮 15g、金银花 15g、丹参 15g、海风藤 20g、甘草 10g。10 剂水煎服，每日 1 剂，2 次服。

西医治疗：醋酸泼尼松 15mg 晨起顿服，吗替麦考酚酯 50mg/ 次，2 次 /d，碳酸钙 D_3 颗粒，1 袋 / 次，每日 1 次，口服。

二诊：患儿自觉乏力改善，尿常规示：尿蛋白（2+），24h 尿蛋白定量 0.33g/24h。

辨证：脾肾亏虚证。

治则：补脾益肾、化瘀通络。

处方：上方去知母，加蒲公英15g。10剂水煎服，每日1剂，2次服。

西医治疗：醋酸泼尼松15mg晨起顿服；吗替麦考酚酯50mg/次，2次/d；碳酸钙D_3颗粒，1袋/次，每日1次，口服。

三诊：患儿夜间盗汗，自觉午后手足心热。舌暗红苔少，脉细数。

辨证：阴虚火旺证。

治则：滋阴降火。

处方：上方改牡丹皮20g，加地骨皮15g，鳖甲10g。10剂水煎服，每日1剂，2次服。

西医治疗：醋酸泼尼松15mg晨起顿服，吗替麦考酚酯50mg/次，2次/d，碳酸钙D_3颗粒，1袋/次，每日1次，口服。

四诊：患者病情平稳，查尿常规示：尿蛋白（1+），24h尿蛋白定量0.12g/24h。舌暗苔白、脉细涩。

辨证：脾肾亏虚证。

治则：补脾益肾、化瘀通络。

处方：炙黄芪30g、太子参15g、老头草10g、白花蛇舌草15g、茯苓15g、山药15g、生地20g、山萸肉15g、牛膝10g、牡丹皮15g、金银花15g、丹参15g、肿节风20g、甘草10g。10剂水煎服，每日1剂，2次服。

西医治疗：醋酸泼尼松10mg，晨起顿服；吗替麦考酚酯50mg/次，2次/d；碳酸钙D_3颗粒，1袋/次，每日1次，口服。

一、西医概述

系统性红斑狼疮（SLE）是一种累及多系统、多器官的自身免疫性疾病，狼疮性肾炎（LN）是SLE较常见且严重的并发症，是最常见的继发性肾脏病之一，往往也是SLE预后不良的主要原因。目前认为是因肾小球免疫复合物沉积，从而导致肾实质炎性损伤，但确切的发病机制仍然不明。数据显示4年以上病程的SLE患者出现临床肾脏受累可达90%，肾活检显示几乎100% SLE患者均有肾脏病理学改变。现代医学在临床上多采用激素、细胞毒类药物、生物制剂等控制病情，以达到LN临床治疗目的即获得完全缓解，并减少药物的毒副反应。但在采用糖皮质激素和免疫抑制剂治疗LN时常因药物的不良反应影响了治疗连续性从而影响疗效。目前LN的主要发病机制是机体免疫功能紊乱，多种自身抗体的出现，产生自身抗原–自身抗体相互作用，形成免疫复合物，引发一系列免疫反应，自身免疫复合物在肾小球沉积，导致狼疮性肾炎。LN作为SLE最易受累的器官之一，也是系统性红斑狼疮的主要致死原因之一，因此受到临床的高度重视。美国风湿病学会/欧洲抗风湿病联盟狼疮肾炎治疗指南指出：LN治疗的最终目标为长期保护肾脏功能，预防疾病复发，避免治疗相关的损害，改善生活质量，提高生存率。治疗可分两阶段进行，即诱导缓解和维持缓解，诱导缓解应尽量达到完全缓解，并建议应在6个月内达到。

二、中医病因病机

本病中医古籍中无确切的病名，但从其发病及临床表现体征分析，属中医学“痹病”“阴阳毒”“丹毒”“水肿”“血证”等病范畴。《金匮要略·百合狐惑阴阳毒病脉证治》曰：“阳毒之为病，面赤斑斑如锦纹，咽痛，唾脓血。”“阴毒之为病，面目青，身痛如被杖，咽喉痛。”LN 的发生多因先天不足，毒邪侵入，阴阳气血失调，导致毒邪内蕴于脏腑经络，血脉凝滞而致。正虚邪实是 LN 的主要病机特点，其中正虚以阴虚为主，攻注于肾，肾脏受损，致封藏无权，失于固摄，邪实以热毒最为关键。本病基本病因病机为内、外火热毒邪浸淫不能分清泌浊，开阖失司，加之热毒扰动，邪毒闭阻经络，血脉瘀滞，而加重肾脏损伤，共同导致精微下泄，形成蛋白尿、血尿、管形尿等。在 LN 早期和急性活动期或稳定期等病变不同阶段，均有火热毒邪灼伤血脉致血液瘀滞，故瘀血始终是重要病理因素之一，不仅能直接引起血尿等临床症状，且热壅血瘀，深入脏腑，攻注于肾，阻于肾络，加重肾脏损害。同时瘀久化热又可致瘀热，瘀热互结阻于肾络，不仅引起血尿、蛋白尿等临床症状，更加重肾脏损害，是病程中多个阶段均可发生的重要病理因素。

现代狼疮性肾炎的中医辨证分型为热毒炽盛型、气阴两虚型、肝肾阴虚型、脾肾两（阳）虚型。对伴有肾功能异常的患者应考虑到湿毒内蕴证。采用分期辨证能较好地反映狼疮肾不同阶段的病机特点及其演变，活动期分热毒炽盛证、阴虚内热证和湿热壅滞证；缓解期分肝肾阴虚证、气阴两虚证、气血亏虚证和脾肾气（阳）虚证，湿热、瘀血、水湿等作为兼证；至疾病后期则与一切肾疾病发展至终末期的表现相类似，按阴阳两虚证、浊瘀阻络辨证。

中医药在 LN 的治疗研究方面取得了一定的进展，中药配合西药在控制狼疮活动、巩固疗效、减少复发方面有其独特的优势。中医药能明显改善症状、减轻免疫抑制剂毒副作用、延长患者生命，其疗效已受到普遍的公认和重视。而辨证施治为中医药治疗最重要的环节。近年来，为便于临床医生更简易的确定狼疮性肾炎中医证型，许多医家对狼疮性肾炎的中医证候辨证分型及其与临床客观指标的相关性进行了一些研究，并取得了较大进展。

三、按语

系统性红斑狼疮由免疫系统的慢性及反复激活所致的自身免疫性疾病，以多系统受累和产生多种自身抗体为特征。临床表现多样，其中蛋白尿是系统性红斑狼疮所致狼疮性肾炎常见的临床表现。尿中白蛋白的多寡与系统性红斑狼疮的病情严重程度及预后密切相关。蛋白尿为现代医学概念，中医古籍中并无此病名，此类患者常见的泡沫尿、肢体水肿、倦怠乏力等症状，散见于中医古籍“尿浊”“水肿”“虚劳”等疾病描述中。如《诸病源候论·虚劳小便白浊候》言："胞冷肾损，故小便白浊也。"《灵枢·口问》云："中气不足，溲便为之变。"清代程国彭《医学心语·赤白浊》言："浊之因有二种：一由肾虚败精流注；一由湿热渗入膀胱。"

本例中，张君教授在治疗系统性红斑狼疮等免疫系统疾病中，除常规治疗患儿肾脏之外，善用藤类药物如海风藤、青风藤或肿节风等药物针对患者免疫功能进行调节，且针对患儿久病情况结合络病学理论，主张治以健脾补肾，化瘀通络。

第二节　嗜酸性粒细胞性胃肠炎

临案举隅 1

吴某，女，23 岁，2021 年 5 月 15 日就诊于笔者医院专家门诊。

主诉：上腹痛反复发作 1 年，加重伴腹泻呕吐 4 个月。

现病史：患者 1 年前无明显诱因出现上腹痛反复发作伴腹泻呕吐，于当地医院就诊查血常规示：嗜酸性粒细胞百分比：65.1%，嗜酸性粒细胞计数：12.58×10^9/L，遂行 FIP1L1-PDGFRa 融合基因定性 PCR 结果为（–），骨髓穿刺，结果显示：嗜酸性粒细胞增多症。后于当地医院住院治疗，予甲泼尼龙片 28mg/d 口服，腹痛腹泻呕吐症状消失，复查血常规示：嗜酸性粒细胞百分比：0.3%，嗜酸性粒细胞计数：0.04×10^9/L，遂在 2 个月内激素逐渐减量至停药。4 个月前患者再次出现腹痛腹泻症状，查血常规示：嗜酸性粒细胞百分比：23.5%，嗜酸性粒细胞计数：1.37×10^9/L，未做系统治疗，当日为求系统中医治疗来笔者医院门诊就诊。现症见：腹痛泄泻，无呕吐，无恶心、嗳气，无发热，无皮疹，时有心悸，纳眠可，小便正常，大便溏，2～4 行 /d。

查体：体温：36.5℃；心率：76 次 /min；呼吸：20 次 /min；血压：110/70mmHg；上腹部压痛，舌淡红苔白，脉细缓。

辅助检查：嗜酸性粒细胞百分比：14.5%，嗜酸性粒细胞计数：0.72×10^9/L；FIP1L1-PDGFRa 融合基因定性 PCR 结果为（–）；骨髓穿刺：髓象：粒细胞增生明显活跃，部分粒细胞胞体增大，胞浆颗粒增粗，嗜酸性粒细胞比值增高占 50.4%，可见双嗜性颗粒，血象：嗜酸性粒细胞比值增高占 66.0%，其绝对值约为 10.8×10^9/L，考虑嗜酸性粒细胞增多症；食管胃十二指肠内镜病理检查显示：黏膜腺体无异型，间质中见一些淋巴细胞及嗜酸性粒细胞、浆细胞浸润（每高倍视野可 16～25 个），十二指肠、胃体、胃窦，黏膜慢性炎性改变。肝、肾功正常，红细胞沉降率、C– 反应蛋白均正常，寄生虫全套、自身免疫抗体、肿瘤标记物均阴性。

西医诊断：嗜酸性粒细胞胃肠炎。

中医诊断：腹痛。

辨证：脾胃气虚证。

治则：健脾益气，和胃止痛。

处方：香砂六君子加减。砂仁 8g、白芍 15g、茯苓 15g、白鲜皮 15g、黄芪 20g、太子参 15g、肿节风 15g、牡丹皮 12g、甘草 10g、片姜黄 12g、苍术 15g、白术 15g。水煎服，每日 1 剂，10 剂后复诊。

二诊：患者腹痛减轻，大便正常，无心悸，查血常规示：嗜酸性粒细胞百分比：12.9%，嗜酸性粒细胞计数：0.63×10^9/L。舌淡红苔薄白，脉细缓。

辨证：脾胃气虚证。

治则：健脾益气，和胃止痛。

处方：续服上方。水煎服，每日 1 剂，10 剂后复诊。

三诊：患者无腹痛泄泻，晨起口中有异味，查血常规示：嗜酸性粒细胞百分比：10.9%，嗜酸性粒细胞计数：0.56×10^9/L。舌淡红苔薄白，脉细。

辨证：脾胃气虚证。

治则：健脾益气，和胃止痛。

处方：上方减苍术、片姜黄，加白及 12g。水煎服，每日 1 剂，10 剂后复诊。

嘱患者不宜饮用浓茶、咖啡，不宜过食辛辣及生冷硬黏之品，多食蔬菜水果。

一、西医概述

嗜酸性粒细胞增多综合征是临床上罕见的疾病，其临床特征是嗜酸性粒细胞计数持续升高和嗜酸性粒细胞介导的器官损伤。其中嗜酸性粒细胞胃肠炎是嗜酸性粒细胞增多综合征累积到胃肠道的嗜酸性粒细胞增多综合征的一种亚型，Kaijiser 在 1937 年首次报告了嗜酸性粒细胞胃肠炎病例，是以胃肠道组织中嗜酸性粒细胞异常浸润为特征的一种胃肠道疾病，临床主要表现为恶心、呕吐、腹痛、腹泻等，无明显年龄特征，发作无规律性，发病部位可涉及从食管到直肠，其中以胃和小肠最多见。病因尚不明确，一般与体内外过敏原所致的全身或局部变态反应有关，与寄生虫感染及遗传因素也有一定关系，是一种自限性变态反应性疾病，分为 IgE 途径和非 IgE 途径。

有研究认为，嗜酸性粒细胞胃肠炎可能是嗜酸性粒细胞过度累积时，细胞释放碱性蛋白，从而破坏胃肠道的上皮细胞所致。嗜酸性粒细胞胃肠炎在内镜下无特异性改变，弥漫型可表现为胃肠道黏膜的水肿、充血、溃疡、糜烂、黏膜脆性增加，局限型可表现为橡皮样、平滑、无蒂或有蒂的息肉状肿块。

西医治疗多采用糖皮质激素，可快速缓解症状，但使用糖皮质激素副作用较大，且易反复，若糖皮质激素不敏感可采用二线治疗，如羟基脲、伊马替尼、干扰素 -α 或美泊利单抗，但这些药物都需要长期服用，且易形成骨髓抑制，所以选择中西医结合治疗是最好的方法。

二、中医病因病机

古文献中没有嗜酸性粒细胞胃肠炎相关疾病的记载，查阅文献，对其大多对症治疗，是以根据张君教授在临床所见嗜酸性粒细胞胃肠炎的症状及望闻问切来辨证论治该病。

嗜酸性粒细胞胃肠炎以腹痛为主要临床表现，中医讲“不通则痛，不荣则痛”，是以该病辨证首辨虚实，其次要辨寒热，再辨脏腑。兼症呕吐、泄泻亦如是。

嗜酸性粒细胞性肠胃炎病在肠胃，病理性质属寒、热、虚、实共同作用，阴阳不调、正气不足，脏腑气机阻滞、气血运行不畅，脾胃受损、不通则痛，脾失健运、不荣则痛为主要发病机制，所以临床上多以腹痛、呕吐、泄泻为特点。

1. 脾胃素虚

脾胃为仓禀之官，主受纳及运化水谷，共同调节气机升降，若长期脾胃不和，脾胃虚弱，气血两虚，运化功能失常，或气机阻滞，或中焦虚寒，或湿热内阻，均可导致胃痛、腹痛。《素问·举痛论》曰：“寒气客于胃肠之间，膜原之下，血不得散，小络急引故痛。”“热气留于小肠，肠中痛，瘅热焦渴，则坚干不得出，故痛而闭不通矣。”可见中气若不充足，则内外邪均可犯脾胃。

2. 肝脾不和

脾胃位属中焦，与肝相邻，足厥阴肝经与足阳明胃经之间又关系紧密，故脾胃之病与肝不可分割。脾胃为后天之本，主人体气机升降，有赖于肝之疏泄，调畅气机；肝主藏血，血液充盈，有赖于脾胃生化气血，升清降浊之功。《血证论》曰：“食气入胃，全赖肝木之气疏泄之，而水谷乃化。”肝气疏泄不及，或疏泄太过，都会对脾胃的正常功能造成影响。《杂病源流犀烛》曰：“胃痛，邪干胃脘病也……惟肝气相乘为尤甚，以木性暴且正也。”叶天士也在《临证指南医案·木乘土》提出：“肝为起病之源，胃为传病之所”“凡醒胃必先治肝”“治肝可以和胃”。故肝脾病变互相影响，若肝失疏泄，肝木乘土，横犯胃气，胃失和降，则引发胃痛。

3. 饮食所伤

《医学正传·胃痛》认为胃痛可由长期的饮食不当所致：“导致疲劳患病的原因，多是由于纵恣口腹，喜好辛酸，恣饮热酒，又多食寒凉之物，早上伤而晚上损，日堆放月深，所以胃痛。”胃为水谷之海，主受纳及腐熟水谷，若饮食不洁，脾胃受损，或饮食过量，完谷不化，或喜食肥甘厚腻辛辣之品，湿热内蕴，或食生冷硬黏之物，寒客中焦，而致脾运失职，升降失调，清浊不分，发生呕吐、腹痛、泄泻。

综上所述，引起嗜酸性粒细胞胃肠炎的病因病机虽然复杂而繁多，阴阳失调、脾胃气虚是其基本病机，若脾胃不能纳运相助、升降相因、燥湿相济，自然易受他邪所犯。

三、按语

香砂六君子汤出自清·罗美《古今名医方论》，引用柯韵伯之方，方由人参、白术、茯苓、甘草、陈皮、半夏、砂仁、木香、生姜组成，是治疗脾胃病尤其是脾胃气虚证的要方。张君教授以香砂六君子汤为底方，取其健脾益气，和胃止痛之功，以达止痛止泻之效。选用太子参、黄芪补脾益气、升阳固表，苍术、白术健脾燥湿，扶助运化，茯苓甘淡渗湿，健脾和胃，砂仁健脾化湿，温中止呕，片姜黄通经止痛，甘草甘温益气，并可助诸药补气健脾，诸药合用，补而不滞，温而不燥，促进脾胃运化。该患者痰湿之象不显，故不予半夏，仅以白术、苍术、茯苓以健脾，脾旺则津液运化如常，痰湿自然不生。

现代医学研究表明，香砂六君子汤具有解痉止痛、促进胃肠运动、抗炎、抗消化道溃疡、保护胃黏膜及促进消化等多种作用，减轻炎性细胞对胃黏膜的损害，修复损伤胃黏膜，并可抑制胃酸分泌，促进溃疡面的愈合。嗜酸性粒细胞胃肠炎与食物过敏、免疫亢进有莫大的关系，而白鲜皮、肿节风有免疫抑制、抗炎以及抗过敏等作用，故可以配合香砂六君子汤以提高临床疗效。

《脾胃论·大肠小肠五脏皆属于胃胃虚则俱病论》说："胃虚则五脏、六腑、十二经、十五络、四肢皆不得营运之气，而百病生焉。"《素问·藏气法时论》记载："脾病者，虚则胀满，肠鸣飧泄，食不化。"脾胃位于中焦，为中气化生之源，后天之本，脾胃之气损伤则不能接纳水谷，气机升降失调，可致呕吐、泄泻，久病正虚，邪气积聚于体内，此时应先扶正气，正气充足，脾胃强健，则百病不生。朱震亨提出"诸痛不可补气"的用药原则，是以在治疗时应益气、行气共用，以达标本同治的目的。

饮食不节是本病病因之一，现代医学研究表明嗜酸性粒细胞胃肠炎与特异性食物有关，故予该患者进行过敏原及食物不耐受检查，以期规避食物过敏引起的嗜酸性粒细胞增多。通过长期的中药调理可以改善患者过敏体质，调整该患者的免疫功能，最后提高患者的生活质量，同时避免疾病复发的概率。

临案举隅 2

李某，女，18 岁，2020 年 10 月 18 日就诊于笔者医院专家门诊。

主诉：腹痛 1 周。

现病史：患者 1 周前无明显诱因出现腹痛，于当地医院就诊查血常规示：嗜酸性粒细胞百分比：38.0%，嗜酸性粒细胞计数：4.22×10^9/L，行 FIP1L1-PDGFRa 融合基因定性 PCR 结果为（-），内镜下黏膜活检提示黏膜炎症、较多量嗜酸性粒细胞浸润。于当地医院门诊就诊，予醋酸泼尼松片 25mg/d 口服，仍有腹痛症状，复查血常规：嗜酸性粒细胞百分比：15.2%，嗜酸性粒细胞计数：1.17×10^9/L。当日为求系统中医治疗来笔者医院门诊就诊。现症见：腹痛，无呕吐，无发热，无皮疹，口苦，纳差，眠尚可，小便正常，大便不成形，1～2 行 /d。

查体：体温：36.7℃，心率：88 次 /min，呼吸 20 次 /min，血压：115/75mmHg，咽红，扁桃体Ⅱ度肿大，腹部压痛，舌红苔黄腻，脉滑数。

辅助检查：嗜酸性粒细胞百分比：15.2%，嗜酸性粒细胞计数：1.17×10^9/L；FIP1L1-PDGFRa 融合基因定性 PCR 结果为（-）；食管胃十二指肠内镜显示：胃窦、十二指肠黏膜充血、红斑、点状糜烂，内镜下黏膜活检提示较多量嗜酸性粒细胞浸润（每高倍视野可 10～18 个）。肠镜示：横结肠黏膜散在充血、水肿、浅表小溃疡形成；内镜下黏膜活检提示黏膜炎症、较多量嗜酸性粒细胞浸润。十二指肠、胃体、胃窦，黏膜慢性炎性改变。肝、肾功正常，红细胞沉降率、C- 反应蛋白均正常，寄生虫全套、自身免疫抗体、肿瘤标记物均阴性。

西医诊断：嗜酸性粒细胞胃肠炎。

中医诊断：腹痛。

辨证：脾胃不和，寒热互结。

治则：益气和胃，寒热平调。

处方：半夏泻心汤加减。法半夏 15g、太子参 15g、黄连 10g、黄芩 15g、甘草 10g、干姜 15g、大枣 15g、白芍 15g、枳壳 12g、柴胡 12g、茯苓 15g、麦冬 15g、海风藤 10g。水煎服，每日 1 剂，15 剂后复诊。

西医治疗：①醋酸泼尼松片 25mg/d 口服，每 2 周减 5mg。②碳酸钙 D_3 片，1 片 / 次，每日 1 次，口服。

二诊：患者腹痛减轻，大便正常，无口苦，查血常规示：嗜酸性粒细胞百分比：13.2%，嗜酸性粒细胞计数：0.73×10^9/L。舌红苔薄黄，脉数。

辨证：脾胃不和，寒热互结。

治则：益气和胃，寒热平调。

处方：续服上方。水煎服，每日 1 剂，15 剂后复诊。

西医治疗：①醋酸泼尼松片 20mg/d 口服，每 2 周减 5mg。②碳酸钙 D_3 片，1 片 / 次，每日 1 次，口服。

三诊：患者无腹痛腹泻，纳眠可，查血常规示：嗜酸性粒细胞百分比：7.2%，嗜酸性粒细胞计数：0.49×10^9/L。舌红苔薄白，脉细数。

辨证：脾胃气虚证。

治则：健脾益气，和胃止痛。

处方：香砂六君子加减。砂仁 8g、茯苓 15g、黄芪 20g、太子参 12g、甘草 10g、白术 15g、白芍 15g、海风藤 10g、牡丹皮 12g、莲子肉 15g、薏苡仁 15g、麦冬 15g。水煎服，每日 1 剂，15 剂后复诊。

西医治疗：①醋酸泼尼松片 15mg/d 口服，每 2 周减 5mg。②碳酸钙 D_3 片，1 片 / 次，每日 1 次，口服。

四诊：患者病情平稳，查血常规示：嗜酸性粒细胞百分比：5.5%，嗜酸性粒细胞计数：$0.23 \times 10^9/L$。舌淡红苔薄白，脉平。

治则：健脾益气，和胃止痛。

处方：续服上方。水煎服，每日 1 剂，15 剂后复诊。

西医治疗：①醋酸泼尼松片 10mg/d，口服，每 2 周减 5mg。②碳酸钙 D_3 片，1 片 / 次，每日 1 次，口服。

五诊：患者病情平稳，查血常规示：嗜酸性粒细胞百分比：0.5%，嗜酸性粒细胞计数：$0.04 \times 10^9/L$。舌淡红苔薄白，脉平。

处方：续服上方。水煎服，每日 1 剂，15 剂后复诊。

西医治疗：①醋酸泼尼松片 5mg/d 口服，每 2 周减 5mg。②碳酸钙 D_3 片，1 片 / 次，每日 1 次，口服。

嘱患者不宜饮用浓茶、咖啡，不宜过食辛辣及生冷硬黏之品，多食蔬菜水果。

按语：

半夏泻心汤来自张仲景的《伤寒论》，出自其第 149 条："伤寒五六日，呕而发热者，柴胡汤证具，而以他药下之，柴胡证仍在者，复与柴胡汤。此虽已下之，不为逆，必蒸蒸而振，却发热汗出而解。若心下满，而硬痛者，此为结胸也，大陷胸汤主之，但满而不痛者，此为痞，柴胡汤不中与之，宜半夏泻心汤。"组成为半夏、黄芩、干姜、人参、黄连、大枣，是《伤寒论》中治疗寒热错杂之痞证的主方，在现代临床广泛用于治疗胃肠道疾病。张君教授以半夏泻心汤为主方，治疗中气虚弱，寒热互结之腹痛。清代尤怡《金匮要略·心典》曰："中气既痞，升降失常，于是阳独上逆而呕，阴独下走而肠鸣。是虽三焦俱病，而中气为上下之枢，故不必治其上下，而但治其中。"黄连、黄芩苦以降阳；半夏、干姜辛以升阴，阴升阳降，痞将自解；人参、甘草则补养中气，以为交阴阳、通上下之用也。"脾胃居于中焦，脾为阴脏，其气主升，胃为阳腑，为阴阳升降之枢纽，若中气虚弱，寒热互结，升降失常，上则呕吐，中则心下痞满，下则泄利。是以治疗此证宜用寒热并用、攻补兼施、辛开苦降之法，调其寒热、益气和胃、散结除痞，以黄连、黄芩之苦降，半夏、干姜之辛升，人参、甘草之补中，交阴阳通上下，则诸症自解。

对半夏泻心汤的现代研究表明，半夏泻心汤有调节胃肠道动力、保护胃肠道黏膜、提高免疫力、提高耐缺氧能力、调节中枢递质等作用。患者胃肠镜显示黏膜充血、红斑、糜烂、溃疡，半夏泻心汤可以作为一个良好的黏膜保护剂，促进胃肠道黏膜细胞的再生修复，促进胃黏蛋白分泌，加强黏蛋白的合成，促进溃疡灶肉芽组织再生和溃疡表面黏膜生长，加快溃疡愈合、降低溃疡复发。嗜酸性粒细胞主要是一种免疫功能异常的变态反应，与特异食物呈相关，半夏泻心汤能调节免疫，增强机体体液免疫，对变态反应有抑制作用，可以减少患者需忌口食物，提高患者生活质量。

患者服用糖皮质激素，在体内易助阳化热，是以方中加用麦冬以滋阴、牡丹皮清热凉血，调节糖皮质激素在体内形成的副作用，拮抗激素减量时病情反复的可能。

患者中西医结合治疗 3 个月后，停服激素，后续服健脾益气之药巩固治疗。随访 6 个月，病情无复发。

临案举隅 3

赵某，女，10 岁，2020 年 4 月 7 日就诊于笔者医院专家门诊。

主诉：腹痛腹胀 3 周。

现病史：患者 3 周前无明显诱因出现腹痛腹胀，于当地医院就诊查血常规示：嗜酸性粒细胞百分比：32.4%，嗜酸性粒细胞计数：3.11×10^9/L，遂行 FIP1L1-PDGFRa 融合基因定性 PCR 结果为（-）。后于当地医院住院治疗，予静点甲强龙（具体剂量不详）治疗，出院后予甲泼尼龙片 24mg/d 口服，腹痛腹胀症状消失，多次复查血常规显示，嗜酸性粒细胞百分比维持在 10% ~ 15%。当日为求系统中医治疗来笔者医院门诊就诊。现症见：偶有腹痛，喜温喜按，无呕吐，无腹泻，无发热，无皮疹，乏力汗多，手脚心热，纳差，眠可，小便正常，大便不成形，每日 1 行。

查体：体温：36.3℃，心率：75 次 /min，呼吸 20 次 /min，血压：100/60mmHg，精神欠佳，上腹部压痛，舌淡苔白，脉弦细。

辅助检查：嗜酸性粒细胞百分比：14.6%，嗜酸性粒细胞计数：0.72×10^9/L；FIP1L1-PDGFRa 融合基因定性 PCR 结果为（-）；食管胃十二指肠内镜显示：胃窦、十二指肠黏膜充血、红斑，内镜下黏膜活检提示较多量嗜酸性粒细胞浸润（每高倍视野可 8 ~ 15 个）。肠镜示：横结肠黏膜散在充血、水肿；内镜下黏膜活检提示黏膜炎症、较多量嗜酸性粒细胞浸润。十二指肠、胃体、胃窦，黏膜慢性炎性改变。肝、肾功正常，红细胞沉降率、C- 反应蛋白均正常，寄生虫全套、自身免疫抗体、肿瘤标记物均阴性。

西医诊断：嗜酸性粒细胞胃肠炎。

中医诊断：腹痛。

辨证：中脏虚寒证。

治则：温中补虚，缓急止痛。

处方：小建中汤加减。桂枝 10g，白芍 10g，胶饴 6g，生姜 10g，黄芪 15g、太子参 10g，白术 10g，苍术 6g、当归 10g、麦冬 10g、肿节风 10g、甘草 6g，大枣 10g、浮小麦 10g。膏剂，每日 1 剂，15 剂后复诊。

西医治疗：①甲泼尼龙片 24mg/d 口服，每 2 周减 4mg。②碳酸钙 D_3 片，1 片 / 次，每日 1 次，口服。

二诊：患者腹痛减轻，无腹胀，偶有乏力，自汗减轻，大便正常，查血常规示：嗜酸性粒细胞百分比：10.8%，嗜酸性粒细胞计数：0.56×10^9/L。舌淡红苔薄白，脉细。

辨证：中脏虚寒证。

治则：温中补虚，缓急止痛。

处方：续服上方。膏剂，每日 1 剂，15 剂后复诊。

西医治疗：①甲泼尼龙片 20mg/d 口服，每 2 周减 4mg。②碳酸钙 D_3 片，1 片 / 次，每日 1 次，口服。

三诊：患者无腹痛腹胀，精神可，纳差，大便正常，查血常规示：嗜酸性粒细胞百分比：6.3%，嗜酸性粒细胞计数：$0.38 \times 10^9/L$。舌淡红苔薄白，脉细。

辨证：中脏虚寒证。

治则：温中补虚，健脾益胃。

处方：上方减苍术、桂枝、生姜、大枣、浮小麦，加山茱萸 10g、山楂 12g、麦芽 12g、神曲 12g、白豆蔻 10g。膏剂，每日 1 剂，15 剂后复诊。

西医治疗：①甲泼尼龙片 16mg/d 口服，每 2 周减 4mg。②碳酸钙 D_3 片，1 片 / 次，每日 1 次，口服。

四诊：患者病情平稳，复查血常规示：嗜酸性粒细胞百分比：1.5%，嗜酸性粒细胞计数：$0.14 \times 10^9/L$。舌淡红苔薄白，脉细。

处方：续服上方。膏剂，每日 1 剂，15 剂后复诊。

西医治疗：①甲泼尼龙片 12mg/d 口服，每 2 周减 4mg。②碳酸钙 D_3 片，1 片 / 次，每日 1 次，口服。

五诊：患者病情平稳，复查血常规示：嗜酸性粒细胞百分比：1.7%，嗜酸性粒细胞计数：$0.11 \times 10^9/L$。舌淡红苔薄白，脉细。

处方：续服上方。膏剂，每日 1 剂，15 剂后复诊。

西医治疗：①甲泼尼龙片 10mg/d 口服，每 2 周减 2mg。②碳酸钙 D_3 片，1 片 / 次，每日 1 次，口服。后期应用小剂量激素时，为减少复发率，改为甲泼尼龙片每 2 周减 2mg，碳酸钙 D_3 片，1 片 / 次，每日 1 次，口服。

嘱患者不宜饮用浓茶、咖啡，不宜过食辛辣及生冷硬黏之品，多食蔬菜水果。

按语：

小建中汤出自《伤寒论》与《金匮要略》，书中记载对小建中汤的应用较广，《伤寒论》曰："伤寒阳脉涩，阴脉弦，法当腹中急痛，先与小建中汤，不差者，小柴胡汤主之。"言中脏虚寒之腹痛可用小建中汤来治疗，其组成为桂枝、甘草、大枣、芍药、生姜、胶饴。《伤寒论条辨》曰："小建中者，桂枝汤倍芍药加饴胶也，桂枝汤扶阳而固卫，卫固则营和，倍芍药，酸以收阴，阴收则阳归附也，加饴胶者，甘以润土，土润则万物生也。"尤怡在《金匮要略心典》中言："阳病不能与阴和，则阴以其寒独行，为里急，为腹中痛，而实非阴之盛也。阴病不能与阳和，则阳以其热独行，为手足烦热，为咽干口燥，而实非阳之炽也。"患儿腹痛喜温喜按，又伴有手脚心热，有阴阳失调之证。张君教授以小建中汤为底方加减运用，治疗嗜酸性粒细胞胃肠炎中脏虚寒证之腹痛腹胀，饴糖温中补虚、缓急止痛，桂枝温助脾阳、祛散虚寒，芍药滋养营阴，柔肝缓急止痛，生姜温胃散寒，甘草益气补虚、缓急止痛。其中饴糖与甘草味甘，配合桂枝可以辛甘化阳，配合芍药可以酸甘化阴，共同调和营卫、滋阴和阳、补益中气，肝脾调和、阴平阳秘，则诸症痊愈。

根据现代医学对小建中汤的研究，饴糖有止咳、止腹痛的作用，芍药具有抗炎、治疗溃疡、调节免疫功能等作用，桂枝具有抗菌、抗病毒、消炎镇痛等作用，甘草具有抗炎、抗变态反应、保护胃黏膜等作用。小建中汤中诸药物配伍，具有解痉止痛、促进血液循环、增强消化吸收、促进溃疡愈合、滋养补益等作用，可以对嗜酸性粒细胞胃肠炎所造成的腹痛、胃黏膜损害、炎症等起到治疗保护作用。

李东垣在《脾胃论·脾胃虚实传变论》中所云："元气之充足，皆由脾胃之气无所伤，而后能滋养元气。若胃气之本弱，饮食自倍，则脾胃之气既伤，而元气亦不能充，而诸病之所由生也。"脾胃相为表里，脾主运化，胃主受纳，脾不运化，则胃气凝滞，导致腹痛、纳差。脾胃虚弱，水谷不能化作精微，营养物质不能输送到五脏六腑、充养肌肉，精微无以上荣则为面白，水谷下注则为溏泻，气血乏源则见神疲乏力，日久则消瘦，甚至羸瘦，即所谓的"脾虚肉极"。《金匮要略》云："见肝之病，知肝传脾，当先实脾。"若中气不足，则土虚木克，若中气健旺，则不受肝木之侮，故应以补脾为先，肝脾调和，中气强健，则诸病不生。

患儿年龄尚小，且服用糖皮质激素，故方中加用补益肝肾之品，以免激素副作用影响患儿生长发育。为减少嗜酸性粒细胞胃肠炎的复发率，在应用小剂量激素时，调整激素使用方法，改为每 2 周减半片。

患者中西医结合治疗 5 个月后，停服激素，后续服补益肝肾、健脾益气之药巩固治疗。嘱患儿家长应定期随访，监有无系统性损害。随访 6 个月，病情无复发。

第三节　骨髓增生异常综合征

临案举隅 1

王某，男，9 岁，2018 年 12 月初诊。

主诉：面色萎黄晦暗、乏力倦怠，伴下肢瘀斑 1 个月余。

现病史：患儿 1 个月前无明显诱因出现面色萎黄晦暗，乏力倦怠，下肢瘀斑瘀点，于当地医院查血常规：红细胞 1.43×10^{12}/L，白细胞 2.22×10^{9}/L，血红蛋白 43g/L，血小板 92×10^{9}/L，网织红细胞 2.85%，中性粒细胞 22.4%，淋巴细胞 71.9%，单核细胞 5.7%。骨髓象：增生明显活跃。①粒系：增生尚活跃，中晚粒细胞比值偏低，部分粒细胞浆内颗粒增多、粗大。②红系：增生明显活跃，早幼红以下各期幼红细胞均见，比值明显增高（占 59%），多呈团分布，部分幼红细胞形态呈巨幼样变，部分幼红核畸形（小于 5%），RBC 大小不一，多数偏大。③淋巴系：比值减低，形态大致正常。④全片见巨核细胞 38 个，PLT 少见；NAP：阳性率 70%；Fe：铁（+）铁粒幼红细胞占 40%；PAS：幼红细胞（–）；骨髓活检：增生性活组织象，红系增生明显，可见少数不典型 ALIP 样结构。诊断为“骨髓增生异常综合征”。住院予司坦唑醇及甲泼尼龙治疗（具体用法用量不详），症状改善。出院后就诊于张君教授专家诊，症见：面色萎黄，不耐劳累，腰脊酸软，偶有头晕、胸闷、心悸，下肢偶有瘀斑，自觉低热，无盗汗，体温正常，二便尚可，纳眠差，舌淡红苔白，脉细弱。

辅助检查：无。

西医诊断：骨髓增生异常综合征。

中医诊断：虚劳。

辨证：脾肾气虚，气不摄血。

治则：健脾益气，养血止血，补肾填精益髓。

处方：加味四君子汤合大补元煎加减。党参 10g、黄芪 12g、白术 10g、鸡内金 6g、山药 10g、甘草 6g、茯苓 10g、薏苡仁 10g、杜仲 10g、补骨脂 10g、山茱萸 10g、熟地 8g、当归 10g、枸杞子 10g、白花蛇舌草 10g、蒲公英 10g、牡丹皮 10g、法半夏 6g、小蓟 10g、苍术 6g。水煎服，每日 1 剂，14 剂后复诊。

二诊：患者面色略黄，乏力、腰脊酸软较前减轻，仍偶有头晕、胸闷、心悸，目前无牙龈出血，皮下出血点较前减少，大便溏薄，无发热、盗汗，舌苔白，脉缓尺脉细，纳可眠差，二便尚可。上方去法半夏、当归、熟地。水煎服，每日 1 剂，14 剂后复诊。

三诊：患者面色略黄，偶有乏力、腰脊酸软感，时有头晕，无胸闷、心悸，目前无牙龈出血，皮下少量出血点，无发热、盗汗，体温正常，舌苔白，脉细弱，纳可眠差，二便尚可。上方去苍术，加茵陈 10g、酸枣仁 10g、远志 10g。14 剂后未在复诊。3 个月后电话询问患者病情，暂未反复。

一、西医概述

儿童骨髓增生异常综合征（MDS）发病率较低，婴幼儿的年发病率显著高于年长儿童；约 1/3 的儿童 MDS 继发于遗传性（先天性）疾病。目前国际上儿童 MDS 仍然没有一个公认的诊断分型标准，当前应用较广的有 WHO（世界卫生组织）分型标准。

近年来，国外陆续有报道在难治性白细胞减少疾病中患者转变为 MDS 的个案，国内则鲜有相关报道。Welte 等报道在 249 例严重先天性白细胞减少患者中有 23 例转变为 MDS 和急性髓系白血病（AML），且在转变过程中发现有 G-CSF 受体突变、7 号染色单体或其他染色体异常及癌基因突变。造血干细胞移植是目前唯一可治愈儿童 MDS 的手段，处于进展期的患儿建议早期行造血干细胞移植，其治愈率达 50% 以上。

MDS 治疗主要解决两大问题：骨髓衰竭及并发症、AML 转化。就患者群体而言，MDS 患者自然病程和预后的差异性很大，治疗宜个体化。多数 MDS 病例以进行性的骨髓衰竭为特征，并最终都会发展成为 AML，但是不同亚型“转白率”也不同。目前西医主要靠化疗和造血干细胞移植，副作用大，死亡率高，对症治疗主要靠输血及输促红素药，目前是以改善症状、预防感染为主，在病因治疗方面尚无有效方法。

根据 MDS 国际预后积分系统（IPSS），可将 MDS 分为低危、中危—1、中危— 2 和高危 4 组。临床上多将阿扎胞苷、地西他滨等视为中危组和高危组患者的一线治疗药物，但现有临床经验表明，患者易对去甲基化药物耐药，且易复发，生存获益并不理想。

西医治疗 MDS 提倡根据预后分组结合年龄、一般情况、依从性、并发症等综合分析，制定个体化治疗方案。据《骨髓增生异常综合征中医诊断与治疗指南（2019 年版）》，较低危组的 MDS 治疗目标为改善造血、提高生活质量，而较高危组 MDS 治疗目标为延缓疾病进展、延长生存期和治愈。具体治疗手段包括一般支持治疗、免疫调节剂治疗、免疫抑制剂治疗、去甲基化药物、化疗、异基因造血干细胞移植及其他辅助治疗等。多个研究报道称，使用来那度胺可提高治疗 MDS 的临床疗效，减少 MDS 向急性白血病转化的风险，提高生存率。而单纯采用西医治疗方法，虽能取得一定疗效，但仍存在副作用较大、价格昂贵、远期疗效差等问题。

二、中医病因病机

祖国医学并无骨髓增生异常综合征的病名，就其临床表现来看，多属于中医注的“虚劳”“血证”“热痨”等范畴。病因有先天因素：患者多为先天禀赋不足，体质薄弱。先天因素决定了其对疾病的易感性以及发病后的病机、证候特征；后天因素：主要为饮食、起居失常，七情、劳倦所伤，部分患者也可继发于服用或接触过毒性药物、放射线及化学物品；疾病因素：大病、久病导致气血运行失常，气血耗伤，伤及五脏，最终导致脏器功能失调。本病的病机为本虚标实，本虚为主，标实为辅。该病正虚邪实并存，但在疾病的不同发展阶段，因正邪消长，而表现出正虚为主、邪实为辅，正邪抗衡以及邪实为主、正虚为辅等正邪虚实偏重的不同。

正虚：《张氏医通》云：“人之虚，非气即血，五脏六腑莫能外焉，而血之源头在乎肾，气之源头在乎脾。”因此，骨髓增生异常综合征发病与脾肾关系最为密切。肾为先天之本，主骨、生髓，藏精气，精可化生为血。脾为后天之本，气血生化之源，先天肾精也有赖于后天气血精微的濡润，脾肾之间紧密相连。脾主统血，脾统血无权，则可出现血溢脉外而发为衄血。脾肾两脏亏虚，同样可累及他脏，而出现其他脏器虚损的表现。

邪实：如果仅是正气亏虚，并不一定能导致发病，另一个至关重要的诱因便是邪实。这种邪气不仅限于风、寒、暑、湿、燥、火这六淫，还有毒性药物、化学物品、放射线等毒物。所谓“正气存内，邪不可干”“邪之所凑，其气必虚”，正气的不足，正好给了邪毒一个可乘之机。邪毒客于营血，郁而化热，热邪迫血妄行，可表现为“血证”。邪毒又可进一步耗伤气血，加重其“虚劳”表现。毒邪伤人，可至气血逆乱，使气血运行失调，产生气滞、血瘀、痰阻等病理表现，而进一步加重其出血、感染、发热症状。

正邪消长：骨髓增生异常综合征不同阶段及其转归，均取决于正邪消长的情况。正虚邪实则病进，正盛邪衰则病退。就像难治性贫血（RA）、难治性贫血伴有环状铁粒幼细胞（RAS）等低危的MDS阶段，邪气不盛，正气尚能与之抗争，因此，患者仅表现出比较轻的症状，通过适当治疗，疾病可以得到稳定。而对于原始细胞增多的难治性贫血（RAEB）等高危的MDS阶段，邪气亢盛，正气衰弱，其临床症状较重，疾病易发生转变，治疗起来就困难很多。

三、按语

由于脾肾亏虚、髓内毒瘀贯穿于骨髓增生异常综合征的发病始末，遂于治疗中补肾健脾法不可忽视。肾主骨生髓通脑，为先天之本，生命之源；脾主运化，为后天之本，气血生化之源。脾土健旺则气血生化充足，气血运转，方能滋养五脏六腑、四肢百骸。可应用山药、鸡内金等药补益脾肾，先后天之本充盛，有利于恢复脏腑虚损状态。同时亦应清髓去瘀，应用白花蛇舌草、牡丹皮等药清毒化瘀，才能清补结合，标本兼治。同时MDS临床症状多以贫血、发热、出血为主要，临证变化多端，对于这些兼症的处理，须益气养阴清热、补血生血止血。对于MDS发热的患者可应用黄芪、蒲公英等药益气养阴，清热解毒来改善症状。

临案举隅2

孙某，男，12岁，2019年8月初诊。

主诉：面色无华、气短乏力6个月伴不明原因发热1d。

现病史：患儿6个月前不明诱因出现发热，最高达38℃，反复多日不好，在当地某医院诊断为骨髓增生异常综合征（MDS），予地塞米松肌注（具体用量不详），体温降到35℃以下，其后间断恶寒发热，每次需用激素体温始下降。近半年由于病情反复，患者面色无华，伴随气短、乏力。此次因1d前又发热，故来笔者医院求治。症见：发热，体温39℃，神疲乏力，食少纳呆，大便2次/d，质稀，喜热畏寒，腹胀。舌质淡红，苔薄，脉细滑。

辅助检查：无。

西医诊断：骨髓增生异常综合征。

中医诊断：虚劳。

辨证：外感风热，脾肾两虚证。

治则：益气解表，健脾补肾。

处方：补中益气汤加减。黄芪15g、党参12g、金银花10g、当归10g、黄芩10g、杜仲10g、鸡内金10g、白术10g、陈皮10g、升麻10g、柴胡10g、黄连10g、黄柏10g、炙甘草6g、大黄6g、焦山楂10g、焦神曲10g、炒麦芽10g。水煎服，每日1剂，14剂后复诊。

二诊：患者现病情好转。2周仅发热1次，体温达39℃，肌肉注射地塞米松5mg，体温降至35℃以下，体力尚可，腹泻症状减轻。舌淡，苔薄，脉滑。上方加黄精10g、菟丝子10g、女贞子10g，去金银花、鸡内金、焦三仙。水煎服，每日1剂，14剂后复诊。

三诊：服上药14剂后，患者病情好转，服药后未见发热症状。舌淡红，苔薄白，脉细滑。前方继服，水煎服，每日1剂，随访1年，患者病情无反复。

按语：

本病例诊断属MDS中的难治性血细胞减少伴多系病态造血型，中医诊断属虚劳。根据患者病情变化，辨证属于气血亏虚，血热生毒，治疗用清补法，以健脾益气的补中益气汤加当归、菟丝子、女贞子、杜仲、黄精以补气血，以三黄（黄芩、黄连、黄柏）、地骨皮、金银花、大黄、白茅根等清血热，解毒，以焦三仙、陈皮、鸡内金和胃消食，初期以祛邪为主，后期以扶正为要，用以推陈致新生血系统，改善患者自身代谢功能，促进机体循环以起到改善生活质量，延长寿命的功效。由于MDS的病因和发病机制尚未阐明，至今尚无明确而有效的治疗和预防方法。长期临床实践证明，中医药治疗MDS疗效确切，能提高患者生存质量，延长生存期，降低转白率，且经济负担相对减轻，应该更加深入研究和探讨。

临案举隅3

患者，张某，女，15岁，2019年10月初诊。

主诉：二系血细胞减少近1年。

现病史：2018年10月因头晕不适于当地医院检查，查血常规示WBC 2.10×10^9/L，GRAN 0.5×10^9/L，HGB 96g/L，PLT 349×10^9/L，未进一步检查。2019年3月于某三甲医院就诊，查骨髓细胞学和病理学均考虑患者为MDS－RAEB1（原始粒细胞占7%），于2019年6月复查骨髓细胞学，示原始粒细胞占4%，建议化疗，患者拒绝。今为求中西医结合治疗来本院就诊，复查血常规示WBC 3.12×10^9/L，GARN 0.51×10^9/L，HGB 92g/L，PLT 369×10^9/L，患者面色无华，头晕乏力，多梦，易汗出，食欲欠佳，二便尚可，舌淡苔白，脉沉细。

辅助检查：血常规示WBC 3.12×10^9/L，GARN 0.51×10^9/L，HGB 92g/L，PLT 369×10^9/L。

西医诊断：骨髓增生异常综合征。

中医诊断：虚劳。

辨证：脾肾气虚、湿毒内蕴。

治则：益气健脾扶正，清热解毒祛湿。

处方：补中益气汤合六味地黄丸加减。党参12g、黄芪15g、白术12g、山药12g、陈皮10g、茯苓10g、山茱萸10g、熟地10g、枸杞10g、补骨脂10g、淫羊藿10g、甘草6g、丹参10g、当归10g、白花蛇舌草12g、青黛10g、焦三仙各10g。水煎服，每日1剂，14

剂后复诊。

二诊：患者现头昏，失眠，舌淡，苔薄白，脉弦细。上方加黄芩 10g、阿胶 10g。水煎服，每日 1 剂，14 剂后复诊。

三诊，患者夜寐欠安、头晕、乏力较前缓解，舌淡红，苔薄白，脉沉细。上方加酸枣仁 10g、夜交藤 10g。水煎服，每日 1 剂，14 剂。随访 1 年，患者病情无反复。

按语：

近些年临床经验表明，中医药治疗 MDS 可以调整免疫、改善骨髓造血、诱导分化、促进凋亡等，联合西医治疗可提高临床疗效，减少西医治疗产生的不良反应，具有鲜明的特色。

本病属正虚邪实病证，华佗在《中藏经》中提出："虚则补之，实则泻之。"扶正祛邪系其基本治则。介于本病骨髓衰竭、病态造血及向白血病转化的高危倾向的特点，结合本病中医病因病机分析，张君教授强调中医药治疗需遵从分类治疗原则，按照 IPSS，低危组和中危—1 组为一类，一般以"补虚扶正"为主，兼以祛邪；中危— 2 组和高危组为一类，则以"解毒"为主，兼以补虚。此外针对不同兼夹病邪，配以凉血止血、活血化瘀、理气醒脾、和胃降逆等法。

张君教授认为相对于本病西医诊疗方案，中医药治疗具有独特优势，例如：理论思维上的优势，以发展变化观点看待 MDS 病程，强调整体观念；选方用药灵活性，治疗因人而异；单味药与复方配合使用，兼顾主次之症；对于西药耐药者仍可使用中药治疗。同时张君教授提出，对于中医药治疗 MDS 的发展，需针对以下几个方向：对不同分型分期的 MDS 患者提出特异性的诊疗方针；不同类型遗传学异常的 MDS 提出针对性治疗方案；进一步制订规范化的中医辨证论治；通过基因、分子水平研究中药治疗的作用机制，阐明组方用药基本原则；寻找新型治疗 MDS 具有潜在应用价值的中药。最后在中西医的合理配合下，不断总结经验、思考创新，使本病的治疗能达到较好的疗效。

第四节　激素耐药性肾病

临案举隅 1

孔某某，男，13 岁，2019 年 9 月 23 日就诊于笔者医院普通门诊。

主诉：双眼睑及下肢水肿伴少尿半年余。

现病史：患儿半年前无明显诱因出现双眼睑及双下肢水肿，尿少，于某三甲医院诊断"肾病综合征"，并收入院治疗。曾予甲强龙（具体不详）静点治疗，全身水肿未见明显缓解，改泼尼松口服 50mg/ 次，每日 1 次，口服 2 个月，尿蛋白始终未转阴性，家长为求系统中医治疗遂来张君教授门诊，于当地医院查尿常规：尿蛋白（3+），24h 尿蛋白定量 5.67g/24h，现症见：双眼睑及双下肢水肿，倦怠乏力，易汗出，面色少华，纳寐差，大便不成形，尿少。舌淡苔白，脉细无力。

诊查：双眼睑及双下肢水肿，倦怠乏力，易汗出，面色少华，食少纳呆，睡眠不实，大便不成形，尿少。舌淡苔白，脉细无力。

辅助检查：查尿常规：尿蛋白（3+），24h 尿蛋白定量 5.67g/24h。

西医诊断：激素耐药性肾病综合征。

中医诊断：水肿。

辨证：肺脾气虚证。

治则：健脾益气，补肾利水。

处方：六味地黄汤加减。熟地 10g、山茱萸 10g、山药 10g、泽泻 10g、丹皮 10g、茯苓 10g、猪苓 10g、黄芪 15g、太子参 10g、白术 10g、陈皮 10g、砂仁 5g、巴戟天 10g、甘草 6g、浮小麦 10g、龙骨 30g、牡蛎 30g。水煎服，每日 1 剂，14 剂后复诊。

西医治疗：①采用大剂量 0.4g 环磷酰胺冲击 2d 治疗，半个月后复冲击治疗 1 次。②泼尼松 40mg/ 次，每日 1 次，晨起顿服。③钙尔奇 D，0.6g/ 次，每日 2 次，口服。

二诊：患儿双眼睑及双下肢浮肿症状有所缓解，乏力症状较前稍缓解，面色少华，食少纳呆，睡眠不实，大便不成形，尿少。舌淡苔白，脉细无力。查尿常规：尿蛋白（1+），24h 尿蛋白定量 1.13g/24h。

辨证：肺脾气虚证。

治则：健脾益气，补肾利水。

处方：上方去浮小麦、龙骨、牡蛎，加厚朴 10g，当归 10g。水煎服，每日 1 剂，14 剂后复诊。

西医治疗：①采用大剂量 0.4g 环磷酰胺冲击 2d 治疗，半个月后复冲击治疗 1 次。②泼尼松：35mg/ 次，每日 1 次，晨起顿服。③钙尔奇 D：0.6g/ 次，每日 2 次，口服。

三诊：双眼睑及双下肢水肿明显缓解，面色少华，纳可，寐差，二便调。舌淡苔白，脉细无力。查尿常规：尿蛋白（1–），24h 尿蛋白定量 0.14g/24h。

辨证：肺脾气虚证。

治则：健脾益气，补肾利水。

处方：上方去太子参、法半夏、砂仁加芡实 10g。水煎服，每日 1 剂，14 剂后复诊。

西医治疗：①采用大剂量 0.4g 环磷酰胺冲击 2d 治疗，1 个月后复冲击治疗 1 次。②泼尼松：30mg/ 次，每日 1 次，晨起顿服。③钙尔奇 D：0.6g/ 次，每日 2 次，口服。

四诊：患儿无水肿，面色少华，纳寐可，二便调。舌淡苔白，脉细。查尿常规：尿蛋白（1–），24h 尿蛋白定量 0.13g/24h。

辨证：肺脾气虚证。

治则：健脾益气，补肾利水。

处方：上方不变。水煎服，每日 1 剂，14 剂后复诊。

西医治疗：①泼尼松：25mg/ 次，每日 1 次，晨起顿服。②钙尔奇 D：0.6g/ 次，每日 2 次，口服。

五诊：患儿无水肿，面色欠润，纳寐可，二便调。查舌淡苔白，脉细。查尿常规：尿蛋白（1-），24h 尿蛋白定量 0.11g/24h。

辨证：肺脾气虚证。

治则：健脾益气，补肾利水。

处方：上方不变。水煎服，每日 1 剂，14 剂后复诊。

西医治疗：①采用大剂量 0.4g 环磷酰胺冲击 2d 治疗，1 个月后复冲击治疗 1 次。②泼尼松：20mg/ 次，每日 1 次，晨起顿服，嘱患者两周减 5mg。仍需每 14d 复诊，以调节中药处方及激素用量，直至完全停止用药。③钙尔奇 D；0.6g/ 次，每日 2 次，口服。

一、西医概述

原发性肾病综合征是肾小球慢性炎症性疾病，病理类型为微小病变型，主要以大量蛋白尿、低蛋白血症、高胆固醇血症及不同程度的水肿为主要临床表现。目前发病机制尚不明确，大多数学者认为主要的发病机制是与免疫功能紊乱，患儿 T 淋巴细胞亚群 Th1/Th2 失衡、细胞因子水平变化有关。经足量糖皮质激素治疗 8 周无效应者称为激素耐药型肾病综合征（SRNS）。

临床上多采取甲强龙等激素类药物治疗小儿肾病综合征，可以缓解大多数患儿的临床症状。但仍然有一部分患儿在治疗中出现激素耐药，影响常规激素的治疗。环磷酰胺属于细胞毒性免疫抑制剂，可以抑制机体免疫活性细胞分化、增殖，有利于恢复肾小球滤过膜，因此，环磷酰胺和甲强龙同时协同作用，可以加强免疫抑制效果，是治疗激素耐药性肾病的有效方案。但是单纯西医治疗易反复，因此中西医结合治疗是其有效治疗手段。

二、中医病因病机

小儿先天禀赋不足，久病劳倦易导致体虚，以头面、眼睑、四肢，甚至全身水肿及小便短少为特征，临床上易反复发作。病机关键为遇外邪侵袭，入里则致肺、脾、肾三脏亏虚，气化、运化功能失调，致津液输布失常，水液于体内潴留，则发为水肿。病位主要在肺脾肾，《景岳全书·肿胀篇》中云：“凡水肿诸证，乃肺、脾、肾三脏相干之病，盖水为至阴，故其本在肾，水化于气，故其标在肺，水惟畏土，故其制在脾，今肺虚则气不化精而化水，脾虚则土不制水而反克，肾虚则水无所生而妄行。”因此病机可以概括为“其标在肺”“其制在脾”“其本在肾”。外邪侵入肺卫，致肺失通调，脾失健运，脾虚不能制肾，则肾失开阖，水气与邪毒游走于内，泛于肌肤，而发水肿。

1. 肺失宣肃

《医方集解》中论述：“肺为水之上源。”肺主行水，即可通过肺的宣发运动，将脾气转输至肺的水液和水谷精微运至头窍及全身皮毛腠理，又可通过肺的肃降运动，将脾气转输至肺的水液和水谷精微下输至其他脏腑，最终运至膀胱。肺主治节，通调水道，下输膀胱。若外邪侵袭，致肺气失宣，腠理闭合，肺虚则气不化精而化水，四肢和肌肤的水液增多，不能化为汗液排出体外，留滞肌肤，则形成溢饮。风邪外袭，肺失肃降，通调失职，运化功能失调，水液不能下输入膀胱和肾脏，水液停积于肌肤而致水肿。

2. 脾失健运

脾为后天之本，主运化水液和水谷精微，《素问·经脉别论》中讲道："饮入于胃，游溢精气，上输于脾，脾气散精，上归于肺，通调水道，下输膀胱，水精四布，五经并行。"脾气运化功能正常可将津液通过上输于肺来向其他脏腑散布，濡养全身内脏，还可下输膀胱，生成尿液之源，排出体外。脾失健运，不能正常输布津液，致水湿内停中焦，复外感湿邪或饮食不节，津液代谢功能障碍，水液代谢紊乱，脾虚则土不制水而反克，致水湿停滞，泛溢于肌肤而成水肿。如《素问·至真要大论》中云："诸湿肿满，皆属于脾。"水湿浮肿，皆因其脾土不能制约肾水，导致水液四溢，造成水肿。

3. 肾失开阖

《素问·水热穴论》指出："肾者，胃之关也，关门不利，故聚水而从其类也。上下溢于皮肤，故为水肿。水肿者，聚水而生病也。"肾主水，肾气足可促进全身脏腑对水液的吸收，利于促进膀胱对尿液的生成和排出，参与全身水液的运行，若肾失开阖，则水液积结，而发病。《素问·宣明五气》指出："膀胱不利为癃，不约为遗溺。"久病劳倦或禀赋不足，致肾气亏虚，膀胱气化不利，津液出排受阻，致尿液难出、小便不利、水肿等情况。

三、按语

肾病综合征属中医"水肿""尿浊"等范畴，清代吴谦在《医宗金鉴》中讲道："小儿水肿皆因水停于肺脾二经。"素体虚弱或者久病体虚，肺脾两虚，水液代谢失常，发为水肿，肺气虚则面色少华或者苍白，卫外不固，易汗出，易感冒；脾气虚则纳运功能失常，易纳差，易便溏。

本例患儿水肿少尿兼有倦怠乏力，易汗出，双眼睑及双下肢水肿，面色少华，纳寐差，大便不成形，尿少。舌淡苔白，脉细无力。口服泼尼松 2 个月，未见蛋白转阴，张君教授辨证为肺脾气虚型激素耐药性肾病综合征，此病大多由肺、脾、肾三脏功能失调，致使水湿代谢障碍而致，故治以健脾益气，补肾利水，选用北宋钱乙的《小儿药证直诀》中的六味地黄丸化裁，方中重用熟地黄，滋阴补肾，填精益髓，为君药，以补肾阴为主，补其不足以治本。山萸肉补养肝肾，并能涩精；山药补益脾阴，亦能固精，共为臣药。三药相配，滋养肝脾肾，称为“三补”。配伍泽泻利湿泄浊，并防熟地黄之滋腻恋邪；牡丹皮清泄相火，并制山萸肉之温涩；茯苓淡渗脾湿，并助山药之健运。三药为“三泻”，渗湿浊，清虚热，平其偏胜以治标，均为佐药。六味合用，三补三泻，其中补药用量重于“泻药”，是以补为主；肝脾肾三阴并补，以补肾阴为主。合参苓白术散加减补脾胃、易肺气以治疗便溏、乏力，加入陈皮以利水健脾，加入浮小麦、龙骨、牡蛎收敛固摄以止汗，加入巴戟天以滋补肾阳，甘草调和诸药。

本病从中医角度出发主要与肺脾肾三脏功能失调、水湿内停有关，而西医目前发病机制尚未完全明确，可能与毛细血管通透性增加、血浆胶体渗透压降低导致的有效滤过压增加有关，又也可能与水钠潴留导致的肾小管及集合管对水钠的重吸收增加有关，目前仍有争议，加之西医往往采用糖皮质激素治疗，副作用明显，易使患儿产生激素依赖，减量困难，易反复。因此，张君教授同时使用激素和环磷酰胺冲击，配以中药治疗，既兼顾了疗效，又减少了副作用的发生，而且可以稳固地进行激素减量，调理体质，极大程度地降低了激素依赖的发生。此种方法值得我们推广与使用，疗效显著。

临案举隅 2

金某某，女，8 岁，2021 年 5 月 27 日就诊于笔者医院普通门诊。

主诉：水肿、尿少 3 年，加重 3 个月。

现病史：患儿 3 年前无明显诱因出现双眼睑水肿、尿少，查尿常规示：蛋白（2+），于当地医院诊断为“肾病综合征”，于当地诊所口服中药治疗（具体不详），症状有所缓解，期间未定期检测尿常规。3 个月前因外感，出现双眼睑水肿，尿蛋白自测（3+），咳嗽伴有白痰，于当地医院住院治疗。出院后口服泼尼松 30mg/ 次，每日 1 次，口服 3 个月，症状未见明显缓解。患儿仍水肿，咳嗽，有白痰，查尿常规示：蛋白 2+，24h 尿蛋白定量 0.76g/24h，为求系统中医治疗遂来张教授门诊。症见：双眼睑水肿，咳嗽伴有白痰，食少纳呆，睡眠不实，大便正常，小便量少。

诊查：双眼睑水肿，咳嗽伴有白痰，食少纳呆，睡眠不实，大便正常，小便量少。舌红，苔白厚，脉浮数。咽部充血。

辅助检查：查尿常规示：蛋白（2+），24h 尿蛋白定量 0.76g/24h。

西医诊断：激素耐药性肾病综合征。

中医诊断：水肿。

辨证：风水相搏证。

治则：疏风利水，补肾健脾。

处方：六味地黄汤加减。熟地 10g、山茱萸 10g、山药 10g、泽泻 10g、丹皮 10g、茯苓 10g、麻黄 6g、连翘 10g、大腹皮 10g、猪苓 10g、鱼腥草 10g、桑白皮 10g、陈皮 10g、白鲜皮 10g、法半夏 6g、甘草 6g。水煎服，每日 1 剂，14 剂后复诊。

西医治疗：①泼尼松：30mg/次，每日1次，晨起顿服。②碳酸钙 D_3 颗粒：1袋/次，每日2次，口服。③来氟米特10mg/次：每日1次，口服。

二诊：双眼睑水肿症状明显减轻，偶有咳嗽，食少纳呆，睡眠不实，大便正常，小便量少。舌红，苔白厚，脉浮数。咽部充血。查尿常规示：尿蛋白（1+），24h尿蛋白定量0.35g/24h。

辨证：风水相搏证。

治则：疏风利水，补肾健脾。

处方：上方去麻黄、桑白皮，加内金10g、神曲10g。水煎服，每日1剂，14剂后复诊。

西医治疗：①泼尼松：30mg/次，每日1次，晨起顿服。②碳酸钙 D_3 颗粒：1袋/次，每日2次，口服。③来氟米特10mg/次：每日1次，口服。

三诊：无双眼睑水肿症状，咳嗽伴有白痰，纳寐可，大便正常，尿少。舌红，苔白，脉浮数。咽部微红。查尿常规示：蛋白（+-），24h尿蛋白定量0.18g/24h。

辨证：风水相搏证。

治则：疏风利水，补肾健脾。

处方：上方去陈皮、鱼腥草、白鲜皮、法半夏，加薏苡仁10g、丹参10g、黄芪15g、白术10g、防风10g。水煎服，每日1剂，14剂后复诊。

西医治疗：①泼尼松：25mg/次，每日1次，晨起顿服。②碳酸钙 D_3 颗粒：1袋/次，每日2次，口服。③来氟米特10mg/次：每日1次，口服。

四诊：无双眼睑水肿，纳寐可，二便调。舌红，苔白，脉细。咽部无充血。查尿常规示：蛋白（-），24h尿蛋白定量0.13g/24h。

辨证：风水相搏证。

治则：疏风利水，补肾健脾。

处方：上方14剂，水煎服，每日1剂，14剂后复诊。

西医治疗：①泼尼松：25mg/次，每日1次，晨起顿服，嘱患者两周减5mg。仍需每14d复诊，予调节中药处方及激素用量，直至完全停止用药。②碳酸钙 D_3 颗粒：1袋/次，每日2次，口服。③来氟米特10mg/次：每日1次，口服。

按语：

《素问·水热穴论》曰："勇而劳甚则肾汗出，肾汗出缝于风，内不得入于脏腑，外不得越于皮肤，客于玄府，行于皮里，传为胕肿，本之于肾，名曰风水。"外感风邪是水肿发生与复发的重要因素，风邪袭表，肺卫失宣，肺脏不能行其通调水道之功，风水相搏则发为水肿，正如《素问·汤液醪醴论》提到："岐伯曰：平治于权衡，去菀陈莝，微动四极，温衣，缪刺其处，以复其形，开鬼门，洁净府，精以时服，五阳已布，疏涤五脏，故精自生，形自盛，骨肉相保，巨气乃平。"治疗水肿首要发汗和利小便来疏散水气以疏通脏腑积水，水液正常输布一靠皮毛腠理发汗，二靠膀胱利小便以排水，因此开汗孔，泻膀胱，以疏通五脏的郁积水液，正气充盈，自然邪不可干。

本例患儿双眼睑水肿，口服激素3个月，尿蛋白并未转阴，诊断为激素耐药性肾病综合征，同时患儿咳嗽伴有白痰，食少纳呆，睡眠不实，大便正常，小便量少。舌红，苔白厚，脉浮数等表现。辨证为风水相搏证，张君教授选用六味地黄丸加减治疗。风性向上，浮肿首见于头面，加入麻黄以发汗解表，连翘、鱼腥草清热解毒之药以疏散风邪，桑白皮、陈皮、白鲜皮、法半夏以化痰止咳，大腹皮、猪苓以利水消肿，甘草调和诸药。在解表的同时兼顾发汗，疏散风邪的同时利水消肿，加入止咳药以治疗表证。复诊时加入内金，神曲以健脾消食。三诊加入玉屏风散固护营卫以扶正，防止复发，祛邪的同时兼以扶正，减少复发率。

本病在采取中药治疗的基础上同时服用来氟米特片，此为免疫抑制剂以抑制机体的免疫反应，抑制与免疫反应有关的T细胞和B细胞的增殖以降低机体的免疫反应。这种中西医结合治疗是目前治疗激素耐药性肾病综合征行之有效的治疗方案。

临案举隅3

李某，女，12岁，2019年12月16日就诊于笔者医院普通门诊。

主诉：双下肢水肿伴尿少3个月余。

现病史：患儿3个月无明显诱因出现双下肢水肿，尿少，于当地医院查尿常规：尿蛋白（2+）。诊断“肾病综合征”，并收入院治疗。曾予甲强龙（具体用量不详）静点治疗，静点5d，全身水肿未见缓解，改泼尼松口服40mg/d，口服2个月，尿蛋白始终未转阴性，出院后家长为求系统中医治疗遂来张君教授门诊，于当地医院检测尿常规：尿蛋白（2+），24h尿蛋白定量0.82g/24h。现症见：患儿双下肢水肿，乏力，食少纳呆，睡眠不实，尿少，色黄，大便不成形，2～3次/d，舌淡红苔薄腻，脉沉细无力。

诊查：患儿双下肢水肿，乏力，食少纳呆，寐可，尿少，色黄，大便不成形，2～3次/d，面色淡黄，舌淡红苔薄腻，脉沉细无力。

辅助检查：查尿常规：尿蛋白（2+），24h尿蛋白定量0.82g/24h。

西医诊断：激素耐药性肾病综合征。

中医诊断：水肿。

辨证：脾肾两虚证。

治则：温肾健脾。

处方：六味地黄汤加减。熟地10g、山茱萸10g、山药10g、泽泻10g、牡丹皮10g、茯苓10g、黄芪15g、猪苓10g、白术10g、桂枝6g、甘草6g，党参10g。水煎服，每日1剂，14剂后复诊。

西医治疗：①泼尼松：40mg/次，每日1次，晨起顿服。②钙尔奇D：0.6g/次，每日2次，口服。

二诊：患儿双下肢不水肿，乏力症状较前缓解，食少纳呆，寐可，大便不成形，1次/d，小便正常。面色淡黄，舌淡红苔薄腻，脉沉细无力。查尿常规：尿蛋白（–），24h 尿蛋白定量 0.14g/24h。

辨证：脾肾两虚证。

治则：温肾健脾。

处方：上方去桂枝，加巴戟天 10g、砂仁 5g，水煎服，每日 1 剂，14 剂后复诊。

西医治疗：①泼尼松 35mg/ 次，每日 1 次，晨起顿服。②钙尔奇 D：0.6g/ 次，每日 2 次，口服。

三诊：患儿无乏力症状，纳寐可，大便正常，小便正常。查体：精神状态较前明显好转，查舌淡红苔薄白，脉沉细。查尿常规：尿蛋白（–），24h 尿蛋白定量 0.13g/24h。

辨证：脾肾两虚证。

治则：温肾健脾。

处方：上方加芡实 10g。水煎服，每日 1 剂，14 剂后复诊。

西医治疗：①泼尼松 30mg/ 次，日 1 次，晨起顿服。②钙尔奇 D：0.6g/ 次，每日 2 次，口服。

四诊：患儿现无明显症状，饮食可，纳寐可，二便正常。查体：精神状态正常，查舌淡红苔薄白，脉细。查尿常规：尿蛋白（–），24h 尿蛋白定量 0.11g/24h。

辨证：脾肾两虚证。

治则：温肾健脾。

处方：上方不变。水煎服，每日 1 剂，14 剂后复诊。

西医治疗：①泼尼松 25mg/ 次，每日 1 次，晨起顿服。②钙尔奇 D：0.6g/ 次，每日 2 次，口服，嘱患者两周减 5mg。仍需每 14d 复诊，予调节中药处方及激素用量，直至完全停止用药。

按语：

《医方考》所说：“夫面色萎白，则望之而知其气虚矣；言语轻微，则闻之而知其气虚矣；四肢无力，则问之而知其气虚矣；脉来虚弱，则切之而知其气虚矣。”脾胃为后天之本，气血生化之源；肾为先天之本，藏先天之本源。本例患儿双下肢水肿伴尿少 3 个月余，兼有乏力，尿少，色黄，大便可，纳寐可，舌淡红苔薄腻，脉沉细无力等症状，于当地医院口服泼尼松治疗 2 个月，尿蛋白始终未转阴性，张君教授经过辨证诊断为激素耐药性肾病综合征，辨证为脾肾两虚证，治以温肾健脾，张君教授善用六味地黄丸以滋阴补肾。同时加五苓散以利水渗湿、助阳化气，其中泽泻、茯苓、猪苓以增强利水渗湿之力，直达肾和膀胱以利小便。《素问·灵兰秘典论》说：“膀胱者，州都之官，津液藏焉，气化则能出矣。”桂枝可通过入膀胱温阳化气，使水行气化以利小便。白术健脾而运化水湿，转输精津，使水精四布，而不直驱于下。《丹溪心法·水肿》中云：“水肿因脾虚不能制水，水溃妄行，当以参、术补脾，使脾气得实，则自健运，自能升降运动其枢机，则水自行。”如为因脾虚而致水液泛溢肌肤，需补脾土以治肾水，故在方剂中加入四君子汤以益气健脾。在补益肾脏的同时达到健脾的目的，使脾的运化功能与肾的气化功能正常，水液输布正常，水肿自消，病情自除。

第五节　难治性肾病

临案举隅 1

李某，男，9 岁，2020 年 10 月 15 日就诊于笔者医院专家门诊。

主诉：颜面及双下肢水肿 3 年。

现病史：患儿于入院前 3 年由于感冒出现颜面及双下肢水肿，在当地医院检查发现尿蛋白（3+），24h 尿蛋白定量 4.5g/24h，肾穿刺活检提示为“膜性肾病”。曾予甲强龙静点治疗，最高剂量 30mg/d，静点 7d，其后减量渐转泼尼松口服 20mg/d，尿蛋白转阴，其后规律减量，在减量过程中患儿多次复发。1 年前于笔者医院普通门诊口服中药治疗，仍有复发，但间隔时间延长。此次就诊前 9d 患儿出现咳嗽，咽痛症状，于当地医院检测尿常规：尿蛋白（3+），24h 尿蛋白定量 0.84g/24h；就诊于当地医院予泼尼松 25mg/d 口服治疗，1 周后尿蛋白转阴。

诊查：患儿向心性肥胖，水牛背，面部痤疮，生长发育缓慢，现 9 岁，身高 95cm。患儿颜面及双下肢水肿，伴神疲乏力，纳差，手足心热，心烦易怒，精神亢奋，两颧潮红，食欲亢进，夜寐差，小便黄，咽干口燥，盗汗，舌质黯红乏津，苔少，脉细数。

辅助检查：查尿常规：蛋白（1+），24h 尿蛋白定量 0.18g/24h。

西医诊断：难治性肾病综合征。

中医诊断：水肿。

辨证：阴虚火旺，气虚血瘀。

治则：滋阴降火，益气活血。

处方：六味地黄汤加减。方用黄芪 15g、太子参 10g、茯苓 10g、山药 10g、猪苓 10g、川芎 10g、牡丹皮 10g、枸杞子 10g、熟地 10g、山茱萸 10g、女贞子 10g、旱莲草 10g、僵蚕 10g、泽泻 10g。水煎服，每日 1 剂，14 剂后复诊。

西医治疗：①泼尼松每 1 周减 5mg。②碳酸钙 D_3 颗粒，1 袋 / 次，每日 1 次，口服。

二诊：患儿由于激素的撤减，常由阴虚向阳虚转化而呈阴阳两虚。患者有腰酸腿软，头晕，神疲乏力，少气懒言，舌暗淡，脉象沉细无力。

辨证：阴阳两虚。

治则：阴阳双补。

处方：上方去枸杞子、太子参、僵蚕，加菟丝子 10g、淫羊藿 10g、肉苁蓉 10g。水煎服，每日 1 剂，14 剂后复诊。

西医治疗：①泼尼松每 1 周减 5mg。②碳酸钙 D_3 颗粒，1 袋 / 次，每日 1 次，口服。

三诊：患儿平素易热，汗出，小便黄，大便干，舌偏红，苔薄白，脉细滑。

辨证：气阴两虚，肾络瘀阻。

治则：益气养阴，活血通络。

处方：上方去肉苁蓉、菟丝子、熟地，加地黄 10g、栀子 10g、白花蛇舌草 10g、车前草 10g、益母草 10g、浮小麦 15g。水煎服，每日 1 剂，14 剂后复诊。

西医治疗：①泼尼松每 1 周减 5mg。②碳酸钙 D_3 颗粒，1 袋 / 次，每日 1 次，口服。

四诊：患儿病情平稳，无不适，舌淡红苔薄白，脉滑，尿检：蛋白（-），24h 尿蛋白定量 0.14g/24h；血浆白蛋白正常，血脂：正常。

辨证：脾肾两虚。

治则：健脾补肾，益气固表。

处方：上方去栀子、浮小麦、益母草、车前草、猪苓、川芎、女贞子，加防风 10g、炒白术 10g、黄精 10g、芡实 10g、炒薏苡仁 10g、金樱子 10g。水煎服，每日 1 剂，14 剂后复诊。

西医治疗：①泼尼松每 1 周减 5mg。②碳酸钙 D_3 颗粒，1 袋 / 次，每日 1 次，口服。患儿复诊后尿常规，24h 尿蛋白定量检查正常，泼尼松正常减量，减至停药，后又续服中药 1 个月巩固治疗，跟踪随访 6 个月，未复发。

一、西医概述

小儿难治性肾病综合征（RNS）是指原发肾病综合征（INS）中对激素依赖、抵抗和频繁复发病例的总称。包括以下 3 型：①常复发型，是采用标准激素疗程病情好转后 6 个月内病情复发至少 2 次或 12 个月内病情复发至少 3 次者。②依赖型，是采用标准激素疗程有疗效，但在撤减阶段或停药半个月内发作者。③抵抗型，是采用标准激素疗程 12 周无疗效者。本病的发病逐年增加，某些患儿迁延难愈，病程反复，并发症较多，严重影响小儿的健康。

小儿难治性肾病综合征在临床上仍是非常棘手的难治病，单纯用西药，有见效快的特点，但仍然解决不了激素依赖以及副作用大等问题，采用中医辨证论治，可以在一定程度上降低患儿对激素的依赖性，从而减少患儿的复发次数。故在临床中我们将中医的“辨证论治”思维加入小儿难治性肾病的治疗中，可以弥补西医的不足，优势互补，提高治疗本病的疗效，使患儿减少复发次数，乃至痊愈。

二、中医病因病机

小儿难治性肾病为儿科难治病，古代文献中没有明确的关于“小儿难治性肾病”的病名记载，根据其主要的临床表现可归属于中医“水肿”“虚劳”等范畴。

中医认为肾病发病与患儿先天禀赋不足、后天感邪及喂养饮食不适导致肺、脾、肾三脏气化失司有关。《景岳全书·肿胀》篇指出："凡水肿等证，乃肺脾肾三脏相关之病，盖水为至阴，故其本在肾；水化于气，故其标在肺；水唯畏土，故其制在脾。今肺虚则气不化精而化水，脾虚则土不制水而水反克，肾虚则水无所主而妄行。"难治性肾病患儿因长期反复应用激素这类壮火之品，而出现"壮火食气"，食气伤阴，阴病及阳等一系列病理表现，加之精微久泄，肾精耗伤，病程日久，正气愈虚，卫外不固，外邪趁虚而入，致使病邪久滞体内，"邪之所凑，其气必虚"，最终导致病情迁延不愈。本病病机变化的实质是本虚标实、虚实夹杂。本虚以肺、脾、肾三脏亏虚为主，标实在于外感、水湿、湿热、血瘀。总之，难治性肾病的病因病机涉及内伤、外感，关系脏腑、气血、阴阳，均以正气虚弱为本，邪实蕴郁为标，属本虚标实、虚实夹杂的病证。

三、按语

六味地黄汤方出自宋·钱乙《小儿药证直诀》，该方重用熟地黄为君药，有滋阴补肾、填精益髓、大补真阴的功效；用补肝养肾而涩精的山萸肉和健脾固肾而固精的山药为臣药，三味补药相配伍有滋肾、养肝、益脾的作用，称为三阴并补，故为"三补"。佐以泽泻利水渗湿，泻肾水、防熟地之滋腻恋邪，牡丹皮清泄相火，凉肝而泻阴中伏火，制山萸肉之温涩；茯苓渗湿健脾，既助山药补脾，又助泽泻利水，且防熟地滋腻有碍运化，故称"三泻"。全方为三补三泻，补中有泻，寓泻于补，相辅相成。诸药合用，滋而不寒，温而不燥，三补治本，三泻治标，标本兼顾，滋补而不留邪，降泄而不伤正，实乃滋阴补肾之名药。

本案例中患儿由于首始大剂量激素治疗阶段，激素为阳刚之品，大剂量服用常出现燥火现象，如兴奋、激动、失眠、盗汗、两颧潮红、口干咽燥、五心烦热、舌红少津、脉细数等阴虚火旺的表现，故张君教授用六味地黄汤加减以滋阴补肾。二诊患儿由于激素减量及维持治疗阶段，此时由于激素的撤减，患儿由阴虚向阳虚转化而呈阴阳两虚。患儿出现腰酸腿软，头晕，神疲乏力，少气懒言，舌质暗淡，脉象沉弱，故治则宜阴阳双补。在益气活血滋阴降火的基础上加用菟丝子、淫羊藿、肉苁蓉等药物温补肾阳。三诊患儿由于久病气虚血瘀致气机不畅，脏腑气机功能失司，水津失布，聚而成湿，日久化热，故临证可在益气活血的基础上加用行气利水、清热除湿之品栀子、车前草等药物。患儿四诊于激素停止阶段，病情平稳，此阶段主要是巩固疗效，防止复发。复发因素甚多，但最主要的是感染，特别是感冒。中医认为，阳主卫外，阳气不足则容易感受外邪，"四季脾旺不受邪"；肾主藏精，肾气健旺则精微物质难以下泄，故治疗上多从健脾补肾、益气固表着手，在益气活血的基础上配合应用玉屏风散（黄芪、白术、防风），增强机体抗病能力，减少患儿感冒的发生，并加用金樱子、菟丝子、芡实、薏苡仁等健脾补肾之品以巩固疗效。

张君教授在以六味地黄汤为底方基础上配伍使用清热解毒、活血止血、补气养阴、具有免疫抑制作用的中药，在改善患儿目前主要的症状或体征的同时，兼顾调节肺、脾二脏在难治性肾病综合征中的发病机制，以助增强患儿机体抵御外邪能力，减少并发症，使病情平稳趋向康复，防止外感、劳累及其他感染性疾病造成的病情反复，从而减少激素使用量，减轻激素依赖性，从而缩短病程。

临案举隅 2

孙某，男，8 岁，初诊：2019 年 8 月 6 日就诊笔者医院专家门诊。

主诉：反复水肿伴蛋白尿 3 个月。

现病史：患者 3 个月前外感后出现颜面水肿，就诊于当地医院，查尿常规示尿蛋白（3+），24h 尿蛋白定量 3.8g/24h，诊断为“肾病综合征”，予泼尼松 30mg/d，口服 7d，尿蛋白持续（3+），水肿进行性加重。遂转至某市三甲医院住院治疗，予甲强龙静脉滴注（具体用量不详）、环磷酰胺静脉滴注（具体用量不详）3d 后尿蛋白转阴。出院后予泼尼松 30mg/d 口服治疗。数天后因外感尿蛋白反复，再次予甲强龙及环磷酰胺静脉滴注 3d，尿蛋白转阴。后激素不规律减量，每于外感后蛋白加重。2d 前患儿外感后双眼睑水肿，尿中泡沫增多，查尿常规检查示：尿蛋白（3+），遂就诊于张君教授专家门诊。现症见：双眼睑水肿，双下肢无明显水肿，头晕，心烦易怒，盗汗，口干咽燥，手足心热，面色潮红，毛发旺盛，喜清嗓，鼻塞、咳嗽，有痰，纳可，夜寐差，大便干，小便量少，泡沫多，舌质紫暗，苔少，脉弦细数。

辅助检查：尿常规：尿蛋白（3+）；24h 尿蛋白定量 3.4g/24h；血常规：白细胞 12.3×10^9/L，血小板计数 348×10^9/L。肝肾功：白蛋白 26.0g/L，胆固醇 10.62mmol/L；DR 胸片示：双肺纹理增强。

西医诊断：难治性肾病综合征；急性上呼吸道感染。

中医诊断：水肿，感冒。

辨证：肾阴亏虚，络脉瘀阻，兼风热。

治则：滋阴补肾，活血化瘀，疏散风热。

处方：知柏地黄汤加减。熟地黄 10g、山药 10g、山萸肉 10g、桑寄生 10g、牡丹皮 10g、茯苓 10g、知母 10g、黄柏 10g、丹参 6g、金银花 10g、连翘 10g、黄芩 10g、鱼腥草 10g、煅龙骨 10g、煅牡蛎 10g、桔梗 10g、甘草 10g。水煎服，每日 1 剂，14 剂后复诊。

西医治疗：①泼尼松 40mg/d。②碳酸钙 D_3 颗粒，1 袋 / 次，每日 1 次，口服。

二诊：患儿服药后外感症状消失，盗汗及眼睑水肿较前缓解，饮食可，睡眠正常，大便正常，小便正常。查体：面色少华，皮肤较前光滑，舌淡红，苔薄白，脉细弱。查 24h 尿蛋白定量 1.8g/24h。上方去金银花、连翘、鱼腥草、桔梗、黄芩，加用防风 6g、白术 10g、太子参 10g。水煎服，每日 1 剂，14 剂后复诊。

西医治疗：①泼尼松口服量不更改。②碳酸钙 D_3 颗粒，1 袋 / 次，每日 1 次，口服。

三诊：患者病情平稳，饮食可，睡眠正常，二便正常。查体：精神状态较前明显好转，查舌质暗淡，苔少，脉细涩。尿常规示：尿蛋白（2+）。24h 尿蛋白定量 0.7g/24h。上方加用益母草 10g、牛膝 10g，以加强活血化瘀之力，水煎服，每日 1 剂，分 2 次口服，14 剂后复诊。

西医治疗：①泼尼松 35mg/ 次，每日 1 次，口服。②碳酸钙 D_3 颗粒，1 袋 / 次，每日 1 次，口服。

四诊：患儿无特殊不适，饮食可，睡眠正常，二便正常。查体：精神状态正常，舌淡红，苔薄白，脉细数。血常规：白细胞计数 $8.6 \times 10^9/L$，中性粒细胞百分比 49.8%，淋巴细胞百分比 28.4%，血红蛋白 116g/L，血小板计数 $279 \times 10^9/L$。尿常规：尿蛋白（–）。血生化：总蛋白 65.32g/L，白蛋白 38.64/L，血尿素氮 3.85mmol/L，肌酐 53.4μmol/L，总胆固醇 3.42mmol/L，甘油三酯 1.05mmol/L，高密度脂蛋白 1.10mmol/L。24h 尿蛋白定量 0.12g/24h。

处方：上方不变。水煎服，每日 1 剂，14 剂后复诊。

西医治疗：①泼尼松每 1 周减 5mg。②碳酸钙 D_3 颗粒，1 袋 / 次，每日 1 次，口服。

患儿定期复诊未诉不适，复查尿常规无异常，故泼尼松正常减量，减至停药，仅服用中药巩固治疗，后中药随症加减口服 3 个月，随访 4 个月未再复发。

按语：

本病案张君教授善用知柏地黄汤加减治疗小儿难治性肾病肾阴亏虚，络脉瘀阻型，本方具有滋阴补肾，固精降火的作用，并能调节免疫。二诊患儿外感已愈，加用防风、白术、太子参以益气固表，提高患儿免疫力，减轻患儿水肿症状。三诊患儿无特殊不适，由于血瘀贯穿肾病患儿病程始终，故在上方的基础上加予牛膝、益母草以增强活血化瘀之功效。四诊患儿尿蛋白转阴，提示治疗方案有效，继续原治疗方案巩固治疗。

张君教授指出，肾阴亏虚，络脉瘀阻型多见于素体阴虚，过用温燥药或利尿过度的患儿，尤见于长期、大量使用激素的患儿。知柏地黄汤中熟地黄补肾阴、益精血，山药养阴、平补三焦，山萸肉滋补肝阴，茯苓渗湿健脾，牡丹皮清泻肝火，知母、黄柏滋阴、降虚火，可以缓解糖皮质激素所导致的阴虚火旺之证，煅龙骨、煅牡蛎滋阴敛汗，金银花、连翘疏风解表，祛除在表之邪气，黄芩、鱼腥草、桔梗清泻肺热、止咳。肾病综合征是儿童时期常见的肾脏疾病，其中难治性肾病病因病机复杂，因外感风邪反复复发，湿热蕴结、肾络瘀阻缠绵难愈。张君教授以“祛邪扶正”为指导思想，在扶助正气的基础上，重视“风、湿、热、毒、瘀”等邪气的祛除，在治疗方面有先后缓急之分，灵活应变，疗效显著。

临案举隅 3

患儿，杨某，女，5 岁，2018 年 11 月 6 日初次就诊。

主诉：反复蛋白尿 1 年。

现病史：患儿 1 年前无明显诱因尿中出现较多泡沫，伴尿少，全身水肿。于当地医院查尿常规：尿蛋白（3+），24h 尿蛋白定量 4.1g/24h，诊断为“原发性肾病综合征”。曾用甲强龙冲击治疗 3d（具体用量不详），后改为口服泼尼松 30mg/d，此后病情缓解，水肿消退，尿蛋白转阴。激素正常撤减过程中，因感冒病情多次反复，遂加用吗替麦考酚酯片治疗，效果不佳。家长为求中医系统治疗，遂携患儿就诊于张君教授专家诊。查尿常规示：尿蛋白（3+），现症见：神疲乏力，汗出，全身水肿，下肢尤甚，腹胀，食少纳呆，睡眠差，大便不成形，小便量少，有泡沫。

诊查：T：36.5℃，P：98 次 /min，BP：90/60mmHg，R：20 次 /min，患儿步入诊室，面色萎黄，全身水肿，腹胀如鼓，肌肤甲错。舌质紫暗，有瘀斑，苔白腻，脉细数。

辅助检查：血常规：白细胞计数 10.6×10^9/L，中性粒细胞百分比 54.3%，淋巴细胞百分比 26.8%，血红蛋白 90g/L，血小板计数 236×10^9/L。尿常规：蛋白（3+）。24h 尿蛋白定量 4.5g/24h。血生化：总蛋白 46.90g/L，白蛋白 30.62g/L，血尿素氮 46.52mmol/L，肌酐 43.8μmol/L，总胆固醇 6.85mmol/L，甘油三酯 3.64mmol/L，高密度脂蛋白 3.47mmol/L。

西医诊断：难治性肾病综合征。

中医诊断：水肿。

辨证：脾肾两虚，瘀血阻滞。

治则：温肾健脾，活血利水。

处方：真武汤加减。附子 6g、甘草 6g、茯苓 10g、白芍 10g、泽泻 10g、白术 10g、陈皮 10g、黄芪 10g、丹参 6g、川芎 6g、太子参 10g。水煎服，每日 1 剂，14 剂后复诊。

西医治疗：①泼尼松 30mg/ 次，每日 1 次，口服。②碳酸钙 D_3 颗粒，1 袋 / 次，每日 1 次，口服。

二诊：患儿水肿症状较前稍缓解，腹胀较前稍减轻，饮食尚可，睡眠正常，大便正常，小便正常。查体：面色淡黄，皮肤较前光滑，舌淡红有瘀点，苔白腻，脉细数。

辨证：脾虚湿盛，瘀血阻滞。

治则：健脾利湿，活血化瘀。

处方：上方去川芎、泽泻、附子，加泽兰 6g、当归 10g、红景天 6g。水煎服，每日 1 剂，14 剂后复诊。

西医治疗：①泼尼松口服量不更改。②碳酸钙 D_3 颗粒，1 袋 / 次，每日 1 次，口服。

三诊：患者水肿较前明显消失，腹胀缓解，食少纳呆，口干咽痒，睡眠正常，大便偏干，小便黄。查体：精神状态较前明显好转，毛发旺盛，面部痤疮，咽部微红，查舌红苔厚腻，脉滑数。

辨证：脾肾两虚，湿热内阻。

治则：补肾健脾，清热除湿。

处方：上方去太子参、红景天、白术，加黄芩 6g、栀子 6g、玄参 10g、石斛 6g。水煎服，每日 1 剂，14 剂后复诊。

西医治疗：①泼尼松 25mg/ 次，每日 1 次，口服。②碳酸钙 D_3 颗粒，1 袋 / 次，每日 1 次，口服。

四诊：患儿病情平稳，无其他不适，饮食可，睡眠正常，二便正常。查体：精神状态正常，咽无充血，查舌淡红苔薄白，脉细数。血常规：白细胞计数 $8.5 \times 10^9/L$，中性粒细胞百分比 49.5%，淋巴细胞百分比 26.8%，血红蛋白 $10^9g/L$，血小板计数 $324 \times 10^9/L$。尿常规：尿蛋白（–）。血生化：总蛋白 65.24g/L，白蛋白 38.26g/L，血尿素氮 3.82mmol/L，肌酐 57.4μmol/L，总胆固醇 3.45mmol/L，甘油三酯 1.09mmol/L，高密度脂蛋白 1.12mmol/L。

处方：上方去栀子、玄参、石斛、黄芩，加防风 6g、白术 10g、太子参 10g。水煎服，每日 1 剂，14 剂后复诊。

西医治疗：①泼尼松改予 20mg/ 次，每日 1 次，口服。②碳酸钙 D_3 颗粒，1 袋 / 次，每日 1 次，口服。

患儿后期病情平稳，激素正常减量，定期检测尿常规，尿蛋白阴性，患儿经张君教授治疗 1 年，激素停药，随访 6 个月，患儿没有复发。

按语：

《诸病源候论·水病诸候》有云：“水病无不由脾肾虚所为，脾肾虚则水妄行，盈溢皮肤而令身体肿满。”可见脾肾亏虚为本病的主要病因。“肺脾不足，肾常虚”为小儿的生理特点，在本病表现颇为突出。肺气不足，卫外不固，则易受外邪侵袭，致本病迁延；脾肾亏虚，水液代谢紊乱，则水溢肌肤而发病。湿、热、瘀三者既为肺脾肾等诸不足的病理产物，也为致病的重要病理因素，湿邪内积，蕴久成热，久病瘀血内停，水湿、湿热、瘀血相互胶着亦可灼伤津液，致气阴亏虚，诱发而加重本病。

张君教授认为，湿热和血瘀是肾病发生、发展、迁延反复的重要因素。因其水湿内停、郁久化热而成湿热；或肾病日久，真阴亏虚，虚热内生，热与湿互结而成湿热；更有因长期用激素而助火生热，并易招致外邪热毒入侵，致邪热与水湿互结，难解难分。湿热内蕴，气机壅塞，水道不利进一步加重，从而使病情反复，迁延难愈。因血瘀存在于肾病整个病程之中，精不化气而化水，水停则气阻，气滞则血瘀；阳气虚衰，无力推动血液运行，血行瘀滞，均可导致血瘀；病久不愈，深而入络，致脉络瘀阻；阴虚生火，灼伤血络，血溢脉外，停于脏腑之间而成瘀；阴虚津亏、热盛血耗，使血液浓稠，流行不畅而致瘀；因虚或长期应用激素，使卫外不固，易感外邪，外邪入侵，客于经络，使脉络不和，血涩不通，亦可成瘀。

本案例患儿发病以脾肾阳虚为本，湿、热、瘀流连为标，故张君教授临证用药主张结合微观辨证，方能提高疗效。患儿全身水肿，腹胀如鼓，大便不成形，查舌紫暗，有瘀斑，苔白腻，脉细数，辨证为脾虚湿盛，瘀血阻滞，故温肾健脾同时应注重化湿利水活血。后期病情变化，患儿出现湿热内阻，治当清热利湿。疾病缓解期，此时治疗的目标是提高机体免疫力，防止复发可适当固护脾胃，补益脾肾，增强机体抗病能力，防患于未然。